Fisioterapia respiratória
aplicada ao paciente crítico:
manual prático

Fisioterapia respiratória
aplicada ao paciente crítico:
manual prático

Editor
George Jerre Vieira Sarmento

Editor associado
André Luiz Lisboa Cordeiro

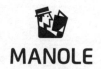

MANOLE

Copyright © Editora Manole Ltda., 2020 por meio de contrato com os editores

Editora gestora: Sônia Midori Fujiyoshi
Projeto gráfico e diagramação: Departamento de arte da Editora Manole
Ilustrações: Luargraf Serviços Gráficos
Capa: Plinio Ricca

Dados Internacionais de Catalogação na Publicação (CIP)
(Câmara Brasileira do Livro, SP, Brasil)

Cordeiro, André Luiz Lisboa
    Fisioterapia respiratória aplicada ao paciente crítico : manual prático /
André Luiz Lisboa Cordeiro, George Jerre Vieira Sarmento. -- 1. ed. -- Barueri,
SP : Editora Manole, 2020.

    Bibliografia
    ISBN 978-65-55760-71-2

    1. Doenças respiratórias 2. Doenças respiratórias - Enfermagem 3. Doenças
respiratórias - Tratamento 4. Fisioterapia 5. Insuficiência respiratória em
paciente crítico - Guias, manuais, etc. 6. Respiradores (Equipamento médico)
7. Unidade de Terapia Intensiva I. Sarmento, George Jerre Vieira. II. Título.

20-38667
CDD-615.836
NLM-WB 460

Índices para catálogo sistemático:
1. Fisioterapia respiratória : Ciências médicas   615.836
Maria Alice Ferreira - Bibliotecária - CRB-8/7964

Todos os direitos reservados.
Nenhuma parte deste livro poderá ser reproduzida,
por qualquer processo, sem a permissão expressa dos editores.
É proibida a reprodução por xerox.

A Editora Manole é filiada à ABDR – Associação Brasileira
de Direitos Reprográficos

Edição – 2020
Reimpressão – 2021

Editora Manole Ltda.
Av. Ceci, 672 – Tamboré
06460-120 – Barueri – SP – Brasil
Tel.: (11) 4196-6000
www.manole.com.br
https://atendimento.manole.com.br/

Impresso no Brasil
Printed in Brazil

Sobre os editores

Editor

George Jerre Vieira Sarmento
Coordenador do Serviço de Fisioterapia do Hospital São Luiz Jabaquara. Presidente do Departamento de Fisioterapia da Associação de Medicina Intensiva Brasileira (AMIB) – Gestão 2020/2021. Cursando MBA em Gestão e Qualidade no Instituto D'Or de Pesquisa e Ensino. Especialista em Fisioterapia Respiratória pela Universidade Cidade de São Paulo (UNICID). Publicou artigos em periódicos especializados e trabalhos em anais de eventos. Participou de mais de 300 eventos no Brasil e no mundo. Autor de 13 livros na área de Fisioterapia Intensiva.

Editor associado

André Luiz Lisboa Cordeiro
Doutor e Mestre em Medicina e Saúde Humana pela Escola Bahiana de Medicina e Saúde Pública (EBMSP). Especialista em Fisioterapia em Terapia Intensiva Adulto pela Associação Brasileira de Fisioterapia Cardiorrespiratória e Fisioterapia em Terapia Intensiva/Conselho Federal de Fisioterapia e Terapia Ocupacional (ASSOBRAFIR/COFFITO). Docente da Faculdade Nobre, da Universidade de Ensino Superior de Feira de Santana (UNEF) e da EBMSP.

Sobre os autores

Adriana Lino

Graduada em Enfermagem pelas Faculdades Unidas do Norte de Minas (FUNORTE). MBA em Liderança, Inovação e Gestão 3.0 pela Pontifícia Universidade Católica do Rio Grande do Sul (PUC-RS). Gerente Assistencial da Unimed Litoral.

Alexandre Simões Dias

Doutor e Mestre em Ciências Biológicas (Fisiologia) pela Universidade Federal do Rio Grande do Sul (UFRGS). Pós-doutorado pela Universidade Leon (Espanha). Professor Adjunto no Curso de Fisioterapia da Escola de Educação Física, Fisioterapia e Dança (ESEFID) e Docente Orientador nos Programas de Pós-graduação em Ciências do Movimento Humano (PPGCMH) e Ciências Pneumológicas (PPGCP) da UFRGS. Atualmente é Chefe do Serviço de Fisioterapia do Hospital de Clínicas de Porto Alegre (HCPA).

Alysson Roncally Silva Carvalho

Fisioterapeuta formado pelo Instituto Brasileiro de Medicina de Reabilitação (IBMR), Rio de Janeiro. Médico formado pela Universidade do Grande Rio (UNIGRANRIO). Mestre em Medicina pelo Instituto de Ciências Biomédicas Abel Salazar da Universidade do Porto, Portugal. Mestre e Doutor em Ciências em Engenharia Biomédica pelo Instituto Alberto Luiz Coimbra de Pós-Graduação e Pesquisa de Engenharia da

Universidade Federal do Rio de Janeiro (COPPE/UFRJ). Pós-doutorado no Departamento de Anestesia e Terapia Intensiva do Grupo de Engenharia Pulmonar do Hospital Carl Gustav Carus, Technical University Dresden, Dresden, Alemanha. Professor Licenciado do Instituto de Biofísica Carlos Chagas Filho da Universidade Federal do Rio de Janeiro (IBCCF/UFRJ) e do Programa de Engenharia Biomédica do COPPE/UFRJ.

Amaro Afrânio Araújo Filho
Especialista em Fisioterapia Cardiorrespiratória pela Universidade Tuiuti do Paraná e em Fisioterapia Intensiva pela ASSOBRAFIR. Mestre e Doutor em Ciências da Saúde pela Universidade Federal de Sergipe.

Ana Maria Gonçalves Carr
Mestre em Ciências pelo Hospital das Clínicas da Faculdade de Medicina da Universidade de São Paulo (HCFMUSP). Aprimoramento em Fisioterapia em Terapia Intensiva pelo HCFMUSP. Especialização em Fisioterapia em Pediatria e Neonatologia pela Universidade Gama Filho (UGF). Docente de Pós-graduação em Fisioterapia na Faculdade Inspirar e de Graduação em Fisioterapia e Supervisora de Estágios na Universidade Cruzeiro do Sul (Unicsul), Universidade Anhanguera e Centro Universitário Eniac.

Balbino R. V. Nepomuceno Júnior
Doutorando em Processo Interativo de Órgãos e Sistemas e Mestre em Medicina e Saúde pela Universidade Federal da Bahia (UFBA). Especialista em Pneumofuncional pela Residência HC/HGRS/SESAB. Especialista Profissional em Terapia Intensiva pela ASSOBRAFIR. Responsável Técnico da Reative Fisioterapia Especializada. Sócio Administrativo da Gestão em Fisioterapia Hospitalar. Coordenador da Fisioterapia do Hospital Agnus Dei. Supervisor do Hospital Prohope. Pesquisador Bolsista da Fundação de Amparo à Pesquisa do Estado da Bahia (FAPESB). Fisioterapeuta do Hospital Aliança.

Sobre os autores IX

Bruno Prata Martinez
Doutor em Medicina e Saúde Humana pela EBMSP. Especialista em Fisioterapia em Terapia Intensiva e Fisioterapia Respiratória pela ASSOBRAFIR. Professor Adjunto na UFBA – Fisioterapia Hospitalar. Professor Auxiliar da Universidade do Estado da Bahia (UNEB) – Fisioterapia na Média e Alta Complexidade.

Cláudio Gonçalves de Albuquerque
Graduado em Fisioterapia pela Universidade Federal de Pernambuco (UFPE). Pós-graduado em Fisioterapia em Terapia Intensiva pela Faculdade Redentor – RJ. Título de Especialista em Fisioterapia Respiratória e Fisioterapia em Terapia Intensiva pela ASSOBRAFIR/COFITO. Mestre e Doutor pela UFPE. Coordenador da Equipe de Fisioterapia da UTI do Hospital das Clínicas de Pernambuco e do Centro Integrado de Saúde Amaury Medeiros – Universidade de Pernambuco (UPE).

Daniel da Cunha Ribeiro
Especialista em Fisioterapia em Terapia Intensiva pela ASSOBRAFIR/COFFITO.

Daniel Lago Borges
Graduado em Fisioterapia pela Faculdade Santa Terezinha (CEST, São Luís/MA). Doutor em Ciências pela Universidade do Estado do Rio de Janeiro (UERJ). Mestre em Ciências da Saúde pela Universidade Federal do Maranhão (UFMA). Especialista Profissional em Fisioterapia em Terapia Intensiva e em Fisioterapia Respiratória pela ASSOBRAFIR. Fisioterapeuta da UTI Cirúrgica do Hospital Universitário da UFMA (HUUFMA) e da UTI do Hospital Socorrão II. Preceptor de Fisioterapia da Residência Multiprofissional em Saúde do HUUFMA. Diretor da Regional Maranhão da ASSOBRAFIR. Conselheiro Suplente do CREFITO 16.

Djacyr Caetano Viana Filho
Graduado em Fisioterapia pela UFPE. Pós-graduado em Fisioterapia em Terapia Intensiva pela Faculdade Redentor – RJ. Título de Especia-

lista em Fisioterapia em Terapia Intensiva pela ASSOBRAFIR/COFFITO. Coordenador Científico do Grupo Teclife. Fisioterapeuta dos Hospitais Getúlio Vargas e Procape (Recife/PE).

Eduardo Colucci
Graduado em Fisioterapia pela Universidade Nove de Julho (UNINO-VE). Especialista em Fisioterapia Respiratória e em Fisiologia do Exercício pela Universidade Federal de São Paulo (UNIFESP). Mestre em Ciências da Reabilitação pela UNINOVE.

Elisa Corrêa Marson
Graduanda em Fisioterapia. Graduada em Educação Física – Licenciatura.

Estela Mara Martini
Graduada em Fisioterapia pela Universidade do Vale do Itajaí (UNIVALI). Especialização em Fisioterapia em Terapia Intensiva pela Faculdade Inspirar. MBA Executivo em Administração de Clínicas e Hospitais. Coordenadora Assistencial do Hospital Unimed Litoral.

Ezequiel Manica Pianezzola
Graduado em Fisioterapia pela Universidade Católica Dom Bosco (UCDB). Especialista em Fisioterapia em Terapia Intensiva Adulto pela ASSOBRAFIR/COFFITO. Pós-graduado em Fisioterapia Cardiopulmonar pela IBMR. Coordenador da Pós-graduação de Fisioterapia em UTI pela Interfisio/Redentor. Coordenador do Serviço de Fisioterapia dos Hospitais Rios D'Or, Norte D'or e Niterói D'Or.

Fabio Pitta
Doutor em Rehabilitation Sciences pela Katholieke Universiteit Leuven, Bélgica. Professor do Departamento de Fisioterapia da Universidade Estadual de Londrina (UEL). Bolsista Produtividade do CNPq.

Fabíola Maria Ferreira da Silva
Graduada em Fisioterapia pelo Centro Universitário do Triângulo – Uberlândia/MG. Especialista em Fisioterapia Cardiorrespiratória pelo

Hospital Nossa Senhora de Lourdes – São Paulo/SP, em UTI Adulto pela ASSOBRAFIR e em Fisioterapia em Cardiologia: da UTI à Reabilitação pela Unifesp. Mestre em Ciências e Tecnologias em Saúde pela Universidade de Brasília (UNB). Professora de Cardiofuncional, Neonatofuncional e Pneumofuncional na UNIEURO Centro Universitário – Brasília/DF.

Fabrício Farias da Fontoura
Doutor e Mestre em Ciências Pneumológicas pela Faculdade de Medicina da UFRGS. Professor do Curso de Fisioterapia da Universidade La Salle – Canoas/RS. Pesquisador do Centro de Hipertensão Pulmonar da Santa Casa de Misericórdia de Porto Alegre.

Fabrício Olinda de Souza Mesquita
Doutorando do Programa de Ciências da Saúde da UPE. Especialista em Fisioterapia Respiratória e Fisioterapia em Terapia Intensiva pela ASSOBRAFIR/COFFITO. Chefe do Serviço do Setor de Apoio Diagnóstico Terapêutico do Hospital Universitário da Universidade Federal do Vale do São Francisco (HU-UNIVASF). Coordenador do Programa de Residência de Fisioterapia em Terapia Intensiva da UNIVASF.

Felipe Campos Ferreira
Fisioterapeuta pela Claretiano – Batatais/SP. Aprimorado em Fisioterapia Respiratória pela Santa Casa de Misericórdia de Passos/MG. Especialista em Fisioterapia em Terapia Intensiva no Adulto pela ASSOBRAFIR/COFFITO. Pós-graduando em Gestão Hospitalar pela Universidade de Araraquara (UNIARA).

Felipe Moreira Mortimer
Fisioterapeuta da UTI do Hospital Universitário da Universidade Federal de Santa Catarina (UFSC). Especialista em Fisioterapia Respiratória pela ASSOBRAFIR/COFITTO. Especialização em Fisioterapia Cardiovascular pela Residência Multiprofissional do Hospital das Clínicas da Universidade Federal de Minas Gerais (UFMG). Mestrando em Fisioterapia pelo PPGFT da UDESC/CEFID.

Flávio Maciel Dias de Andrade
Doutor em Ciências da Saúde. Mestre em Ciências Biológicas. Especialista em Fisioterapia Respiratória e Fisioterapia em Terapia Intensiva pela ASSOBRAFIR/COFFITO. Professor do Curso de Graduação em Fisioterapia da Universidade Católica de Pernambuco e de diversos cursos de pós-graduação. Sócio Diretor da Santevie Centro de Saúde e Bem-Estar. Fisioterapeuta da UTI do Hospital da Restauração/Secretaria Estadual de Saúde de Pernambuco e do Centro de Medicina Especializada de Caruaru. Presidente da ASSOBRAFIR Gestão 2017-2020.

Germano Emílio Conceição Souza
Médico Cardiologista do Instituto do Coração do HCFMUSP (InCor HCFMUSP). Doutor em Cardiologia pela FMUSP.

Gerson Cipriano Júnior
Graduado em Fisioterapia pela Universidade do Oeste Paulista – Presidente Prudente/SP. Especialista em Fisioterapia em Pneumologia, Mestre em Ciências da Saúde (Cardiologia) e Doutor em Ciências da Saúde (Cirurgia Cardiovascular) pela UNIFESP. Pós-doutorado em Fisioterapia pela University of New Mexico – Albuquerque/USA. Pós-doutorado em Fisioterapia pela University of Miami – Miami/USA (2017). Pós-doutorado em Fisioterapia pela University of Miami – Miami/USA (2019). Professor Associado da Universidade de Brasília (UnB). *Research scholar* – University of Miami – Miami – USA. Professor Permanente do Programa de Pós-graduação em Ciências e Tecnologias em Saúde (PPGCTS-UnB) e no Programa de Pós-graduação em Ciências da Reabilitação (PPGCR-UnB).

Giovani Assunção
Graduado em Fisioterapia pela Universidade Católica do Salvador. Pós-graduação em Fisioterapia Pneumofuncional, com ênfase em Unidade de Terapia Intensiva no formato de residência – Secretaria de Saúde do Estado da Bahia. Especialista em Fisioterapia em Terapia Intensiva pela ASSOBRAFIR/COFFITO. Mestre e Doutorando em Fisioterapia pela UNICID.

Giulliano Gardenghi
Doutor em Ciências pela FMUSP. Coordenador Científico do Hospital ENCORE, Aparecida de Goiânia/GO. Consultor Técnico em Pesquisa do Hospital e Maternidade São Cristóvão, São Paulo/SP. Coordenador Científico da Faculdade CEAFI, Goiânia/GO.

Gláucio Sousa
Especialista em Terapia Intensiva pela ASSOBRAFIR/COFFITO. Especialização em Fisioterapia Pneumofuncional pela Universidade Gama Filho. Supervisor da Fisioterapia da UTI do Hospital Geral do Estado (BA).

Graziella França Bernardelli Cipriano
Graduada em Fisioterapia pela Universidade do Oeste Paulista – Presidente Prudente/SP. Especialista em Fisioterapia em Clínica Médica pela UNIFESP. Doutorado em Ciências da Saúde (Cardiologia) pela UNIFESP. Pós-doutorado em Fisioterapia pela University of Miami – Miami/USA (2019). Professora Adjunta da UnB. *Research scholar* – University of Miami – Miami/USA. Professora Permanente do Programa de Pós-graduação em Ciências e Tecnologias em Saúde (PPGCTS-UnB) e no Programa de Pós-graduação em Ciências da Reabilitação (PPGCR--UnB).

Gustavo Matos de Menezes
Graduado em Fisioterapia pela Faculdade Social da Bahia (UNISBA). Especialista em Fisioterapia Respiratória e UTI pela UNISBA.

Gustavo Melo Rios Souza
Especialista em Fisioterapia em Terapia Intensiva pela ASSOBRAFIR. Especialização em Fisioterapia Respiratória em UTI pela Faculdade Integrada da Bahia (FIB) e em Biomecânica e Cinesioterapia Funcional pela Universidade Tiradentes (UNIT). Chefe da Unidade de Reabilitação do Hospital Universitário de Lagarto (HUL/UFS/EBSERH). Fisioterapeuta da Terapia Intensiva do HUL/UFS/EBSERH e do Hospital Universitário de Sergipe (HU/UFS/EBSERH).

Igor Lopes Brito
Mestre e Doutorando em Ciências da Reabilitação pelo Programa Associado UES-UNOPAR, Londrina/PR. Fisioterapeuta do Hospital Universitário da UEL.

Ingrid Correia Nogueira
Graduada em Fisioterapia pela Universidade de Fortaleza (UNIFOR). Pós-graduada em Fisioterapia Cardiorrespiratória pela Faculdade Inspirar e em Fisioterapia em Terapia Intensiva pela Faculdade Inspirar – Cesumar. Mestre em Saúde Coletiva pela UNIFOR. Doutora em Ciências Médicas pela Universidade Federal do Ceará (UFC). Docente do Mestrado de Tecnologia Minimamente Invasiva e Simulação em Saúde da UNICHRISTUS.

João Vyctor Silva Fortes
Fisioterapeuta pela Universidade Federal do Piauí (UFPI). Doutorando e Mestre em Ciências da Saúde pela UFMA. Residência Multiprofissional em Saúde na Área de Atenção Cardiovascular pelo Hospital Universitário da UFMA (HUUFMA). Pós-graduação em Fisioterapia em Terapia Intensiva Adulto pela Faculdade Inspirar (PR). Fisioterapeuta da UTI do UDI Hospital (São Luís/MA). Tutor de Fisioterapia da Residência Multiprofissional em Saúde (SES/EMSERH). Membro do Comitê de Ética em Pesquisa (HCM/SES).

Jocimar Avelar Martins
Mestre em Ciências da Reabilitação pela UFMG. Especialista em Fisioterapia em Terapia Intensiva pela ASSOBRAFIR. Especialização em Fisioterapia Respiratória pela UFMG. Coordenadora e Plantonista da Equipe de Fisioterapia da UTI Hospital Arnaldo Gavazza – Ponte Nova. Coordenadora e Docente do Curso de Fisioterapia da Faculdade Dinâmica – Ponte Nova. Organizadora PROFISIO-ARTMED.

José Aires de Araújo Neto
Graduado em Fisioterapia pela Universidade Católica de Brasília (UCB). Especialista em Fisioterapia Pneumofuncional pela UnB e em Fisioterapia em Terapia Intensiva pela ASSOBRAFIR/COFFITO.

José Paulo Ladeira
Especialista em Clínica Médica e Medicina Intensiva. Médico Diarista da UTI do Hospital Sírio-Libanês. Médico do Pronto Atendimento do Hospital Israelita Albert Einstein.

Júnea Pinto Fontes
Mestre em Ciências da Saúde pela Universidade Federal de Viçosa (UFV). Especialista em Fisioterapia em Terapia Intensiva em Neonatologia e Pediatria pela ASSOBRAFIR. Especialização em Fisioterapia Respiratória pela UFMG. Coordenadora e Plantonista da Equipe de Fisioterapia da UTIN da IHNSD – Ponte Nova. Docente e Coordenadora de Estágio do Curso de Fisioterapia da Faculdade Dinâmica – Ponte Nova.

Karina Tavares Timenetsky
Doutora em Ciências pela FMUSP e Fisioterapeuta Sênior do Hospital Israelita Albert Einstein.

Kelly Cattelan Bonorino
Fisioterapeuta do HU/UFSC. Graduada pela Universidade Federal de Santa Maria (UFSM). Especialista em Fisioterapia em Terapia Intensiva pela ASSOBRAFIR/CREFITO. Mestre em Ciências do Movimento Humano pela Universidade do Estado de Santa Catarina (UDESC). Doutoranda em Neurociências pela UFSC.

Kiara Caroline Kohler
Graduada em Fisioterapia pela UNIVALI. Especialização em Fisioterapia em Terapia Intensiva pela Faculdade Inspirar. Fisioterapeuta do Hospital Unimed Litoral.

Lino Sérgio Rocha Conceição
Fisioterapeuta e Pesquisador do Grupo de Estudos em Atividade Física (The GrEAT Group). Doutor pela Universidade Federal de Sergipe (UFS).

Lucas de Assis Pereira Cacau
Mestre e Doutor em Ciências da Saúde. Especialista em Fisioterapia em UTI. Especialização em Fisioterapia Cardiorrespiratória. Diretor da ASSOBRAFIR-SE. Diretor da Clínica Intervent – SE.

Luis Felipe da Fonseca Reis
Mestre em Ciências e Doutor em Clínica Médica pela Universidade Federal do Rio de Janeiro (UFRJ). Professor Adjunto do Programa de Pós-graduação em Ciências da Reabilitação. Gerente de Expansão – EAD. Coordenador dos Cursos de Especialização em Fisioterapia.

Luiz Alberto Forgiarini Junior
Docente do Curso de Fisioterapia e Programa de Pós-graduação em Saúde e Desenvolvimento Humano na Universidade La Salle. Doutor em Ciências Pneumológicas pela UFRGS. Pós-doutor em Medicina pela USP.

Luiza Martins Faria
Fisioterapeuta Especialista em UTI Adulto pela ASSOBRAFIR/COFFITO. Pós-graduação em Fisioterapia em UTI pela Faculdade Inspirar. Mestre em Ciências da Reabilitação pela UFMG. Doutora em Enfermagem pela UFSC. Chefe da Unidade de Reabilitação do Hospital Universitário Professor Polydoro Ernani de São Thiago (HU/UFSC/EBSERH). Diretora da ASSOBRAFIR Regional SC.

Marco Aurélio de Valois Correia Júnior
Graduado em Fisioterapia pela UFPE. Pós-graduado em Fisioterapia em Terapia Intensiva pela Faculdade Redentor – RJ. Especialista em Fisioterapia Respiratória e Fisioterapia em Terapia Intensiva pela ASSOBRAFIR/COFFITO. Mestre e Doutor pela UFPE. Professor do Curso de Ciências Biológicas e dos Programas de Pós-graduação em Hebiatria

da Universidade de Pernambuco (UPE) e Programa Associado Mestrado e Doutorado em Educação Física da UPE/UFPB.

Marianne Lucena da Silva
Graduada em Fisioterapia pela Universidade Paulista – Brasília/DF. Mestre em Educação Física pela UnB. Doutora em Ciências e Tecnologias em Saúde pela UnB, com sanduíche na Queen's University – Canadá. Pós-doutorado em Ciências e Tecnologias em Saúde pela UnB. Professora Adjunta I do Curso de Fisioterapia da Universidade Federal de Jataí (UFJ).

Matheus Masiero Scatimburgo
Graduado pela Universidade Paulista (UNIP) – Bauru. Especialista em Fisioterapia Cardiorrespiratória pelo InCor-HCFMUSP. Atualmente Fisioterapeuta da UTI SRAG na Santa Casa de Jaú – SP.

Mayara Gabrielle Barbosa Borges
Fisioterapeuta pela UFPI. Doutoranda em Ciências da Saúde pela UFMA. Mestre em Saúde do Adulto e da Criança pela UFMA. Especialista Profissional em Fisioterapia em Terapia Intensiva pela ASSOBRAFIR. Fisioterapeuta da UTI Cirúrgica do Hospital Universitário da UFMA. Preceptora de Fisioterapia da Residência Multiprofissional em Saúde do HUUFMA.

Nadja Cristinne Silva Carvalho
Graduada em Fisioterapia pelo Instituto Brasileiro de Medicina e Reabilitação (IBMR). Mestre em Engenharia Biomédica pela UFRJ. Doutora em Engenharia Pulmonar pela Technical University of Dresden, Alemanha. Pós-doutorado pelo Laboratório de Investigação Médica 09 da FMUSP.

Paolo Oliveira Melo
Graduado em Fisioterapia pela Universidade de Fortaleza (UNIFOR). Especialista em Fisioterapia Cardiorrespiratória pela Faculdade Inspirar. Mestre em Ciências Fisiológicas pela Universidade Estadual do Ceará (UECE).

Pollianna Tavares de Barros
Mestre em Ciências da Saúde e Biológicas pela Universidade Federal do Vale do São Francisco (UNIVASF). Diarista da UTI do HU-UNIVASF. Preceptora da Residência de Fisioterapia em UTI da UNIVASF.

Saint-Clair Bernardes Neto
Graduado em Fisioterapia pela UCB. Especialista em Fisioterapia Respiratória pela UNIFESP. Mestre em Gerontologia pela UCB. Doutorando em Biotecnologia pela Universidade Federal do Rio Grande do Norte (UFRN).

Shanlley Cristina da Silva Fernandes
Especialista em Fisioterapia Hospitalar e em Terapia Intensiva pelo Hospital Israelita Albert Einstein (HIAE). Mestre em Saúde e Gestão do Trabalho pela UNIVALI. Coordenadora da Pós-graduação de Fisioterapia em Terapia Intensiva Adulto, Fisioterapia em Terapia Intensiva Neonatal e Pediátrica e Fisioterapia Respiratória e Cardiovascular da Faculdade Inspirar de Balneário Camboriú. Fisioterapeuta do Hospital Unimed Litoral de Balneário Camboriú.

Telma Cristina Fontes Cerqueira
Fisioterapeuta pela Universidade Tiradentes. Especialista em Fisioterapia Pneumofuncional pela Faculdade de Ciências Médicas da Santa Casa de Misericórdia de São Paulo, em Fisiologia do Exercício pela Unifesp, em Fisioterapia em Terapia Intensiva pela ASSOBRAFIR e em Gestão dos Hospitais Universitários do SUS pelo Instituto Sírio-Libanês de Ensino e Pesquisa. Mestre e Doutora em Ciências da Saúde pela Universidade Federal de Sergipe. Docente do Departamento de Fisioterapia da Universidade Federal de Sergipe (Campus Lagarto).

Thaís Ferreira Lopes Diniz Maia
Mestre pelo Programa de Pós-graduação em Fisioterapia da Universidade Federal de Pernambuco. Diarista da UTI do HU-UNIVASF. Preceptora da Residência de Fisioterapia em UTI da UNIVASF.

Sobre os autores XIX

Thiago Araújo de Melo

Especialização em Docência do Ensino Superior. Mestre em Fisioterapia pela Cardiff University. Doutorando em Clínica Médica pela UFRJ.

Thiago Rios Soares

Graduado em Fisioterapia pelo Centro Universitário da Bahia/FIB. Fisioterapeuta do Hospital Aliança. Sócio/fisioterapeuta do grupo RECAPACITAR e do grupo IMEX (Instituto de Medicina do Exercício). Docente do Programa de Pós-graduação da FSBA. Especialista em Fisioterapia Pneumofuncional pelo Programa de Residência Multiprofissional da SESAB. Especialista em Fisioterapia em UTI Adulto pela ASSOBRAFIR/COFFITO.

Vinicius Zacarias Maldaner da Silva

Fisioterapeuta da UTI Adulto HBDF-HFA. Doutor em Ciências e Tecnologias em Saúde pela UnB. Docente ESCS/FEPECS.

Vitor Oliveira Carvalho

Pesquisador do Grupo de Estudos em Atividade Física (The GrEAT Group). Doutor em Cardiologia pela FMUSP. Professor da Universidade Federal de Sergipe (UFS).

Wildberg Alencar Lima

Doutorando em Bioquímica e Fisiologia, Mestre em Medicina Interna e Pós-graduado em Fisioterapia Cardiorrespiratória pela UFPE. Especialista em Terapia Intensiva pela ASSOBRAFIR. Coordenador/Responsável Técnico do Hospital da Restauração. Consultor Científico/Responsável Técnico no Real Hospital Português. Docente do Programa de Pós-graduação da UNICAP. Coordenador Científico da ASSOBRAFIR, Regional PE. Membro do Departamento de Fisioterapia em UTI Adulto da ASSOBRAFIR nacional.

Sumário

Prefácio XXV

1. **Histórico da fisioterapia respiratória e da ventilação mecânica.** 1
   George Jerre Vieira Sarmento

2. **Técnicas e recursos para remoção de secreção brônquica** 8
   Luiz Alberto Forgiarini Junior

3. **Técnicas e recursos para expansão pulmonar** 17
   Ingrid Correia Nogueira, Paolo Oliveira Melo, André Luiz Lisboa Cordeiro

4. **Avaliação fisioterapêutica na unidade de terapia intensiva** 43
   Bruno Prata Martinez

5. **Parâmetros ventilatórios** 53
   George Jerre Vieira Sarmento, Ana Maria Gonçalves Carr,
   Matheus Masiero Scatimburgo

6. **Oxigenoterapia** 61
   Luis Felipe da Fonseca Reis

7. **Modos ventilatórios básicos** 113
   Ezequiel Manica Pianezzola

8. **Modos ventilatórios avançados** 128
   Balbino R. V. Nepomuceno Júnior

XXII Fisioterapia respiratória aplicada ao paciente crítico: manual prático

9. **Desmame da ventilação mecânica**............................... 142
Cláudio Gonçalves de Albuquerque, Djacyr Caetano Viana Filho,
Marco Aurélio de Valois Correia Júnior

10. **Monitorização ventilatória** 156
Vinicius Zacarias Maldaner da Silva

11. **Ventilação não invasiva aplicada ao paciente crítico** 164
Daniel da Cunha Ribeiro

12. **Avaliação e treinamento muscular inspiratório aplicado
ao paciente crítico** 173
Alexandre Simões Dias, Elisa Corrêa Marson

13. **Abordagem fisioterapêutica no paciente em insuficiência
respiratória aguda** 188
Luiza Martins Faria, Kelly Cattelan Bonorino, Felipe Moreira Mortimer

14. **Cuidados com vias aéreas artificiais** 203
Fabrício Olinda de Souza Mesquita, Pollianna Tavares de Barros,
Thaís Ferreira Lopes Diniz Maia

15. **Cateter de alto fluxo aplicado ao paciente crítico** 222
Karina Tavares Timenetsky, Eduardo Colucci

16. **Transporte de pacientes críticos** 233
Jocimar Avelar Martins, Júnea Pinto Fontes

17. **Atuação da fisioterapia na parada cardiorrespiratória**............ 254
Daniel Lago Borges, Mayara Gabrielle Barbosa Borges,
João Vyctor Silva Fortes

18. **Abordagem fisioterapêutica no paciente com asma brônquica
na unidade de terapia intensiva**............................ 268
José Aires de Araújo Neto, Gustavo Matos de Menezes

Sumário   XXIII

19. **Ventilação mecânica na síndrome do desconforto respiratório agudo** 284
Nadja Cristinne Silva Carvalho, Alysson Roncally Silva Carvalho

20. **Abordagem fisioterapêutica no paciente com doença pulmonar obstrutiva crônica na UTI** 301
Wildberg Alencar Lima

21. **Abordagem fisioterapêutica no paciente com insuficiência cardíaca** 321
Graziella França Bernardelli Cipriano, Marianne Lucena da Silva, Gerson Cipriano Júnior, Fabíola Maria Ferreira da Silva

22. **Abordagem ventilatória no paciente com traumatismo cranioencefálico e hipertensão intracraniana** 335
Flávio Maciel Dias de Andrade, Fabrício Olinda de Souza Mesquita, Wildberg Alencar Lima

23. **Fisioterapia no trauma torácico** 347
Thiago Araújo de Melo, Gláucio Sousa, Thiago Rios Soares

24. **Abordagem ventilatória no paciente submetido a cirurgia cardíaca** 358
Giulliano Gardenghi

25. **Abordagem ventilatória no paciente submetido a cirurgia abdominal** 374
Amaro Afrânio Araújo Filho, Gustavo Melo Rios Souza, Lucas de Assis Pereira Cacau, Telma Cristina Fontes Cerqueira

26. **Abordagem fisioterapêutica no paciente transplantado cardíaco** 396
Lino Sérgio Rocha Conceição, Germano Emílio Conceição Souza, Vítor Oliveira Carvalho

27. **Abordagem fisioterapêutica no paciente submetido a transplante pulmonar** 418
Fabrício Farias da Fontoura, Igor Lopes Brito, Fabio Pitta

28. **Alvos terapêuticos de oxigenoterapia** 432
Adriana Lino, Estela Mara Martini, Kiara Caroline Kohler, Shanlley Cristina da Silva Fernandes

29. **COVID-19 e a fisioterapia respiratória** 447
José Paulo Ladeira

30. **Aspectos gerais sobre abordagem fisioterapêutica no paciente com COVID-19** 468
Felipe Campos Ferreira, Giovani Assunção, Saint-Clair Bernardes Neto, André Luiz Lisboa Cordeiro

Índice remissivo 497

Prefácio

A Fisioterapia tem evoluído e contribuído de maneira formidável nas últimas décadas para o tratamento do paciente crítico.

Neste contexto, tenho orgulho de vivenciar o progresso de George Sarmento, querido amigo, profissional sério e incansável, na busca contínua da melhor assistência fisioterápica ao paciente.

Posso afirmar que esta publicação será de grande aplicabilidade para os fisioterapeutas e importante fonte de informação aos graduandos.

Faço um paralelo, pedindo licença ao poeta americano Walter Whitman, citando o poema *Aproveita o dia*... "Não deixes que termine sem ter crescido um pouco... Não abandones de tua vida algo extraordinário..."

O conhecimento transforma e este livro contribuirá para o cuidado seguro. Sinto-me honrada e muito grata pela possibilidade de redigir este prefácio.

Christina De Paola

Durante o processo de edição desta obra, foram tomados todos os cuidados para assegurar a publicação de informações técnicas, precisas e atualizadas conforme lei, normas e regras de órgãos de classe aplicáveis à matéria, incluindo códigos de ética, bem como sobre práticas geralmente aceitas pela comunidade acadêmica e/ou técnica, segundo a experiência do autor da obra, pesquisa científica e dados existentes até a data da publicação. As linhas de pesquisa ou de argumentação do autor, assim como suas opiniões, não são necessariamente as da Editora, de modo que esta não pode ser responsabilizada por quaisquer erros ou omissões desta obra que sirvam de apoio à prática profissional do leitor.

Do mesmo modo, foram empregados todos os esforços para garantir a proteção dos direitos de autor envolvidos na obra, inclusive quanto às obras de terceiros e imagens e ilustrações aqui reproduzidas. Caso algum autor se sinta prejudicado, favor entrar em contato com a Editora.

Finalmente, cabe orientar o leitor que a citação de passagens da obra com o objetivo de debate ou exemplificação ou ainda a reprodução de pequenos trechos da obra para uso privado, sem intuito comercial e desde que não prejudique a normal exploração da obra, são, por um lado, permitidas pela Lei de Direitos Autorais, art. 46, incisos II e III. Por outro, a mesma Lei de Direitos Autorais, no art. 29, incisos I, VI e VII, proíbe a reprodução parcial ou integral desta obra, sem prévia autorização, para uso coletivo, bem como o compartilhamento indiscriminado de cópias não autorizadas, inclusive em grupos de grande audiência em redes sociais e aplicativos de mensagens instantâneas. Essa prática prejudica a normal exploração da obra pelo seu autor, ameaçando a edição técnica e universitária de livros científicos e didáticos e a produção de novas obras de qualquer autor.

Histórico da fisioterapia respiratória e da ventilação mecânica

1

George Jerre Vieira Sarmento

PASSADO E FUTURO DA VENTILAÇÃO MECÂNICA

A ventilação mecânica teve início quando se verificou que, com o hemitórax aberto, um animal morria por causa de colapso pulmonar, esforço musculatório crescente e alterações hemodinâmicas. Em razão dessa verificação, começaram a surgir estudos visando desenvolver métodos para a insuflação pulmonar. Versalius, em 1555, e Hook, em 1667, demonstraram, em animais com tórax amplamente aberto, que a vida poderia ser mantida com a insuflação dos pulmões. Conforme relatos, o primeiro ventilador mecânico foi desenvolvido por Stephen Hales em 1743; tratava-se de fole operado manualmente que inflava os pulmões (Figura 1).

Em 1887, Matas desenvolveu um aparelho para insuflação pulmonar chamado "aparelho experimental de respiração automático", no qual adaptava uma cânula introduzida na faringe, unida por um tubo longo a um fole movido ritmicamente com os pés (Figura 2).

Em 1895, Kristein idealizou um laringoscópio de visão direta para entubação traqueal, porém não chegou a usá-lo em humanos. Em 1913, Charles A. Janeway descreveu seu aparelho automático para promover sincronicamente a ventilação da respiração artificial com a própria respiração do paciente, acentuando os esforços respi-

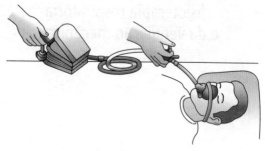

FIGURA 1

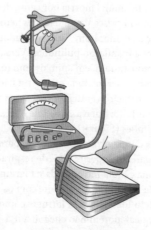

FIGURA 2 Equipamento de Fell para a ventilação com fole manual aplicado por máscara e válvula acionada pelo operador, em 1893. Semelhante ao desenvolvido em 1743 por S. Hales.

ratórios deste. Em 1920, Cecil Drinker e Philip Drinker desenvolveram um aparelho para ventilação prolongada, denominado "pulmão de aço". O paciente era introduzido na câmara, onde se alternavam pressão atmosférica e pressão negativa, ficando sua cabeça do lado de fora. Os problemas com esse ventilador eram tamanho, peso, barulho e acessibilidade do paciente.

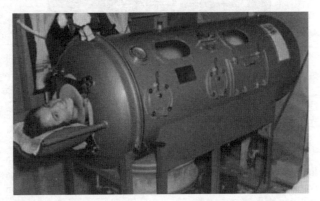

FIGURA 3

Durante a Segunda Guerra Mundial, retomaram-se as pesquisas com o intuito de desenvolver os ventiladores mecânicos modernos. Os avanços na aviação e na ventilação artificial estavam diretamente relacionados. Os aviões poderiam voar mais alto, e havia a necessidade de desenvolver um sistema para o piloto respirar em elevadas altitudes. Entre 1942 e 1945, Motley et al. reconheceram o valor do controle do fluxo de oxigênio sob pressão e propuseram o uso de máscara adaptada à face com um fluxo de O_2 sob pressão de 30 cmH_2O, para aumentar a tolerância dos pilotos às altas altitudes. Com base nesse princípio, produziram-se, para os hospitais, ventiladores automáticos ciclados por pressão positiva (Figura 4).

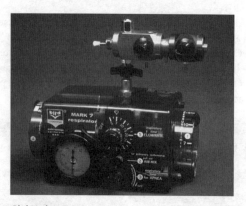

FIGURA 4   Bird Mark 7.

A empresa Bird desenvolveu um dos primeiros ventiladores infantis, o Baby Bird, que reduziu para 60% a mortalidade em crianças com síndromes respiratórias. Em 1967, surgiram os ventiladores controlados eletronicamente, que eram capazes de monitorar volumes e apresentavam alguns tipos de alarmes. Com a evolução, esses novos ventiladores passaram a apresentar a ventilação mandatória intermitente (IMV), a ventilação mandatória sincronizada intermitente (SIMV) e a pressão expiratória positiva contínua (CPAP), seguidas da pressão de suporte (PS). Na década de 1970 surgiram os ventiladores com controle de pressão. Os avanços seguintes geraram ventiladores controlados a volume com limite de pressão. A tecnologia proporcionou o surgimento de modernos ventiladores providos de alarmes visuais e sonoros e também com monitoração do volume corrente (VC) (Figura 5).

Na década de 1980, ventiladores microprocessados tornaram-se menores e mais sofisticados e promoveram uma diversificação de no-

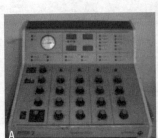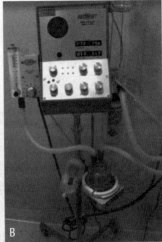

FIGURA 5 A: Inter 7 – Intermed; B: Sechrist pediátrico.

vos modos ventilatórios, como ventilação de alta frequência, APRV, BiPAP, PAV e ATC (Figura 6). Nessa década, com a evolução tecnológica, os respiradores foram capazes de promover uma ventilação mecânica mais racional, ou seja, mais próxima da respiração fisiológica.

NOSSA REALIDADE DE HOJE E ALGUMAS PREVISÕES

À medida que progredimos nesta parte inicial do século XXI, as realidades econômicas emergentes ajudarão a direcionar nossa abordagem para os cuidados à beira do leito. Provavelmente teremos menos pessoal empregado por paciente tanto para observação como

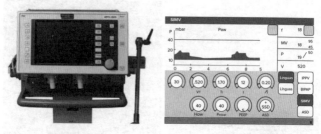

FIGURA 6 Evita 04/Dräger.

para intervenção. Cuidadores serão auxiliados pela manipulação de informações eletrônicas, mas não está claro neste momento o quanto estamos preparados para pensar analiticamente ao gerenciar o fluxo de informações necessárias e a base de conhecimento. É provável que os administradores dos hospitais exijam de nós a transferência mais rápida desse conhecimento entre profissionais que atuam na assistência ventilatória, enfatizando as prioridades segurança, intervenção oportuna e evitar complicações. Tentativas agressivas serão feitas para protocolizar muitos aspectos do cuidado. Tais necessidades podem gerar uma variedade de inovações futuras em ventilação mecânica.

Máquinas mais inteligentes reduzirão a necessidade de entrada e monitoramento do usuário. Será necessário um equipamento flexível para atender a pacientes de todos os tamanhos e condições e para aplicar protocolos multidisciplinares de forma automática, monitorando cuidadosamente o paciente quanto a desvios, complicações e imprevistos. Para possibilitar essa automação com segurança, os ventiladores avançados monitoram não só as pressões e os fluxos, mas também a análise de gases exalados e as entradas do lado hemodinâmico. Nossa opinião é a de que as máquinas do futuro serão direcionadas a objetivos e autoadaptáveis, capazes de integrar informações mecânicas, de troca gasosa e cardiovasculares para atingir as metas clínicas. Relatórios remotos e ajustes de máquinas são uma evolução clara e natural.

BIBLIOGRAFIA

1. Chatbun RL. A new system for understanding mechanical ventilators. Respiratory Care. 1991; 36.
2. Gomide do Amaral RV. Assistência ventilatória mecânica. São Paulo: Atheneu; 1995.
3. Histórico da criação das unidades de terapias intensivas. Disponível em: http://www.medicinaintensiva.com.br.
4. Marini JJ. Mechanical ventilation: past lessons and the near future. Critical Care. 2013;17(Suppl.1):S1. Disponível em: http://ccforum.com/content/17/S1/S1.
5. Matas R. Intralaryngeal insufflation: for the relief of acute surgical pneumothorax. Its history and methods with a description of the latest devices for this purpose. JAMA. 1990; 34:1371.
6. Miller RD. Tratado de anestesia. São Paulo: Manole; 1989.

2 | Técnicas e recursos para remoção de secreção brônquica

Luiz Alberto Forgiarini Junior

INTRODUÇÃO

As intervenções fisioterapêuticas são regularmente utilizadas na prevenção e tratamento das complicações pulmonares nos pacientes presentes nas UTI. Complicações pulmonares pós-operatórias em pacientes submetidos a cirurgia torácica e/ou abdominal são uma importante causa de morbidade, que contribui grandemente para o desconforto do paciente, o aumento no tempo de internação na UTI e o tempo de internação hospitalar.

O embasamento das técnicas de fisioterapia respiratória utilizadas no atendimento desses pacientes é uma questão fundamental, pois disponibiliza ao profissional maior número de recursos que poderão trazer benefícios no tratamento da doença, principalmente nos resultados em curto prazo.

TOSSE

A tosse normal envolve inspiração profunda, o fechamento da glote, compressão da musculatura abdominal e torácica, seguidos posteriormente por uma fase explosiva e de expulsão do ar com a glote aberta. Em adição à mobilização e à expectoração de secreção, as altas pressões geradas durante a tosse podem ser um fator importante para a reexpansão do tecido pulmonar. Em pacientes com a via aérea instável, as altas pressões e os fluxos durante a tosse normal podem levar a uma compressão dinâmica da via aérea, que ocasiona aprisionamento de ar e secreção, tornando a tosse ineficaz. No período pós-operatório de cirurgia torácica a tosse é de grande importância na depuração das secreções presentes na via aérea de grande calibre, assim como demonstra grande eficácia quando associada a outras técnicas fisioterapêuticas que potencializam seu efeito.

AUMENTO DO FLUXO EXPIRATÓRIO (AFE)

Consiste em uma técnica de expiração ativa, ativo-assistida ou passiva associada a um movimento toracoabdominal sincronizado gerado pela compressão manual do fisioterapeuta, durante a fase expiratória. A forma passiva é realizada em pacientes sem nível de colaboração; na forma ativo-assistida o paciente realiza a expiração com a glote aberta, necessitando do fisioterapeuta para a pressão manual; e a ativa consiste na participação plena do paciente.

O AFE tem o objetivo de mobilizar, deslocar e eliminar as secreções periféricas da árvore bronquial para a traqueia. É uma técnica frequentemente usada em pediatria, mas também aplicada em adultos. A técnica é realizada por meio de preensão bimanual, com uma das mãos na região torácica e a outra na região abdominal. Durante a expiração, a mão do tórax realiza a compressão oblíqua, de cima para baixo, de frente para trás, e a mão na região abdominal realiza o movimento oblíquo, de baixo para cima, de frente para trás. Como a higiene brônquica normal é uma explosão expiratória reflexa, o AFE é a técnica de desobstrução mais próxima da expulsão fisiológica das secreções pulmonares.

Nessa técnica, a velocidade do fluxo é variável, e a amplitude está relacionada com a quantidade de secreção a ser mobilizada. Para deslocar pequenos volumes de secreção, a velocidade do fluxo expiratório deve ser maior, enquanto grandes volumes serão deslocados com velocidade menos intensa. É indicada para pacientes hipersecretores e contraindicada em cirurgias cardíacas e laparotomia.

TERAPIA EXPIRATÓRIA MANUAL PASSIVA (TEMP)

As técnicas manuais têm sido utilizadas tradicionalmente durante a fisioterapia respiratória a fim de aumentar a drenagem e a remoção de secreção da via aérea. A terapia expiratória manual passiva (TEMP) consiste na compressão da caixa torácica durante a fase expiratória com o objetivo de mobilizar e remover secreções pulmonares, facilitando a inspiração ativa e aumentando a ventilação alveolar.

Para a realização dá técnica, o fisioterapeuta deve posicionar as palmas das mãos no tórax do paciente, estando as mãos alinhadas com os ombros. No momento em que o paciente expira é feita a compressão torácica, inferiorizando as costelas e mantendo o contato da mão com a parede do tórax. O posicionamento das mãos pode ser alternado, assim como pode haver a associação de outras técnicas tais como a vibração e a drenagem postural. Uma vez mobilizadas as secreções a partir da periferia em direção à traqueia, devem elas ser expectoradas com o auxílio da tosse. Nessa técnica o fluxo expiratório será acelerado, fazendo as secreções se deslocarem para as vias aéreas de maior calibre, onde são removidas com maior facilidade.

O fisioterapeuta deve avaliar, durante a realização da técnica, a fadiga do paciente e a presença de sinais de descompensação, como aumento da frequência respiratória, respiração superficial, cianose periférica e alterações no padrão respiratório. Após a realização da técnica o paciente deve ser encorajado a realizar *huffings* seguidos de tosse ou a tosse de forma isolada, removendo assim a secreção mobilizada. No caso de pacientes submetidos a ventilação mecânica invasiva, deve-se realizar a aspiração endotraqueal.

INSPIRÔMETRO DE INCENTIVO

Os inspirômetros de incentivo são utilizados com a finalidade de tratar ou prevenir complicações pulmonares, principalmente no período pós-operatório de cirurgias abdominais e torácicas. A espirometria de incentivo objetiva a estimulação de inspirações profundas a fim de recrutar alvéolos colapsados, levando a maior ventilação de zonas pulmonares antes pouco ventiladas, bem como ao aumento na efetividade das trocas gasosas, fornecendo *feedback* positivo aos pacientes.

A técnica deve ser realizada na posição sentada ou semissentada, solicitando ao paciente que realize uma expiração máxima e, depois, inspire profundamente de forma lenta através do aparelho, seguido por uma pausa inspiratória com duração média de 3 segundos.

Os inspirômetros de incentivo podem ser a volume ou a fluxo. Os aparelhos a volume permitem maior controle do volume de ar inspirado do que os de fluxo, permitindo ainda o controle da estabilidade do fluxo expiratório lento. São indicados em situações como o período pós-operatório de cirurgia abdominal e torácica, demonstrando grande efetividade nessas situações, por aumentar a distribuição da ventilação, bem como por reduzir atelectasias relacionadas à hipoventilação. Da mesma forma, são indicados para pacientes com doenças obstrutivas e em processos que acometam a musculatura respiratória, como as doenças neurológicas degenerativas. A utilização do inspirômetro de incentivo apresenta algumas contraindicações, como a presença de broncoespasmos; portanto, em pacientes que com esse sinal clínico não é recomendável a utilização dos inspirômetros de incentivo. Deve-se observar ainda a presença da fadiga muscular: é muito comum que indivíduos que estão na enfermaria apresentem esse sintoma.

PRESSÃO POSITIVA OSCILATÓRIA (*FLUTTER*)

O *Flutter* surgiu na Suíça, por volta dos anos 1980, com o objetivo de ser uma técnica de higiene brônquica baseada na combinação de pressão positiva e oscilação de alta frequência. Trata-se de um aparelho de pressão expiratória positiva oscilatória de alta frequência, utilizado na terapia respiratória com a proposta de eliminar secreções. Esse efeito se fundamenta na oscilação do fluxo e da pressão expiratória, que é produzida pela esfera metálica, presente no aparelho. A oscilação causada pela esfera metálica e a resultante troca no fluxo expiratório são transmitidas para as vias aéreas, facilitando assim a mobilização das secreções.

Os exercícios respiratórios com a utilização do *Flutter* devem ser realizados na posição sentada para que a técnica atinja os melhores resultados. O paciente deve ser orientado a inspirar profundamente e colocar o aparelho na boca, para posteriormente realizar uma expiração lenta. É indicado para ser realizado na desobstrução e higiene brônquica e contraindicado na presença de hemoptise, pneumotórax e para pacientes enfisematosos.

A utilização clínica do *Flutter* demonstrou grande eficácia na remoção de secreção, aumento na saturação de oxigênio, função pulmonar, diminuição no tempo de internação hospitalar, melhora nos valores dos gases arteriais e escores de sintomas clínicos quando comparado a outras formas convencionais de higiene brônquica, como fisioterapia respiratória, drenagem autogênica e ciclo ativo da respiração.

O *Flutter* é capaz de diminuir a viscoelasticidade do muco em pneumopatas, sendo provavelmente esse fator responsável pela facilitação da remoção de secreção da via aérea. O tempo de utilização depende da necessidade de cada paciente, entretanto sua utilização em associação com outras técnicas pode potencializar o efeito destas.

PRESSÃO EXPIRATÓRIA POSITIVA NAS VIAS AÉREAS (*EXPIRATORY POSITIVE AIRWAY PRESSURE* – EPAP)

Na pressão expiratória positiva na via aérea (EPAP), aplica-se uma pressão positiva somente durante a expiração. Pressão subatmosférica é gerada na inspiração e pressão positiva durante a expiração. Durante a terapia com EPAP o paciente exala contra um resistor de mola, gerando pressão entre 5-20 cmH$_2$O.

É indicada quando o tratamento objetiva reduzir o aprisionamento de ar (p. ex., pacientes com asma ou doença pulmonar obstrutiva crônica), mobilizar secreções (fibrose cística), prevenir ou reverter atelectasias (pós-operatório de cirurgia torácica) ou ainda otimizar a eficácia da administração de broncodilatadores em usuários da aerosolterapia medicamentosa. Os resistores de *spring loaded* consistem em um diafragma com orifício expiratório, que impõe resistência ao fluxo expiratório por um sistema composto de uma mola.

Para que a técnica seja realizada adequadamente, o paciente deve estar sentado, com os braços repousados sobre a mesa com o corpo inclinado formando um ângulo de 45-60 graus. A fase inspiratória é realizada de forma ativa sem resistência imposta, ao contrário da fase expiratória, que é realizada por meio da resistência imposta pelo resistor. O paciente realiza os ciclos respiratórios com uma resistência imposta de 5-20 cmH$_2$O.

Em relação às contraindicações absolutas, deve-se ter cuidado com pacientes incapazes de tolerar o aumento do trabalho respiratório, como pressão intracraniana > 20 mmHg, instabilidade hemodinâmica, hemoptise ativa, pneumotórax, náuseas, cirurgia ou trauma craniano ou facial recente e cirurgias esofágicas.

Uma resistência expiratória ideal é aquela que faz com que o paciente expire um volume de ar maior que o existente na capacidade vital forçada. É essencial realizar uma espirometria para avaliar a resistência expiratória, pois o uso de uma pressão incorreta pode acarretar danos na função pulmonar do indivíduo.

HIPERINSUFLAÇÃO MANUAL

A técnica de hiperinsuflação manual (HM) foi inicialmente descrita por Clement e Hubsch em 1968, tendo por objetivo melhorar a oxigenação pré e pós-aspiração traqueal, mobilizar o excesso de secreção brônquica e reexpandir áreas pulmonares colapsadas.

Na prática clínica, a utilização dessa técnica é ampla em doentes críticos ventilados mecanicamente, sobretudo naqueles que apresentam elevado volume de secreção.

Para a realização dessa manobra, o fisioterapeuta utilizará uma bolsa de insuflação pulmonar, que comprimirá lentamente (em busca da capacidade pulmonar total) e deixará expandir (fase expulsiva) posteriormente de maneira brusca. A realização da manobra dessa maneira proporcionará um aumento do fluxo expiratório, resultando assim no deslocamento de secreção para vias aéreas centrais.

Deve-se destacar que essa manobra pode ser realizada associada a compressão torácica na fase expiratória.

HIPERINSUFLAÇÃO COM VENTILADOR MECÂNICO

Essa técnica consiste na administração de altos volumes correntes, aumentando progressivamente a pressão de suporte, até atingir uma pressão-pico nas vias aéreas de 40 cmH_2O, ou por meio do aumento da pressão positiva expiratória final (PEEP). Promove a expansão das unidades alveolares colapsadas, aumentando o fluxo aéreo para as regiões com atelectasias, por meio dos canais colaterais e da renovação de surfactante nos alvéolos.

Visa ainda aumentar o potencial elástico de recolhimento pulmonar e o pico de fluxo expiratório, resultando na mobilização de secreções da periferia pulmonar para regiões mais centrais. Na literatura está descrita a possibilidade de realização dessa técnica das seguintes maneiras:

1. Elevar a pressão de suporte em 10 cmH$_2$O a partir da pressão ajustada e manter pelo período de 10 minutos, podendo ou não estar associada a compressão torácica.
2. Elevar a pressão controlada em 10 cmH$_2$O a partir da pressão ajustada e manter pelo período de 10 minutos, podendo ou não estar associada a compressão torácica.
3. Elevar o volume corrente em 50% do valor ajustado e manter pelo período de 10 minutos, podendo ou não estar associada a compressão torácica.

O mecanismo de funcionamento dessa técnica de higiene brônquica é similar à hiperinsuflação manual: a capacidade de proporcionar aumento do fluxo expiratório.

BIBLIOGRAFIA

1. Assmann CB, Vieira PJ, Kutchak F, Rieder Mde M, Forgiarini SG, Forgiarini Junior LA. Lung hyperinflation by mechanical ventilation versus isolated tracheal aspiration in the bronchial hygiene of patients undergoing mechanical ventilation. Rev Bras Ter Intensiva. 2016 Jan-Mar;28(1):27-32
2. Fink JB. Forced expiratory technic, directed cough, and autogenic drainage. Respir Care. 2007;52(9):1210-21.
3. McCarren B, Alison JA, Herbert RD. Manual vibration increase expiratory flow rate via increased intrapleural pressure in healthy adults: an experimental study. Aust J Physiother. 2006;52:267-71.

4. Myers T. Positive expiratory pressure and oscillatory positive pressure therapies. Respir Care. 2007;52(10):1308-326.
5. Olsén MF, Westerdahl E. Positive expiratory pressure in patients with chronic obstructive pulmonary disease: a systematic review. Respiration. 2009;77(1): 10-8.
6. Ortiz Tde A, Forti G, Volpe MS, Carvalho CR, Amato MB, Tucci MR. Experimental study on the efficiency and safety of the manual hyperinflation maneuver as a secretion clearance technique. J Bras Pneumol. 2013 Mar-Apr;39(2):205-13.
7. Pupin et al., 2009.
8. Trevisan ME, Soares JC, Rondinel TZ. Efeitos de duas técnicas de incentivo respiratório na mobilidade toracoabdominal após cirurgia abdominal alta. Fisioterapia e Pesquisa. 2010 Oct/Dez;17(4):322-6. São Paulo.
9. Tucci MR, Nakamura MA, Carvalho NC, Volpe MS. Manual hyperinflation: is it effective? Respir Care. 2019 Jul;64(7):870-3.
10. Volpe MS, Naves JM, Ribeiro GG, Ruas G, Tucci MR. Effects of manual hyperinflation, clinical practice versus expert recommendation, on displacement of mucus simulant: a laboratory study. PLoS One. 2018 Feb 12;13(2):e0191787.

Técnicas e recursos para expansão pulmonar | 3

Ingrid Correia Nogueira
Paolo Oliveira Melo
André Luiz Lisboa Cordeiro

INTRODUÇÃO

Os pacientes críticos são frequentemente submetidos a longos períodos de imobilidade que, somados ao uso da ventilação mecânica, bem como às diferentes abordagens cirúrgicas, contribuem diretamente para a piora da função pulmonar.

Dentre as principais complicações responsáveis pela piora clínica do paciente crítico destacam-se o colapso de diferentes segmentos do pulmão. As áreas lobares de atelectasia cursam com hipoventilação alveolar, redução da pressão arterial de oxigênio (PaO_2) e conduzem ao aumento do *shunt* arteriovenoso pulmonar.

Nesse contexto, a elaboração do diagnóstico cinético-funcional, com base no entendimento da disfunção respiratória, possibilita o direcionamento da técnica e/ou recurso de expansão pulmonar que deverão compor o tratamento fisioterápico de pacientes clínicos e/ou cirúrgicos.

DETERMINANTES FISIOLÓGICOS DA EXPANSÃO PULMONAR

Para que haja deslocamento do ar para o interior dos pulmões é necessária a geração de uma diferença de pressão entre o ambiente atmosférico e os alvéolos. Durante a ventilação espontânea (ventilação com pressão negativa) esse gradiente pressórico será garantido pela contração dos músculos inspiratórios, que, ao exercerem um aumento da força externa sobre os pulmões, tracionam os folhetos pleurais e promovem a expansão da caixa torácica. Logo antes da inspiração, e em condições normais, a pressão no estreito espaço entre a pleura visceral e a parietal é subatmosférica (pressão intrapleural [$P_{pleural}$] ≈ -5 cmH$_2$O]), tornando-se ainda mais negativa ($P_{pleural} \approx -8$ cmH$_2$O) durante o processo de contração da musculatura inspiratória.

A diminuição da pressão intrapleural favorecerá o aumento da pressão exercida ao longo da parede dos alvéolos (interdependência alveolar), favorecendo assim o incremento do volume alveolar e a diminuição da pressão no interior destes (pressão alveolar [$P_{alv} \approx -1$ cmH$_2$O]), com o subsequente influxo de ar para os pulmões.

Conforme destacado, o aumento da pressão ao longo da parede dos alvéolos conduz ao aumento da pressão transpulmonar (P_{tp}) (Equação 1). Desse modo, quanto maior o gradiente de P_{tp}, maior será a pressão de distensão alveolar, facilitando a expansão passiva destes.

$$P_{tp} = P_{alv} - (P_{pleural})$$

EQUAÇÃO 1 Pressão transpulmonar (P_{tp}) determinada pelas pressões que permeiam o pulmão, internamente (P_{alv}) e externamente ($P_{pleural}$).

FISIOPATOLOGIA DO COLAPSO PULMONAR

Diversos fatores contribuem para o colapso das diferentes regiões lobares e para a consequente perda de volume pulmonar no paciente de risco. Essas situações variam desde o aumento da resistência das vias aéreas até o comprometimento da função diafragmática (Tabela 1).

TABELA 1 Fatores que contribuem para o colapso pulmonar em ventilação espontânea

Fatores	Motivos
1. Broncoespasmo, edema de mucosa, deposição de secreções (depuração ineficaz)	Promovem a redução do diâmetro das vias aéreas, com subsequente aumento de resistência à passagem do ar, ou mesmo interrupção, comprometendo a unidade respiratória correspondente
2. Aumento da força de compressão abdominal	Promove aumento da pressão abdominal (P_{abd}), refletindo-se sobre a pressão transdiafragmática (P_{di}), diminuindo a complacência dos alvéolos da região dependente
3. Prejuízo da função diafragmática	O diafragma atua em ambas as fases do ciclo respiratório, de forma que seu comprometimento promoverá hipoventilação alveolar e oclusão de pequenas vias áreas
4. Imobilidade no leito (tempo prolongado em posição supina) e tempo prolongado de ventilação mecânica	A exposição prolongada a esses fatores promove fraqueza e atrofia do diafragma, favorecendo tanto o prejuízo da função desse músculo quanto o acúmulo de secreções brônquicas
5. Uso de sedativos	Promove a diminuição do *drive* ventilatório e com isso gera hipoventilação alveolar. Pode ainda elevar o *set point* de controle da $PaCO_2$
6. Intervenções cirúrgicas	Podem comprometer a função pulmonar e diafragmática por ressecção pulmonar ou por lesão cirúrgica do nervo frênico, respectivamente. Alteram potencialmente os gradientes pressóricos que mantêm as vias aéreas pérvias, promovendo atelectasias
7. Doenças pulmonares prévias	Podem convergir para a redução do volume pulmonar e a piora do cenário clínico

Fonte: adaptada de Marini, 2019.

TERAPIA DE EXPANSÃO PULMONAR EM VENTILAÇÃO ESPONTÂNEA

A identificação dos fatores que predispõem ao colapso das diferentes regiões pulmonares e a habilidade no reconhecimento da redução do volume pulmonar permitem ao fisioterapeuta a atuação profilática, antecipando-se ao evento, ou reversiva, em áreas previamente comprometidas. Nesse sentido, objetivando o aumento do volume pulmonar e a manutenção da unidade respiratória, poderão ser utilizadas diversas técnicas e recursos terapêuticos que favoreçam o aumento da pressão P_{tp}. Dessa forma, seu incremento poderá ser alcançado de duas formas: promovendo a diminuição da $P_{pleural}$ ou o aumento da P_{alv}.

Para que haja uma redução da pressão pleural é necessário que o paciente em ventilação espontânea realize a contração da musculatura inspiratória, resultando em maior pressão de distensão alveolar e na mobilização de ar para dentro dos pulmões (Figura 1).

Por sua vez, o aumento da P_{alv} será alcançado por intermédio de dispositivos ou equipamentos capazes de gerar pressão positiva nas vias aéreas, favorecendo o estabelecimento de gradiente pressórico favorável para o deslocamento de ar e/ou aumento de pressão nos alvéolos. Dessa forma, tanto pacientes em ventilação espontânea quanto mecânica podem se beneficiar desse mecanismo de alteração da P_{tp}. (Figura 1).

Posicionamento

As diferenças regionais na ventilação e na perfusão pulmonar são influenciadas pela ação da gravidade e pela geração de gradientes de pressão intrapleural. Dessa forma, estas se relacionam diretamente com o posicionamento corpóreo e com a gravidade, sendo as regiões inferiores do pulmão (regiões dependentes) mais bem ven-

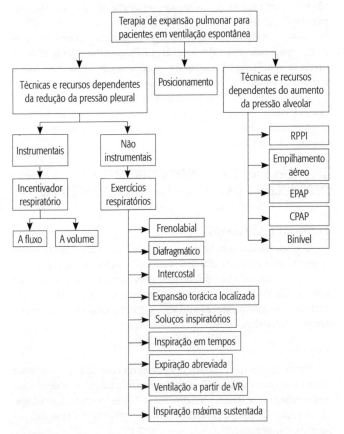

FIGURA 1 Fluxograma das técnicas e recursos para expansão pulmonar no paciente crítico em ventilação espontânea.
Fonte: adaptada de França et al., 2012.

tiladas e perfundidas que as regiões superiores do pulmão (regiões não dependentes).

Nesse sentido, os pacientes em posição sentada, ventilando a partir da capacidade residual funcional (CRF), experimentarão maiores níveis de ventilação e perfusão nas regiões basais do pulmão. Esse é o motivo pelo qual se deve recomendar sentar o paciente.

Além da posição de sedestação, a manutenção de posição ortostática, favorecida pela mobilização precoce, repercutirá diretamente no incremento dos volumes pulmonares, das trocas gasosas e da atividade autonômica.

TÉCNICAS E RECURSOS NÃO INSTRUMENTAIS DEPENDENTES DA REDUÇÃO DA PRESSÃO PLEURAL

Exercícios respiratórios

Caracterizados pelo fácil acesso e pelo baixo custo, os exercícios respiratórios objetivam atingir a redução da dispneia, o aumento dos volumes e capacidades pulmonares, bem como a melhora da troca gasosa e da sincronização toracoabdominal, ambos processos favorecidos pelo prolongamento do tempo inspiratório e/ou retardo do tempo expiratório.

Frenolabial

Frequentemente utilizada em pacientes com doença pulmonar obstrutiva crônica (DPOC), a expiração realizada com os dentes semicerrados ou os lábios parcialmente fechados permite o prolongamento ativo do tempo expiratório e a prevenção do colapso das pequenas vias aéreas.

O fisioterapeuta deve orientar o paciente para que este realize a expiração contra a resistência dos lábios parcialmente fechados objetivando a geração e a manutenção de pressão positiva nas vias aéreas (≈ 5 cmH$_2$O) e, com isso, o aumento do volume corrente (VC), a diminuição da frequência respiratória (FR), a melhora da PaCO$_2$ e o alívio da dispneia.

Exercício diafragmático

Consiste na inspiração suave e profunda com estiramento anterior da região abdominal, priorizando a ação do diafragma. O exercício diafragmático objetiva o aumento da ventilação nas regiões dependentes do pulmão, promovendo melhora da saturação de oxigênio e do processo de hematose.

Devido à relação de maior dependência em relação às regiões pulmonares basais, os pacientes na posição sentada experimentarão a geração de maiores níveis de VC, não sendo excluída a possibilidade de sua utilização em diferentes posicionamentos.

Durante a realização desse exercício, o fisioterapeuta deverá posicionar o paciente da maneira desejada, colocando uma de suas mãos sobre a região abdominal do paciente e, em seguida, aplicando um leve estímulo de compressão (conscientização do movimento de deslocamento). Solicita-se, preferencialmente, uma inspiração nasal (condicionamento do ar) de forma gradual e profunda, observando o deslocamento anterior da região abdominal.

A fase expiratória poderá ser realizada associada à técnica de frenolabial, citada anteriormente.

- Observação: exercícios que se iniciam a partir da capacidade residual funcional (CRF) objetivam o aumento da quantidade de ar direcionada às regiões dependentes, tendo em vista a evidente atividade diafragmática e sua relação de dependência em relação às bases pulmonares.

Exercício intercostal

Diferentemente do exercício diafragmático, no qual há geração de maior P$_{di}$, os exercícios intercostais visam ao maior recrutamento da musculatura acessória intercostal, com maior deslocamento do gradil costal e menor excursão do diafragma. Essa manobra respiratória é indicada para aumento da ventilação pulmonar em regiões mediais e laterais (regiões não dependentes).

Após posicionar o paciente em sedestação ou em decúbito dorsal elevado (minimizando o aumento da P_{abd} por ação da gravidade), o fisioterapeuta deve solicitar que ele ou ela realize uma inspiração nasal, procurando concentrar a respiração nas regiões superiores do tórax. A fase expiratória deverá ser passiva (desativação da musculatura inspiratória) e por via oral.

Exercício de expansão torácica localizada

Conjunto de exercícios indicados à expansão da caixa torácica por meio do direcionamento do fluxo de ar, após a compressão manual da região a ser tratada (Tabela 2).

Soluços inspiratórios

Consistem na inspiração nasal fracionada em tempos sucessivos, permitindo o influxo de pequenos volumes aéreos até o alcance da CPT. O prolongamento do tempo inspiratório oferecido por esse exercício favorece a distribuição homogênea da ventilação alveolar, tendo em vista a maior probabilidade do estabelecimento de fluxos laminares.

O fisioterapeuta deverá posicionar o paciente em posição sentada ou em decúbito dorsal elevado e em seguida posicionar as mãos sobre a região abdominal ou torácica inferior, ao mesmo tempo que orienta a realização de inspirações nasais breves e sucessivas até atingir a capacidade inspiratória máxima. A fase expiratória deverá ser passiva e por via oral, podendo ser associada à técnica de frenolabial.

Inspiração em tempos

De forma semelhante ao exercício de soluços inspiratórios, essa técnica diferencia-se pela adição de pausas inspiratórias (apneuse) en-

TABELA 2 Exercícios de expansão torácica localizada

Regiões-alvo	Posicionamento da palma da mão	Execução
1. Expansão torácica inferior unilateral	Linha axilar média, sétima, oitava e nona costelas de um dos hemitórax	1. O paciente deverá realizar uma expiração, seguida pela compressão manual do fisioterapeuta na região 2. Uma inspiração profunda deverá ser realizada, seguida pela descompressão gradual até a capacidade pulmonar total (CPT)
2. Expansão torácica inferior bilateral	Linha axilar média, sétima, oitava e nona costelas de ambos os hemitórax	Seguir o mesmo procedimento da expansão torácica inferior unilateral
3. Expansão torácica apical	Pressão manual abaixo da clavícula	Seguir o mesmo procedimento da expansão torácica inferior unilateral
4. Expansão torácica inferior posterior	Face posterior das costelas inferiores	Seguir o mesmo procedimento da expansão torácica inferior unilateral

Fonte: adaptada de Sarmento, 2016.

tre os volumes inspiratórios sucessivos, podendo ainda ser acompanhada pela elevação dos membros superiores. Objetiva a melhora da complacência do sistema respiratório, aumentando a capacidade inspiratória máxima, uma vez que as pausas favoreçam o aumento da tração radial e da ventilação colateral alveolar.

Expiração abreviada

Consiste na alternância entre uma inspiração nasal fracionada, sucedida de expiração curta e breve (sempre inferior ao VC previamente inalado), até o alcance da CPT. Essa técnica permite o aumento do tempo inspiratório em detrimento do tempo expiratório (3:1), favorecendo o aumento do volume pulmonar. Ao se atingir o volume inspiratório máximo, a fase expiratória deverá ser passiva e por via oral, podendo ser associada à técnica de frenolabial.

Exercícios com ventilação a partir do volume residual

Os exercícios que partem do volume remanescente nas vias aéreas após uma expiração forçada objetivam o incremento da ventilação em regiões pulmonares não dependentes (regiões apicais), tendo em vista que no volume residual (VR) ocorre a oclusão dos bronquíolos das regiões basais (gradiente de pressão intrapleural), favorecendo o direcionamento de ar para os lobos pulmonares superiores.

O posicionamento do paciente deverá levar em consideração a região pulmonar a ser tratada, visando sempre ao posicionamento para o favorecimento da região não dependente, atenuando assim os efeitos do volume de fechamento pulmonar nessas regiões.

Finalmente, o paciente deve ser orientado a realizar uma expiração prolongada até o volume residual, seguida por uma inspiração profunda até a CPT, propiciando aumento do VC, da capacidade inspiratória e consequentemente da capacidade vital.

Inspiração máxima sustentada
(Sustained Maximal Inspiration – SMI)

A SMI é caracterizada por uma inspiração lenta, profunda (até o alcance da CPT) e sustentada, sucedida por expiração suave. Essa técnica permite o aumento da ventilação alveolar pulmonar, proporcionado pelo prolongamento do tempo inspiratório, maiores níveis de P_{tp} gerados e incremento da ventilação colateral.

TÉCNICA E RECURSO INSTRUMENTAL DEPENDENTE DA REDUÇÃO DA PRESSÃO PLEURAL

Incentivador inspiratório

Idealizados por Bartlett et al., os incentivadores respiratórios são recursos mecânicos destinados ao incentivo à inspiração profunda, capaces de fornecer *feedback* visual e, assim, estimular os pacientes a atingirem fluxos ou volumes predeterminados.

Incentivador a fluxo

Compostos por uma peça bucal e um tubo corrugado, acoplado a três câmaras transparentes contendo esferas em seu interior, os incentivadores a fluxo permitem que durante a inalação haja o deslocamento vertical de uma ou mais esferas (pressão negativa no interior dos tubos), de modo que a magnitude do deslocamento será proporcional ao fluxo gerado.

Incentivador a volume

Os incentivadores volume-dependentes apresentam uma única câmara transparente, com graduações volumétricas e um pistão em seu interior. O movimento vertical do pistão será dependente do volume de ar deslocado pelo esforço inspiratório do paciente.

Diferentemente dos incentivadores a fluxo, que impõem maior trabalho respiratório ao paciente e maior atividade de músculos superiores da caixa torácica, os incentivadores a volume promovem maior ativação diafragmática e, consequentemente, maior expansão da parede torácica relacionada a menor custo energético.

- Observação: os incentivadores inspiratórios devem ser posicionados verticalmente no campo visual do paciente, enquanto este é orientado a comprimir os lábios ao redor do bucal e realizar uma expiração até o nível de CRF, sucedida por uma inspiração lenta, profunda e uniforme. Recomenda-se a sustentação máxima inspiratória por ≈ 3 segundos durante o uso do incentivador a fluxo e a manutenção do pistão na linha demarcada quando utilizado o recurso a volume.

Apesar de os incentivadores respiratórios serem comumente indicados visando à redução das complicações pulmonares, não há evidências que estabeleçam seu benefício na prevenção de complicações pulmonares pós-operatórias. A metanálise realizada por Nascimento et al. não observou benefícios dos incentivadores respiratórios sobre as complicações pulmonares em pacientes submetidos a cirurgia abdominal alta, quando comparados aos que realizaram protocolos de exercícios respiratórios, ou mesmo aos que não receberam intervenção.

Dessa forma, as diretrizes clínicas não aconselham o uso rotineiro dos incentivadores respiratórios nos cuidados pós-operatórios. Adam et al. destacam a necessidade de estudos que determinem a especificidade e a eficácia do uso dos incentivadores em diferentes situações clínicas.

Logo, a seleção criteriosa de pacientes, bem como a instrução cuidadosa do procedimento terapêutico, poderão influenciar diretamente na eficácia do recurso utilizado.

TÉCNICAS E RECURSOS INSTRUMENTAIS DEPENDENTES DO AUMENTO DA PRESSÃO ALVEOLAR

Respiração por pressão positiva intermitente (RPPI)

Descrita inicialmente por Motley et al., a RPPI compreende a aplicação de pressão positiva durante a fase inspiratória do ciclo respiratório. Com a elevação intermitente da P_{alv}, gerada a partir de ventiladores ciclados a pressão ou volume, objetiva-se aumentar a expansibilidade pulmonar e torácica, prevenindo eventos de atelectasia, melhorando o processo de hematose sanguínea e atenuando o trabalho respiratório.

Quando utilizado o modo ventilatório de pressão de suporte (*pressure support ventilation* – PSV), deve-se ajustar a PEEP em valores superiores à pressão de fechamento das vias aéreas ($\approx$ 5-7 cmH_2O) (visando ao aumento da CRF e, assim, à redução de áreas de colapso pulmonar durante a fase expiratória do ciclo), além dos ajustes necessários da pressão de suporte (PS), que será somada, em última instância, à PEEP preestabelecida (Equação 2).

$$P_{resultante} = PSV + PEEP$$

EQUAÇÃO 2 Pressão resultante nas vias aéreas durante o modo PSV. PSV: ventilação com pressão de suporte; PEEP: pressão positiva expiratória final.

A RPPI é indicada para o aumento da capacidade inspiratória, que promoverá o incremento da mobilidade torácica por melhora da excursão diafragmática e pela geração de maior pressão intratorácica, podendo haver ainda incremento da pressão inspiratória máxima ($PI_{máx}$).

- Observação: pacientes incapazes de responder aos comandos verbais, por confusão mental ou outros motivos, poderão beneficiar-se desse recurso instrumental.

Empilhamento aéreo (*air-stacking*)

Consiste na insuflação assistida de volumes aéreos fracionados e sucessivos, com a manutenção da glote fechada até que se atinja a CPT. O empilhamento de ar durante a fase inspiratória poderá ser realizado por meio de ressuscitador manual ou ventilador com modalidade volumétrica.

O "sistema *air-stacking*", composto por uma máscara acoplada a um ressuscitador manual, permite que o paciente realize incursões respiratórias assessoradas pelo fisioterapeuta, aumentando o volume da caixa torácica, da capacidade inspiratória e melhorando o padrão respiratório.

O aumento da expansibilidade torácica e pulmonar é acompanhado do incremento de energia potencial dos elementos elásticos do sistema respiratório, forças estas que favorecem o aumento do pico de fluxo expiratório (PFE). Dessa forma, indivíduos que apresentem algum comprometimento para atingir o PFE funcional da tosse (PFE > 250 L/min), como pacientes idosos e com doenças neuromusculares, serão favorecidos pelo incremento de volume pulmonar durante a fase inspiratória da tosse.

- Observação: o PFE pode ser aprimorado quando acompanhado por manobra manual compressiva, depois de estabelecido o empilhamento aéreo.

Pressão positiva expiratória final (PEEP)

Os dispositivos que utilizam a PEEP o fazem por meio da aplicação de diferentes níveis de resistência ao fluxo expiratório, resultando, em última instância, no estabelecimento de níveis pressóricos positivos ao final da expiração. A oposição ao efluxo de ar, obtida por meio de resistores distintos (alinear e linear), permite o aumento dos volumes pulmonares e do recrutamento alveolar (interdependência alveolar e poros de comunicação entre as vias aéreas).

Dentre os dispositivos geradores de PEEP, destaca-se o sistema EPAP (*end positive expiratory pressure*), composto por máscara ou peça bucal acopladas a válvula unidirecional e resistor pressórico ou a fluxo.

Os resistores alineares pressóricos ou a fluxo geram PEEP através de orifícios de diferentes diâmetros (resistência diretamente proporcional ao raio), sendo dependentes da taxa de fluxo expiratório do paciente.

Por sua vez, os resistores lineares estabelecem a PEEP de maneira fluxo não dependente, mantendo resistência constante ao longo da expiração, influenciados ou não pela ação da gravidade, pelo selo d'água e pela válvula *spring load*, respectivamente. Durante a utilização do sistema da PEEP em selo d'água o paciente é orientado a expirar por meio de um tubo submerso, dentro de coluna de água proporcional ao nível de PEEP alvo. Ao utilizar a válvula *spring load*, o fisioterapeuta deverá graduar previamente o nível de pressão desejada ($\approx$ 5-20 cmH$_2$O). Vale destacar que a expiração será realizada contra a válvula de *spring load*.

Apesar de diferentes estudos apontarem para o baixo nível de evidência na eficácia de dispositivos geradores de PEEP no manejo da depuração das vias aéreas, em relação a outros dispositivos do arsenal fisioterapêutico, Reychler et al. apontam para seu benefício na ventilação e recrutamento alveolar. Dessa forma, torna-se imprescindível a avaliação prévia do paciente, tanto para a escolha da estratégia terapêutica que resulte em maior eficácia como para se obter menor custo e melhor adesão do paciente.

Pressão positiva contínua nas vias aéreas (CPAP)

Dentre os métodos de suporte ventilatório aplicados de maneira não invasiva, destaca-se a pressão contínua nas vias aéreas (CPAP). Esse modo ventilatório consiste na aplicação de pressão constante nas vias aéreas do paciente durante todo o ciclo respiratório espontâneo, visando à manutenção das vias aéreas e dos alvéolos abertos, melhorando assim a oxigenação. A entrega desses níveis pressóricos se dá por meio de uma interface (nasal, orofacial, facial total, dentre outras) entre o paciente e o gerador de pressão.

Comumente utilizada no pós-operatório imediato, a CPAP é geralmente ajustada e bem tolerada entre valores de aproximadamente 7-10 cmH$_2$O, sendo utilizada de maneira intermitente (períodos de 60-90 minutos durante 2-3 vezes por dia) ou contínua.

A eficácia da CPAP (15 cmH$_2$O) associada a espirometria de incentivo (5 séries de 20 repetições), a oscilação oral de alta frequência (5 séries de 10 repetições) e a deambulação (100 metros) aplicada aos pacientes com derrame pleural em resolução (com drenagem torácica) foi evidenciada por meio de ensaio clínico randomizado realizado por Santos et al., em que os autores observaram uma redução na duração da drenagem torácica, no tempo de internação, nas complicações pulmonares, no uso de antibióticos e nos custos do tratamento. Além disso, os pacientes apresentaram boa tolerabilidade e baixa taxa de eventos adversos com a utilização dessa intervenção, podendo assim ser integrada com segurança à prática clínica.

Vale ressaltar que a CPAP, como qualquer outra técnica ou recurso de expansão pulmonar, deverá envolver o conhecimento das condições clínicas e da individualidade de cada paciente, acompanhando-o no momento de administração da estratégia terapêutica, bem como durante todo o procedimento, realizando ajustes ou substituição de estratégia caso necessário.

Ventilação não invasiva com duplo nível pressórico nas vias aéreas (binível)

O binível, também conhecido como *bilevel*, é um método de ventilação não invasiva que se utiliza da alternância de uma pressão positiva inspiratória (IPAP) e uma pressão positiva expiratória (EPAP e/ou PEEP), visando ao aumento de ventilação e à prevenção de atelectasias, respectivamente. Assim como a CPAP, a aplicação desses dois níveis pressóricos se dá por meio de uma interface entre o paciente e o gerador de pressão.

Apesar de alguns estudos observarem efeitos benéficos da aplicação de VNI no pós-operatório de cirurgias cardíacas (diminuição de áreas de atelectasia em regiões basais pulmonares e diminuição dos níveis de $PaCO_2$), Pieczkoski et al., em estudo de revisão sistemática e metanálise, não observaram diferenças significativas (taxa de mortalidade e complicações pulmonares) no uso profilático da VNI durante o pós-operatório de cirurgia cardíaca.

De maneira semelhante, Torres et al. não observaram nenhum efeito adicional do uso de VNI no período pós-operatório de ressecção pulmonar para variáveis como complicações pulmonares, taxa de intubação, mortalidade e dias de permanência hospitalar. Como o grau de evidência dessas revisões é de muito baixa, baixa e moderada qualidade, cabe ao fisioterapeuta a realização de avaliação prévia do paciente, para escolha da estratégia terapêutica que resulte em maior eficácia.

TERAPIA DE EXPANSÃO PULMONAR EM VENTILAÇÃO MECÂNICA

O suporte ventilatório mecânico (VM), amplamente utilizado no tratamento da insuficiência respiratória aguda ou crônica agudizada de pacientes críticos, bem como na proteção das vias aéreas de indivíduos com rebaixamento do nível de consciência (trauma, anestesia durante processo cirúrgico, dentre outros), propicia desde a melhora das trocas gasosas e diminuição do trabalho respiratório até o suporte circulatório.

Apesar de suas contribuições positivas no manejo do paciente crítico, a exposição prolongada a VM, somada à ocorrência de assincronias na díade paciente-ventilador e às falhas no processo de desmame, está associada ao estabelecimento de potenciais efeitos deletérios, tais como disfunção da musculatura respiratória, aumento da ocorrência de infecções associadas ao suporte ventilatório, além da redução da função e do volume pulmonar, que favorecem a formação de áreas de atelectasia (Tabela 3).

As repercussões supracitadas favorecerão o aumento do tempo de permanência hospitalar, das taxas de mortalidade, ou o declínio da qualidade de vida após a alta. Diante do exposto, estratégias de expansão pulmonar poderão prevenir o declínio clínico do paciente em uso de VM, auxiliando no desfecho positivo da extubação, da função pulmonar e do tempo de permanência hospitalar (Figura 2).

Posicionamento

Durante a ventilação espontânea, a contração do diafragma leva à geração de pressão mecânica na superfície pleural e a sua transmissão através das paredes dos alvéolos localizados mais próximos à pa-

TABELA 3 Fatores que contribuem para o colapso pulmonar em pacientes sob ventilação mecânica

Fatores	Motivo
1. Utilização de via aérea artificial	Acúmulo de secreção na via aérea artificial com limitação/bloqueio região-dependente da ventilação
2. Utilização de anestésicos/sedativos	A paralisia da musculatura respiratória e estabilizadores da parede torácica favorecem o comprometimento da excursão diafragmática (deslocamento cefálico do conteúdo abdominal), bem como influência de compressão das regiões pulmonares dependentes (peso do coração e estruturas mediastinais)
3. Volume corrente inadequado	A utilização de VC baixos por longos períodos, a imobilidade e a postura supina favorecem a redução da CRF e formação de atelectasias

VC: volume corrente; CRF: capacidade residual funcional.
Fonte: adaptada de Araujo et al., 2015.

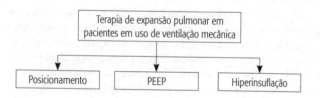

FIGURA 2 Fluxograma das técnicas e recursos para expansão pulmonar no paciente crítico em ventilação mecânica.
PEEP: pressão positiva expiratória final.
Fonte: adaptada de França et al., 2012.

rede torácica em direção aos alvéolos mais internos. No entanto, na VM os pulmões precisam exercer tração contra o diafragma e a caixa torácica para movimentá-los, tendo em vista a pressão positiva exercida no interior destes. Com isso, os alvéolos mais próximos à caixa torácica (alvéolos dependentes) podem ficar mais comprimidos que aqueles localizados em áreas mais internas.

Tendo em vista as alterações de interdependência alveolar impostas pela VM, é imprescindível ficar atento à posição do paciente no leito, objetivando o posicionamento que gere maior eficiência diafragmática e maior negativação da $P_{pleural}$ e, desde que ventilando em modalidades espontâneas, favoreça o aumento da ventilação dessas regiões dependentes.

Além da influência da pressão positiva aplicada às vias aéreas, a ventilação dos alvéolos será dependente da ação da gravidade, fazendo com que regiões do pulmão não dependentes (regiões que "não repousam" sobre nenhuma estrutura) gerem pressões pleurais mais negativas, aumentando a P_{tp}, e, com isso, sua expansão passiva.

- Observação: nesse contexto, regiões pulmonares colapsadas devem ser posicionadas de forma não dependente da gravidade, pois serão passivamente expandidas.

Posição prona

Comumente empregada em pacientes com síndrome da angústia respiratória aguda (SARA), a posição prona durante a VM tem sido alvo de diversas discussões científicas nos últimos anos. Acredita-se que o posicionamento do paciente de forma ventral favoreça a troca gasosa devido ao recrutamento alveolar e vascular de áreas que até então encontravam-se dependentes da gravidade em posição supina, além da melhor distribuição do volume corrente.

Apesar de diversos estudos apontarem para seus efeitos benéficos, a revisão de Bloomfield et al. não apresentou evidências confiáveis de seus benefícios ou malefícios. Dessa maneira, cabe ao fisioterapeuta e à equipe multiprofissional a avaliação prévia e individualizada do paciente durante a posição prona, e suas comparações com a posição supina, no que concerne às áreas de colapso, índice de oxigenação, dentre outros parâmetros vitais.

PEEP

A aplicação de pressão positiva ao final da fase expiratória favorece a melhora da relação ventilação/perfusão, uma vez que a PEEP promove a abertura de regiões colapsadas e o aumento da CRF, prevenindo assim a formação de novas áreas de atelectasia. Além disso, é possível observar melhora das trocas gasosas em função do aumento da pressão no interior dos alvéolos, que, regida pela lei de Henry, auxilia na solubilidade do gás e na reversão do quadro hipoxêmico.

Durante a utilização da terapia de expansão pulmonar, independentemente do modo ventilatório, o fisioterapeuta poderá incrementar a PEEP, visando ao recrutamento alveolar, respeitando sempre o limite de pressão máximo no interior das vias aéreas ($\approx 30\ cmH_2O$) e observando a ocorrência de efeitos adversos hemodinâmicos, que podem ser favoráveis ou não, a depender da clínica do paciente.

HIPERINSUFLAÇÃO MECÂNICA

Consiste na insuflação pulmonar mecânica durante a fase inspiratória do ciclo respiratório, promovendo a expansão das regiões pulmonares colapsadas, como resultado da distribuição do fluxo aéreo e/ou da influência pressórica entre comunicações colaterais das unidades alveolares (poros de Kohn, canais de Martin e Lambert), por meio do estiramento dos septos alveolares interdependentes e por renovação do surfactante alveolar.

A insuflação mecânica promoverá o aumento da P_{tp} a partir do ajuste incremental do volume corrente quando o paciente estiver ventilando em modalidade volumétrica, ou por meio do incremento da pressão inspiratória, quando este permanecer em modalidade pressórica. Independentemente da modalidade escolhida, os efeitos de insuflação mecânica serão potencializados pelos benefícios da aplicação da PEEP, como citado anteriormente.

A hiperinsuflação promovida pelo aumento do volume corrente deverá levar em conta o volume prévio no qual o paciente se encontra (calculado a partir do peso ideal), sendo adicionado durante a manobra de hiperinsuflação pulmonar o valor equivalente a metade desse volume, limitando a pressão de via aérea em ≈ 40 cmH_2O.

- Observação: a utilização de volumes pulmonares demasiadamente elevados, ou a repetição dessa estratégia terapêutica sem a utilização de um protocolo adequado, poderão promover a distensão dos alvéolos, com o aumento da permeabilidade alvéolo-capilar e edema pulmonar, além de recrutamento de neutrófilos para o pulmão, que convergirão para processo inflamatório e possivelmente fibrótico, estabelecendo assim a lesão pulmonar induzida por altos volumes pulmonares.

Outra manobra comumente utilizada em pacientes críticos com via aérea artificial, a hiperinsuflação manual caracteriza-se pela desconexão do paciente ao ventilador, seguida por insuflação por meio de ressuscitador manual. Essa manobra consiste na aplicação de volumes aéreos maiores que os basais instituídos durante a VM, com fluxo inspiratório lento e profundo, seguida por pausa inspiratória e expiração com fluxo elevado.

Apesar dos efeitos benéficos em curto prazo da hiperinsuflação manual, como aumento da complacência pulmonar, oxigenação e depuração de secreções, a desconexão do paciente ao ventilador promoverá a descompressão gerada pela PEEP, provocando, em última instância, o desrecrutamento alveolar (perda da estabilidade das paredes alveolares).

BIBLIOGRAFIA

1. Adam EME, Ashley LS, Valentin A, Corey EV, Jack AE, Alan HD, et al. Clinical effectiveness of incentive spirometry for the prevention of postoperative pulmonary complications. Respiratory Care. 2018 Mar;63(3):347-52.
2. Al Jaaly A, et al. Effect of adding postoperative noninvasive ventilation to usual care to prevent pulmonary complications in patients undergoing coronary artery by-pass grafting: a randomized controlled trial. T Thorac Cardiovasc Surg. 2013.
3. Araujo CRS, Nascimento IMA, Ribeiro LC. Terapia de expansão pulmonar em pacientes sob assistência ventilatória mecânica. PROFISIO Fisioterapia Terapia Intensiva Adulto: Ciclo 9. Organizado pela Associação Brasileira de Fisioterapia Cardiorrespiratória e Fisioterapia Intensiva. Porto Alegre: Artmed; 2015. p.1-10.
4. Azeredo CAC. Fisioterapia respiratória no hospital geral. Barueri: Manole; 2000.
5. Azeredo CAC. Fisioterapia respiratória. Rio de Janeiro: Panamed Suam; 1984. p.184-94.
6. Bartlett RH, Gazzaniga AB, Geraghty TR. Respiratory maneuvers to prevent postoperative pulmonary complications. JAMA. 1973;224:1017-21.
7. Bloomfield R, Noble DW, Sudlow A. Prone position for acute respiratory failure in adults. Cochrane Database Syst Rev. 2015;11.
8. Brito MG, Moreira GA, Pradella-Halliman M, et al. Empilhamento de ar e compressão torácica aumentam pico de fluxo da tosse em pacientes com distrofia muscular de Duchenne. J Bras Pneumol. 2009;35: 973-9.
9. Chelluri L, Im KA, Belle SH, et al. Long-term mortality and quality of life after prolonged mechanical ventilation. Crit Care Med. 2004;32:61-9.
10. Cuello AF, Muhr EM, Moreno DR, et al. Técnicas para incrementar la función muscular respiratoria. Kinesiología Científica. 1986;1:21-9.
11. Cuello GA, Masciantonio L, Cuello AF, et al. Patrones respiratorios en distintas afecciones. Corde. 1982;3:48-60.
12. Denehy L, Berney S. The use of positive pressure devices by physiotherapists. Eur Respir. 2001;17:821-9.

3 Técnicas e recursos para expansão pulmonar   39

13. Denehy L. The use of manual hyperinflation in airway clearance. Eur Resp. 1999;14:958-65.
14. Desai SV, Law TJ, Needham DM. Long-term complications of critical care. Critical Care Med. 2011;39:371-9.
15. Diretrizes Brasileiras de Ventilação Mecânica: Tema 1. 2013;4-8.
16. Elkins MR, Jones A, van der Schans. Positive expiratory pressure physiotherapy for airway clearance in people with cystic fibrosis. Cochrane Database of Syst Rev. 2006;19.
17. Fagevik Olsén M, Lannerfors L, Westerdahl E. Positive expiratory pressure: common clinical applications and physiological effects. Resp Med. 2015;5:297-307.
18. Feltrim MIZ, Nozawa E. Técnicas fisioterapêuticas de expansão pulmonar. PROFISIO: Programa de Atualização em Fisioterapia Cardiovascular e Respiratória: Ciclo 2. Organizado pela Associação Brasileira de Fisioterapia Cardiorrespiratória e Fisioterapia Intensiva. Porto Alegre: Artmed; 2015. p.1-18.
19. Feltrim MIZ. Análise da configuração toracoabdominal e do volume corrente durante a realização de exercícios respiratórios em indivíduos sadios [tese]. São Paulo: Universidade Federal de São Paulo; 1999.
20. Fixley M, Roussos CS, Murphy R, et al. Flow dependence of gas distribution and the pattern of inspiratory muscle contraction. Journ App Physiol. 1978;45:733-41.
21. França EET, Ferrari F, Fernandes P, et al. Fisioterapia em pacientes críticos adultos: recomendações do Departamento de Fisioterapia da Associação de Medicina Intensiva Brasileira. Rev Bras Ter Intensiva. 2012;24:6-22.
22. Gattinoni L, Tognoni G, Pesenti A, et al. Effect of prone positioning on the survival of patients with acute respiratory failure. New England Journal of Medicine. 2001;345:568-73.
23. Gosselink PT. Controlled breathing and dyspnea in patients with chronic obstructive pulmonary disease (COPD). Journ Rehab Researc Develop. 2003;40:25-34.
24. Gosselink R, Bott J, Johnson M, et al. Physiotherapy for adult patients with critical illness: recommendations of the European Respiratory Society and European Society of Intensive Care Medicine Task Force on Physiotherapy for Critically Ill Patients. Intens Care Med. 2008;34:1188-99.
25. Guerin C, Gaillard S, Lemasson S, et al. Effects of systematic prone positioning in hypoxemic acute respiratory failure: a randomized controlled trial. JAMA. 2004;292:2379-87.

26. Hashem MD, Nelliot A, Needham DM. Early mobilization and rehabilitation in the ICU: moving back to the future. Respir Care. 2016;61:971-9.
27. Ireland CJ, Chapman TM, Mathew SF, et al. Continuous positive airway pressure (CPAP) during the postoperative period for prevention of postoperative morbidity and mortality following major abdominal surgery. Cochrane Database Syst Rev. 2014;1.
28. Kumar AS, Alaparthi GK, Augustine AJ, et al. Comparison of flow and volume incentive spirometry on pulmonary function and exercise tolerance in open abdominal surgery: a randomized clinical trial. J Clin Diagn Res. 2016;10:1-6.
29. Levitzky MG. Fisiologia pulmonar. 8.ed. Barueri: Manole; 2016.
30. Lunardi AC, Porras DC, Barbosa RC, et al. Effect of volume-oriented versus flow-oriented incentive spirometry on chest wall volumes, inspiratory muscle activity, and thoracoabdominal synchrony in the elderly. Resp Care. 2014;59:420-6.
31. Maa SH, Hung TJ, Hsu KH, et al. Manual hyperinflation improves alveolar recruitment in difficult to wean patients. Chest. 2005;128:2714-21.
32. Marini JJ. Acute lobar atelectasis. Chest. 2019;155:1949-58.
33. Mendes LP, Moraes KS, Hoffman M, et al. Effects of diaphragmatic breathing with and without pursed-lips breathing in subjects with COPD. Respiratory Care. 2019;64:136-44.
34. Mendes LPS, Teixeira LS, Cruz LJ, et al. Sustained maximal inspiration has similar effects compared to incentive spirometers. 2019;261:67-74.
35. Motley H, Cournand A, Richards D. Observations of the clinical use of intermittent positive pressure. J Aviation Medicine. 1947;18:417.
36. Myers TR. Positive expiratory pressure and oscillatory positive expiratory pressure therapies. Resp Care. 2007;52:1308-26.
37. Nascimento Junior P, Módolo NSP, Andrade S, et al. Incentive spirometry for prevention of postoperative pulmonary complications in upper abdominal surgery (Review). Cochrane Database of Systematic Reviews. 2014.
38. Paisani DM, Lunardi AC, da Silva CCBM, et al. Volume rather than flow incentive spirometry is effective in improving chest wall expansion and abdominal displacement using optoelectronic plethysmography. Resp Care. 2013;58:971-8.
39. Paulus F, Binnekade JM, Vroom MB, et al. Benefits and risks of manual hyperinflation in intubated and mechanically ventilated intensive care unit patients: a systematic review. Critical Care. 2012;16.

40. Pelosi P, Jaber S. Noninvasive respiratory support in the perioperative period. Current Opinion in Anesthesiology. 2010;23:233-38.
41. Peruzzi W. The current status of PEEP. Resp Care. 1996;41:273-9.
42. Pham T, Brochard LJ, Slutsky AS. Mechanical ventilation: state of the art. Mayo Clin Proc. 2017;92:1382-400.
43. Pieczkoski SM, et al. Noninvasive ventilation after cardiac surgery. Braz J Cardiovasc Surg. 2017.
44. Raman V, Ofoche OG, Chentorychi DJ, et al. Cadaveric validation of porcine model suggests noninvasive positive pressure ventilation may be safe following esophagectomy. Ann Transl Med. 2015;3:327.
45. Ray JF, Yost L, Moallem S, et al. Immobility, hypoxemia, and pulmonary arteriovenous shunting. Arch Surg. 1974;109:537-41.
46. Reychler G, Rodriguez VU, Hickmann CE, et al. Incentive spirometry and positive expiratory pressure improve ventilation and recruitment in postoperative recovery: a randomized crossover study. Physiother Theory and Prac. 2018;27:1-7.
47. Reychler G, Uribe Rodriguez V, Hickmann CE, et al. Incentive spirometry and positive expiratory pressure improve ventilation and recruitment in postoperative recovery: a randomized crossover study. Physiother Theory Pract. 2018;27:1-7.
48. Rodrigues Machado, MG. Bases da fisioterapia respiratória: terapia intensiva e reabilitação. 2.ed. Rio de Janeiro: Guanabara Koogan; 2018.
49. Romanini W, Muller AP, Carvalho KAT, et al. Os efeitos da pressão positiva intermitente e do incentivador respiratório no pós-operatório de revascularização miocárdica. Arq Bras Cardiol. 2007;89:105-10.
50. Rossi A, Santos C, Roca J, et al. Effects of PEEP on VA/Q mismatching in ventilated patients with chronic airflow obstruction. Am J Respir Crit Care. 1994;149:1077-84.
51. Roussos CS, Fixley M, Genest J, et al. Voluntary factors influencing the distribution of inspired gas. Am Rev Respir Dis. 1977;116:457-67.
52. Sarmento A, de Andrade AF, Lima IN, et al. Air stacking: a detailed look into physiological acute effects on cough peak flow and chest wall volumes of healthy subjects. Resp Care. 2017;62:432-43.
53. Sarmento GJV. Fisioterapia respiratória no paciente crítico: rotinas clínicas. 4.ed. Barueri: Manole; 2016.
54. Slutsky AS, Ranieri VM. Ventilator-induced lung injury. New England Journ Med. 2013;369:2126-36.

56. Steenbergen S, Rijkenberg S, Adonis T, et al. Long-term treated intensive care patients outcomes: the one-year mortality rate, quality of life, health care use and long-term complications as reported by general practitioners. BMC Anesthesiol. 2015;15:142.
57. Torres MFS, Porfirio GJM, Carvalho APV, et al. Non-invasive positive pressure ventilation for prevention of complications after pulmonary resection in lung cancer patients. Cochrane Database Syst Rev. 2019;3.
58. Truong AD, Fan E, Brower RG, et al. Bench-to-bedside review: mobilizing patients in the intensive care unit from pathophysiology to clinical trials. Crit Care Clin. 2009;13:216.
59. van der Schans CP, Jong W, Kort E, et al. Mouth pressures during pursed lip breathing. Physioth Theory Pract. 1995;11:29-34.
60. Wang YQ, Liu X, Jia Y, et al. Impact of breathing exercises in subjects with lung cancer undergoing surgical resection: a systematic review and meta-analysis. J Clin Nurs. 2018;28:717-32.
61. West JB. Fisiologia respiratória: princípios básicos. 9.ed. Porto Alegre: Artmed; 2013.
62. Wiesen J, Ornstein M, Tonelli AR, et al. State of the evidence: mechanical ventilation with PEEP in patients with cardiogenic shock. Heart. 2013;99:1812-7.

Avaliação fisioterapêutica na unidade de terapia intensiva

4

Bruno Prata Martinez

INTRODUÇÃO

Dentro da equipe multiprofissional que atua no ambiente de terapia intensiva, o fisioterapeuta é o principal responsável por tratar, prevenir e/ou minimizar distúrbios de movimento humano, o que abrange desde uma fraqueza muscular até alterações na função respiratória e na capacidade de realizar atividades cotidianas, como transferências no leito e deambulação.

Para tanto, cabe a esse profissional fazer uma avaliação minuciosa nos aspectos relacionados ao movimento, de forma que essas informações contribuam para gerar uma hipótese diagnóstica ou o diagnóstico fisioterapêutico já definido.

Ao longo desse processo, é fundamental que o fisioterapeuta não sofra a influência de dois aspectos que historicamente limitam a integração entre a prática profissional e a pesquisa científica. Um deles é o modelo biomédico, que por muito tempo influenciou o raciocínio do fisioterapeuta, já que este se preocupava mais em descrever a doença e os fatores clínicos do que em focar no seu real papel, que tem relação com os diversos aspectos da cinética humana. O outro é o tecnicismo, que compreende uma preocupação do profissional muito mais com a forma de fazer uma intervenção do que com quando e por que fazer. Isso influencia diretamente a geração de bons e efetivos resultados ao longo das intervenções propostas. Mais importante do que uma intervenção realizada de forma adequada é que esta seja realizada no momento oportuno, quando o indivíduo tenha necessidade desta para obter a melhora de um problema de saúde. Evidentemente, um profissional qualificado terá não só de saber qual é o melhor momento para fazer uma determinada intervenção, mas também deverá fazê-la de forma correta.

AVALIAÇÃO FISIOTERAPÊUTICA NA UTI

A avaliação fisioterapêutica pode ser definida como todo processo semiológico que compreende as fases de anamnese, palpação, inspeção, exame físico e aplicação de testes físicos e/ou consulta de exames complementares de aspectos relacionados ao movimento humano.

Para melhor compreensão dessa avaliação, o fisioterapeuta deverá entender o que é o movimento humano, sob uma lógica baseada nos conceitos de funcionalidade. Nesta, o movimento pode ser definido como a execução de uma atividade do corpo a partir da integração das funções e estruturas corporais. Tais atividades englobam desde atividades de transferência no leito até atividades de maior complexidade, como uma subida de escada. Já as funções são aquelas que têm relação com o movimento humano, como a mental, a cardiovascular, a respiratória e a relacionada ao aparelho locomotor. A partir dessa definição, o movimento compreende dois domínios: funções/estruturas corporais e mobilidade.

Com base nessas informações, a avaliação fisioterapêutica poderá ser segmentada em aspectos relacionados às funções corporais e aspectos relacionados à mobilidade. Essa avaliação tem foco em 4 objetivos globais:

- Identificar uma alteração do estado de saúde.

- Direcionar as estratégias de tratamento necessárias.
- Avaliar a segurança da aplicação de determinadas intervenções.
- Quantificar os resultados ao longo do tratamento.

Com base ainda nos conceitos de funcionalidade e incapacidade em saúde, as alterações de função devem ser descritas como deficiências ou disfunção, e as alterações de mobilidade, como limitações de mobilidade. Em sentido mais amplo, devemos incluir também o domínio da participação social e o uso do termo "restrição à participação", quando esta estiver presente.

INSTRUMENTOS DE AVALIAÇÃO FISIOTERAPÊUTICA NA UTI

Função mental

Compreende os aspectos relacionados à colaboração do indivíduo para realização das intervenções fisioterapêuticas. Nesse sentido, destacam-se os instrumentos que avaliam os níveis de sedação (escalas de Ramsay e de RASS), a escala de coma de Glasgow (ECG) e escalas para avaliação da presença de *delirium*.

Função cardiovascular

Compreende a capacidade de o sistema cardiovascular fornecer oxigênio para suprir as demandas energéticas corporais. Pode ser dividida, de forma simplificada, em oferta de oxigênio e consumo de oxigênio, conforme a Figura 1.

Para o fisioterapeuta, essa função serve como um sinalizador para progredir ou regredir a intensidade das intervenções, no que diz respeito ao gasto energético, de forma que garanta a segurança do paciente. No que diz respeito à avaliação propriamente dita, o fisioterapeuta deverá utilizar os parâmetros de pressão arterial, frequência cardíaca, saturação periférica de oxigênio (SpO_2) e escala de percepção de esforço de Borg, bem como compreender as doenças cardio-

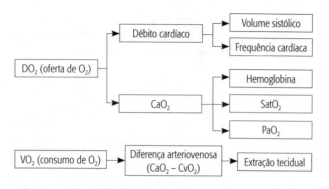

FIGURA 1   Estrutura da função cardiovascular.

vasculares presentes, a história clínica atual e as respostas dessas variáveis ao exercício e às mudanças de posicionamento corporal.

Função respiratória

A definição de função respiratória pode ser entendida como a ação que o sistema respiratório tem de executar, que engloba o deslocamento de ar do ambiente para o pulmão, para posterior troca gasosa e oferta de oxigênio para suprir as necessidades energéticas do organismo. Dessa forma, a função respiratória tem uma parte que compreende a oferta de oxigênio (ventilação e oxigenação) e outra que compreende o consumo de oxigênio. Ventilação compreende o músculo respiratório ser capaz de gerar uma força para deslocar o ar ao longo das vias aéreas até o parênquima pulmonar. Essa quantidade de ar é definida como volume-minuto, que é o produto do volume corrente pela frequência respiratória. Já a oxigenação compreende a relação na troca gasosa, que é resultante da relação ventilação-perfusão e tem influência de alguns componentes, como área de troca, diferença de pressão e espessura da membrana alvéolo-capilar. Assim, esta pode ser dividida de forma simplificada em oferta de oxigênio e consumo de oxigênio, conforme a Figura 2.

Com base nisso, o fisioterapeuta deverá identificar possíveis problemas na função respiratória, os quais compreendem problemas de ventilação e/ou oxigenação. As intervenções fisioterapêuticas terão sua base de atuação em alguns problemas de ventilação, para posterior melhora secundária da oxigenação. Para chegar à construção deste diagnóstico, que compreende a descrição do problema encontrado na função respiratória, o fisioterapeuta deverá utilizar alguns instrumentos de avaliação, bem como compreender a doença e a história clínica do paciente. Entre os parâmetros de avaliação mais utilizados na prática diária estão:

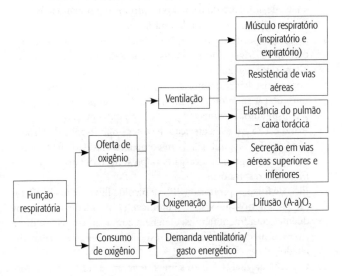

FIGURA 2 Estrutura da função respiratória.

- Ausculta respiratória: compreender a avaliação dos sons que representam a entrada de ar ao longo do sistema respiratório, servindo como importante parâmetro para indicar problemas de ventilação, como alterações de complacência de pulmão – caixa torácica e/ou de resistência das vias aéreas dos sistema respiratório.
- Padrão muscular ventilatório: compreende a inspeção do tipo de padrão respiratório do indivíduo, que pode ser torácico, abdominal ou misto, bem como para identificar se há ou não uso de musculatura acessória, o qual sugere sinais de aumento de trabalho respiratório.
- Frequência respiratória: é a quantidade de vezes em que o indivíduo realiza um ciclo respiratório, o qual compreende a inspiração e a expiração. Alterações desse parâmetro podem sugerir sinais de aumento de trabalho respiratório por causas diversas ou uma possível redução da ventilação.
- Saturação periférica de oxigênio (SpO_2): é o parâmetro que representa a oxigenação, sendo usada para dizer se há ou não problemas de oxigenação.
- Força muscular respiratória: é o parâmetro que mensura a força muscular inspiratória e expiratória, descrito por meio da pressão inspiratória máxima ($PI_{máxima}$) e expiratória máxima ($PE_{máxima}$). A indicação para sua aferição deve ser uma suspeita de fraqueza muscular respiratória, bem como a necessidade de ter uma base para programar a carga para prescrição de fortalecimento muscular respiratório.
- Pico de fluxo expiratório (PFE) e pico de fluxo de tosse (PFT): são parâmetros que visam quantificar a capacidade de tosse em doentes com fraqueza muscular, bem como servem para indicar a obstrução de vias aéreas e/ou resposta a medicações broncodilatadoras.
- Capacidade vital (CV): é a soma dos volumes corrente, de reserva inspiratório e expiratório, sendo um parâmetro válido para

identificar problemas de ventilação. Uma limitação consiste no fato de não ser específica para descrever se o problema é muscular ou se encontra nos componentes de vias aéreas ou de pulmão – caixa torácica.

- Observação: na identificação de problemas da função respiratória é importante reforçar que deverá ser utilizado mais de um parâmetro de avaliação, bem como deve existir uma associação com a doença, história clínica e exames complementares, conforme haja necessidade. Isso garantirá maior precisão, bem como poderá promover maior segurança na escolha das intervenções, além de sugerir possível prognóstico.

Função neuromioarticular

Essa é a função relacionada ao aparelho locomotor, a qual compreenderá todos os instrumentos de avaliação dos componentes neurológicos (sensoriais/aferentes; controle central; motores/eferentes), musculares (força, tônus e resistência muscular) e articular (amplitudes de movimento articular). Dentre os instrumentos mais usados no ambiente hospitalar destacam-se os de avaliação de força muscular (escala de avaliação de força muscular manual – MRC; dinamometria de preensão palmar e dinamometria *Handheld*); equilíbrio (escala de Berg); ADM (goniometria, quando necessário); dor (escala visual analógica – EVA).

Importante citar que a quantificação das variáveis avaliadas pode ser feita de forma categórica ou numérica. As formas numéricas devem ser priorizadas para maior exatidão dos problemas, bem como da evolução ao longo do tempo.

Mobilidade

Para o fisioterapeuta no ambiente da UTI, essa mobilidade compreende as transferências no leito e para fora do leito, a manutenção de algumas posturas (sedestração e ortostase) até a deambulação, bem como a avaliação de desempenho físico em testes como o de velocidade de marcha.

Diversos instrumentos podem ser utilizados para avaliação da mobilidade, entretanto existem instrumentos que são específicos para isso e outros que são mais gerais, englobando outros aspectos.

Entre os instrumentos de avaliação mais global estão a PFIT, a escala de Perme e o CPaX. Já para avaliação mais específica temos a escala de mobilidade na UTI (FSS) e a IMS.

Para os indivíduos que já apresentam marcha com certo grau de independência, pode-se usar alguns testes físicos, como o de velocidade de marcha, o teste de sentar-levantar e o *time up and go* (TUG), quando indicado.

CONCLUSÃO

A avaliação fisioterapêutica é a base para a construção do diagnóstico e o posterior direcionamento do planejamento do tratamento fisioterapêutico. É fundamental que o fisioterapeuta quantifique de forma objetiva suas avaliações, com instrumentos de boa qualidade diagnóstica. Isso servirá para um tratamento mais efetivo e com foco em gerar valor em saúde. A ausência disso pode levar o fisioterapeuta a fazer intervenções desnecessárias e que não agregam benefícios ao paciente.

Outro ponto a ser sinalizado é que a avaliação é progressiva ao longo da internação hospitalar e particularmente na UTI. Ou seja, na admissão não é possível aplicar todos os instrumentos de avaliação; entretanto, conforme o paciente apresenta maior estabilidade torna-se possível e necessária a inclusão de instrumentos viáveis de serem realizados pelo paciente.

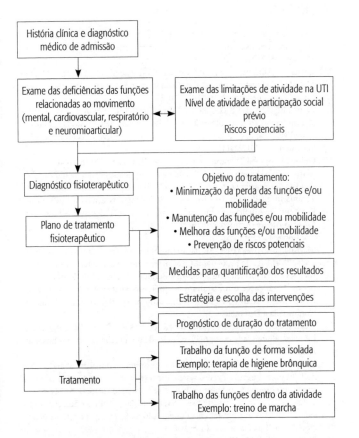

FIGURA 3 Fluxograma da avaliação fisioterapêutica com foco na construção do diagnóstico e planejamento fisioterapêutico.

BIBLIOGRAFIA

1. American Thoracic Society/European Respiratory S. ATS/ERS statement on respiratory muscle testing. Am J Respir Cruet Care Med. 2002 Aug 15;166(4):518-624.
2. Caruso P, Albuquerque ALP, Santana PV, Cardenas LZ, Ferreira JG, et al. Métodos diagnósticos para avaliação da força muscular inspiratória e expiratória. J Bras Pneumol. 2015;41(2):110-23.
3. França EET, Ferrari F, Fernandes P, Cavalcanti R, Duarte A, Martinez BP, et al. Fisioterapia em pacientes críticos adultos: recomendações do Departamento de Fisioterapia da Associação de Medicina Intensiva Brasileira. Rev Bras Ter Intensiva. 2012;24(1):6-22.
4. Guide to Physical Therapist practice. Phys Ther. 1997;77:1163-650.
5. Martinez BP. Diagnóstico fisioterapêutico na unidade de terapia intensiva. In: Associação Brasileira de Fisioterapia Cardiorrespiratória e Fisioterapia em Terapia Intensiva; Martins JA, Andrade FMD, Dias CM, orgs. PROFISIO: Programa de Atualização em Fisioterapia em Terapia Intensiva Adulto: Ciclo 5. Porto Alegre: Artmed Panamericana; 2014. p.9-35. (Sistema de Educação Continuada a Distância, v.1).
6. Martinez BP, Alves GAA. Avaliação muscular em terapia intensiva. In: Associação Brasileira de Fisioterapia Cardiorrespiratória e Fisioterapia em Terapia Intensiva; Martins JA, Andrade FMD, Beraldo MA, orgs. PROFISIO: Programa de Atualização em Fisioterapia em Terapia Intensiva Adulto: Ciclo 7. Porto Alegre: Artmed Panamericana; 2017. p.51-79 (Sistema de Educação Continuada a Distância, v.3).
7. Martinez BP, Batista AKMS, Ramos IR, Dantas JC, Gomes IB, Forgiarini Jr. LA, et al. Viabilidade do teste de velocidade de marcha em idosos hospitalizados. J Bras Pneumol. 2016;42(3):1-7.
8. Parry SM, Granger CL, Berney S, et al. Assessment of impairment and activity limitations in the critically ill: a systematic review of measurement instruments and their clinimetric properties. Intensive Care Med. 2015;41(5):744-62.
9. Sampaio RF, Mancini MC, Fonseca ST. Produção científica e atuação profissional: aspectos que limitam essa integração na fisioterapia e terapia ocupacional. Rev Bras Fisioter. 2002;6(3):113-8.
10. Stacy F, Lusardi M. White paper: walking speed: the sixth vital sign. J Geriatr Phys Ther. 2009;32(2):46-9.
11. World Health Organization. International classification of functioning, disability and health. Genève: World Health Organization; 2001.

Parâmetros ventilatórios 5

George Jerre Vieira Sarmento
Ana Maria Gonçalves Carr
Matheus Masiero Scatimburgo

INTRODUÇÃO

Atualmente, a ventilação mecânica pulmonar é usada rotineiramente nas UTI para manter a vida de pacientes em estado grave. A ventilação mecânica deve ser iniciada o mais precocemente possível, ou, pelo menos, após terem sido esgotadas com o paciente todas as tentativas de suporte ventilatório não invasivo.

A partir do momento em que se opta por entubar o paciente, o primeiro passo é escolher o tipo de ventilação, limitada à pressão ou ao volume. Essa escolha depende da idade do paciente, da doença e do tipo de aparelho disponível no hospital. O passo seguinte é a adequada regulagem dos parâmetros do ventilador mecânico escolhido.

VOLUME CORRENTE

Na ventilação mecânica a volume controlado, o volume corrente (VT) é mantido constante, sendo o fator de ciclagem do respirador. É recomendado utilizar VT 6 mL/kg/peso predito. Reavaliar de acordo com evolução do quadro clínico do paciente.

Predicted body weight:

- Homens: 50 + 0,91 × (altura em cm − 152,4).
- Mulheres: 45,5 + 0,91 × (altura em cm − 152,4).

No pulmão, deve-se observar o excesso de volume injetado, que pode gerar altas pressões de insuflação, proporcionando rotura alveolar e aumento do risco de barotrauma.

Uma vez estabelecidos os parâmetros iniciais, observar as curvas de VC, pressão e fluxo a fim de constatar se os valores obtidos estão dentro do previsto e se não há necessidade de reajuste imediato.

FRAÇÃO INSPIRADA DE OXIGÊNIO

É recomendável que se inicie a ventilação mecânica com FiO_2 de 100%. Após 30 minutos, deve-se reduzir progressivamente esse valor a concentrações mais seguras, objetivando uma $FiO_2 < 0,4$. O ideal é manter uma FiO_2 suficiente para obter SaO_2 entre 93-97%, sem expor o paciente ao risco de toxicidade pelo oxigênio. As trocas de decúbitos são prioritárias para a função pulmonar e principalmente para estabelecer uma ideal relação VA/Q.

FREQUÊNCIA RESPIRATÓRIA

A frequência respiratória deve ser ajustada de acordo com o paciente (nos modos assistidos). Em geral, recomenda-se a frequência respiratória de 12-16 ipm para a maioria dos pacientes estáveis.

Deve-se ficar atento ao desenvolvimento de autoPEEP com altas frequências respiratórias, geralmente acima de 20 ipm.

Em pacientes com doenças obstrutivas do fluxo expiratório e hiperinsuflação, recomenda-se uma FR mais baixa (< 12 rpm), tornando maior o tempo para exalação.

Em pacientes com doenças restritivas, pode-se utilizar frequência respiratória (f) mais elevada (> 20 rpm), devido ao fato de possuírem menor constante de tempo expiratório.

PAUSA INSPIRATÓRIA

Serve para que o gás injetado no pulmão se espalhe homogeneamente. Pode ser determinada em unidade de tempo ou em percentual do tempo expiratório.

Atentar à relação I:E. A pausa inspiratória contribui para a diminuição do tempo exalatório.

FLUXO INSPIRATÓRIO

A importância da escolha do pico de fluxo inspiratório é diferente entre os ciclos assistidos e os ciclos controlados. Nos ciclos controlados a escolha do pico de fluxo determinará a velocidade com que o volume corrente será ofertado, determinando, consequentemente, a relação inspiração/expiração para aquela frequência respiratória, e o pico de pressão nas vias aéreas. Sendo assim, para dado ajuste de volume corrente e frequência respiratória, um maior pico de fluxo se correlaciona com o menor tempo inspiratório e maior pico de pressão nas vias aéreas (acredita-se que a forma de onda quadrada gera menor pressão média de vias respiratórias e menos prejuízos hemodinâmicos).

Pode-se definir a onda de fluxo, por exemplo, "quadrada" ou "descendente", na ventilação convencional ciclada a volume, isto é, mantém-se um fluxo constante ou desacelerante durante a inspiração.

Nos ciclos controlados, um pico de fluxo entre 40-60 L/min é, em geral, suficiente, e deve ser mantido a PIP < 40 cmH$_2$O.

RELAÇÃO INSPIRAÇÃO:EXPIRAÇÃO

O objetivo é regular a f, com fluxo inspiratório ou tempo inspiratório visando manter inicialmente a relação I:E entre 1:2 e 1:3. Durante a ventilação mecânica, ela dependerá do volume corrente, da frequência respiratória, do fluxo inspiratório e da pausa inspiratória.

Em pacientes com obstrução do fluxo expiratório e hiperinsuflação, recomenda-se uma FR mais baixa (< 12 rpm), e consequentemente uma relação I:E < 1:3.

Em pacientes hipoxêmicos, relações I:E mais próximas de 1:1 aumentam o tempo de troca alvéolo-capilar, promovendo, consequentemente, melhora na oxigenação.

PRESSÃO EXPIRATÓRIA FINAL POSITIVA

A PEEP é uma pressão acima da pressão atmosférica, aplicada no final da expiração. Quando a pressão positiva é aplicada durante a ventilação, o termo PEEP é mantido, mas, quando aplicada durante a respiração espontânea, o termo CPAP é usado. O valor recomendado seria o fisiológico, que gira em torno de 3-5 (cmH$_2$O), salvo em situações de doenças como SARA, casos em que o valor da PEEP deverá ser ajustado de acordo com a hipoxemia apresentada pelo doente. O uso de altos níveis de PEEP pode ser considerado para promover a melhora da oxigenação. É importante salientar que o uso de níveis altos de PEEP pode resultar em implicações hemodinâmicas; nesse caso, o paciente deve ser devidamente monitorado.

SENSIBILIDADE

A sensibilidade traduz o esforço despendido pelo paciente para disparar uma nova inspiração assistida pelo ventilador. Os disparos mais utilizados no dia a dia são os disparos a tempo (modo controlado pelo ventilador) e pelo paciente (disparos a pressão e a fluxo). O ventilador pode ser sensível ao nível de pressão (medido em cmH_2O) ou a fluxo (medido em L/min).

A sensibilidade do ventilador deve ser ajustada para o valor mais sensível ao paciente, evitando-se o autodisparo.

O sistema de disparo por pressão é encontrado na maioria dos ventiladores, sendo recomendado o valor de −0,5 a −2,0 cmH_2O. O sistema de disparo a fluxo ocorre quando o paciente gera uma mudança no fluxo do circuito do ventilador até um nível predefinido (usualmente entre 1-5 L/min), sendo considerado o disparo a fluxo uma forma que parece proporcionar melhor interação com o paciente. Durante os modos assistidos de ventilação, a sensibilidade do ventilador deve ser finamente ajustada, pois este pode autociclar se estiver muito sensível, ou requerer pressões muito negativas se a sensibilidade for demasiadamente alta. O ventilador ainda pode ser disparado pelo estímulo neural (modo NAVA).

ALARMES

Deve-se regular os alarmes de forma individualizada, usando critérios de especificidade e sensibilidade adequados para o quadro clínico do paciente. Deve-se regular o *backup* de apneia e os parâmetros específicos de apneia se disponíveis no equipamento.

COMPLEMENTO

- Atentar sempre à pressão motriz (*driving pressure*/pressão de distensão), que não deve exceder 15 cmH_2O.
- Reduzir as oscilações da pressão motriz inspiratória dos pulmões (*driving pressure*/pressão de distensão) influencia diretamente a queda da mortalidade entre pacientes submetidos a ventilação

mecânica. O ajuste da ventilação reduz o risco de inflamação nos pulmões e de sua propagação para outras partes do corpo.

- Proporcionar o repouso muscular por 24-48 horas nos casos de fadiga muscular respiratória e nos casos de instabilidade hemodinâmica.

TABELA 1   Resumo

Itens	Parâmetros	Recomendações
Volume corrente (VT)	Utilizar 8mL/kg/peso predito	*Predicted Body Weight* : • Homens: 50 + 0,91 × (altura em cm − 152,4) • Mulheres: 45,5 + 0,91 x (altura em cm − 152,4)
PEEP	3-5 cmH$_2$O (fisiológico)	Avaliar a necessidade de acordo com o quadro clínico e exames realizados
Frequência respiratória	12-6 ipm	Atentar para o desenvolvimento de autoPEEP com altas frequências respiratórias, geralmente > 20 IPM
Relação inspiração: expiração	1,2; 1,3	Ajustar o tempo inspiratório ou fluxo inspiratório, de acordo com a relação I:E
FiO$_2$	Recomendado iniciar com (1)	Após 30 minutos, reduzir progressivamente a concentrações mais seguras (< 0,4); o ideal é manter uma SaO$_2$ de 93-97%
Trigger (disparo)	A sensibilidade do ventilador deve ser ajustada para o valor mais sensível ao paciente, evitando-se o autodisparo	A pressão orienta-se de − 0,5 a −2 cmH$_2$O
Fluxo inspiratório	Nos ciclos controlados, fluxo de 40-60 L/min é suficiente	Quanto maior o fluxo inspiratório, menor o tempo inspiratório, aumentando assim o tempo exalatório

- Em pacientes com idade avançada, sob uso prolongado de modos controlados, desnutridos, sob uso de corticoides, bloqueadores neuromusculares e hipotireoidismo dar especial atenção à avaliação da função da musculatura respiratória, principalmente quando o objetivo é a extubação.

BIBLIOGRAFIA

1. Amato MBP, Barbas CSV, Medeiros DM, Magaldi RB, Schettino GPP, Lorenzi Filho G, et al. Effect of a protective ventilation strategy on mortality in the acute respiratory distress syndrome. N Engl J Med. 1998;338:347-54.
2. ARDSNet: ventilation with lower tidal volumes as compared with traditional tidal volumes for acute lung injury and the acute respiratory distress syndrome. N Engl J Med. 2000;342:1301-8.
3. Azeredo CAC. Fisioterapia respiratória moderna. Barueri: Manole; 2002.
4. Barbas CS, de Matos GF, Pincelli MP, da Rosa Borges E, Antunes T, de Barros JM, et al. Mechanical ventilation in acute respiratory failure: recruitment and high positive end-expiratory pressure are necessary. Curr Opin Crit Care. 2005 Feb;11(1):18-28.
5. Barbas CSV, Amato MBP, Rodrigues Jr M. Técnicas de assistência ventilatória em condutas do paciente grave. 1998:321-52.
6. Calfee CS, Matthay MA. Recent advances in mechanical ventilation. Am J Med. 2005 Jun;118(6):584-91.
7. Carvalho RR. Ventilação mecânica: básico. São Paulo: Atheneu; 2000.
8. Chiumello D, Pelosi P, Calvi E, Bigatello LM, Gattinoni L. Different modes of assisted ventilation in patients with acute respiratory failure. Eur Respir J. 2002; 20(4):925-33.
9. Dois modos de ciclagem em pressão suporte: estudo da mecânica respiratória, conforto ventilatório e padrões de assincronia. 2008.
10. Felix VN. Terapia intensiva adulto: pediatria/RN. São Paulo: Sarvier; 1997.
11. Isola AM, Rodrigues RG. Ventilação mecânica básica e modos convencionais de ventilação mecânica. In: Senra D. Tratado de medicina intensiva. São Paulo: Atheneu; 2013.
12. Kao CC, Jain S, Guntupalli KK, Bandi V. Mechanical ventilation for asthma: a 10-year experience. J Asthma. 2008 Sep;45(7):552-6.
13. Knobel E. Condutas no paciente grave. São Paulo: Atheneu; 2002. v.1.

14. Ruiz RM, Bigatello L, Hess D. Mechanical Ventilation. In: Critical care handbook of the Massachusetts General Hospital. Lippincott Williams & Wilkins; 2000.
15. Santanilla JI, Daniel B, Yeow ME. Mechanical ventilation. Emerg Med Clin North Am. 2008;26(3):849-62.
16. Serpa Neto A, Cardoso SO, Manetta JA, et al. Association between use of lung-protective ventilation with lower tidal volumes and clinical outcomes among patients without acute respiratory distress syndrome: a meta-analysis. JAMA. 2012;308:1651-9.
17. Tobin MJ, Jubran A, Laghi F. Patient-ventilator interaction. Am J Respir Crit Care Med. 2001;163:1059-63.
18. Ventilação mecânica para fisioterapeutas. Barueri: Manole; 2004.

Oxigenoterapia 6

Luis Felipe da Fonseca Reis

PRÓLOGO

O oxigênio (O_2) é um elemento vital na sobrevivência humana e desempenha papel importante em uma ampla gama de processos biológicos e fisiológicos. A oxigenoterapia é definida como a oferta de oxigênio em frações inspiradas acima das encontradas na atmosfera (FiO_2 > 21%). O oxigênio é amplamente disponível e comumente prescrito por profissionais de saúde no contexto hospitalar, sendo talvez o recurso terapêutico mais utilizado universalmente para o tratamento de rotina de pacientes criticamente enfermos. Na ausência da disponibilidade de O_2 (hipóxia e/ou hipoxemia), a respiração celular é interrompida e um processo de lesão celular irreversível é iniciado. A aplicação adequada do suporte terapêutico de oxigênio é uma ação imprescindível para o cuidado de situações agudas que afetam diretamente a vida do indivíduo, necessitando, assim, de rigoroso treinamento e guias clínicos para sua correta prescrição e administração. Em virtude da importância e da rotina clínica, o oxigênio é muitas vezes ofertado sem uma avaliação cuidadosa de seus reais benefícios potenciais diante da vasta gama de efeitos colaterais. Como qualquer outro recurso terapêutico, existem indicações claras para o suporte terapêutico de oxigênio e métodos apropriados para sua entrega. A prescrição inadequada e a incapacidade de monitorizar a eficácia do tratamento podem ter consequências graves.

INTRODUÇÃO

O oxigênio é um elemento químico, de número atômico 8, peso atômico 15.999. É um gás incolor e inodoro que representa cerca de 21% da atmosfera. O oxigênio representa 20,9% do volume de ar e 23% do ar em peso. Constitui 50% da crosta terrestre por peso (em água do ar e combinada com outros elementos). Pode combinar com todos os outros elementos para formar óxidos, exceto alguns gases inertes. O oxigênio é, portanto, caracterizado como um oxidante. Grandes quantidades são distribuídas por toda a matéria sólida da Terra porque se combinam prontamente com muitos outros elementos. Com carbono e hidrogênio, o oxigênio forma a base química de muito material orgânico. O oxigênio é essencial para sustentar todos os tipos de vida. Entre os animais terrestres, é obtido do ar e atraído para os pulmões pelo processo de respiração.

O oxigênio é um gás atmosférico essencial para a sobrevivência de todos os seres vivos. Historicamente, a presença de um "ar" vital para a sobrevivência dos humanos foi reconhecida no grego antigo, assim como na literatura médica hindu, há mais de 2.000 anos. Mas foi apenas no século XVIII que o gás foi isolado por Joseph Priestley e sua importância na fisiologia respiratória foi descrita por Antoine Lavoisier, que, em 1777, cunhou o termo "oxigênio". O primeiro caso registrado de oxigênio inalado sendo usado em medicina foi pelo médico francês Caillens, em 1783. Nos 100 anos seguintes, a popularidade e a credibilidade do uso terapêutico do oxigênio flutuaram. Uma referência antecipada às máscaras especialmente projetadas para a administração de oxigênio é encontrada no trabalho de Hill publicado no *British Medical Journal*, em 1912. Os trabalhos de Haldane

(1917) uniram as bases fisiológicas e teóricas da oxigenoterapia. Além disso, dissiparam-se muitos dos mitos e preconceitos do dia a dia e, finalmente, tornou-se uma terapia totalmente aceita. Em apoio ao trabalho de Haldane, Meltzer, escrevendo no *Journal of American Medical Association*, afirmou que o fracasso de alguns clínicos em ver qualquer efeito favorável "provavelmente se deve essencialmente ao método ineficiente de administração". A afirmação de Meltzer ainda permanece atual hoje, quando a prescrição e a administração eficazes, precisas e eficientes de oxigênio não são vistas universalmente, muitas vezes devido à confusão sobre os vários dispositivos e métodos para sua oferta. Neste capítulo tentaremos elucidar as reais indicações, os tipos de equipamentos para oferta de O_2 e propor um algoritmo clínico para sua correta e judiciosa prescrição.

No cuidado ao paciente criticamente enfermo ou hospitalizado, devemos enfatizar duas coisas: ventilação e oxigenação, uma vez que, sem ventilação, a oxigenação é impossível. Mas a ventilação envolve muito mais que a oxigenação. Envolve a eliminação de dióxido de carbono (CO_2) e toxinas, também desempenhando um papel em outros processos biológicos importantes. Enquanto a troca de oxigênio e CO_2 entre o capilar pulmonar e os alvéolos funciona por difusão, o ar deve ser movido para dentro e para fora dos pulmões para torná-lo disponível para o processo de troca gasosa. Em ventilação espontânea, uma pressão negativa ampliada na cavidade pleural pelos músculos da respiração, e o gradiente resultante entre a pressão atmosférica e a pressão dentro do tórax, geram um fluxo de entrada de ar no sistema respiratório.

A oxigenação é o processo de difusão do oxigênio do alvéolo para o capilar pulmonar, onde se liga à hemoglobina nas hemácias ou se dissolve no plasma. A oxigenação insuficiente no sangue arterial é denominada hipoxemia. A entrega de oxigênio às células do corpo é um processo que depende da interação dos sistemas pulmonar, hematológico e cardiovascular. Especificamente, os processos envolvidos incluem ventilação, troca de gases alveolares, transporte e entrega de oxigênio e respiração celular.

VENTILAÇÃO

O primeiro passo no processo de oxigenação é a ventilação, que é o movimento do ar para dentro e para fora dos pulmões com a finalidade de fornecer oxigênio aos alvéolos. A ventilação é regulada por centros de controle respiratório na ponte e no bulbo, que estão localizados no tronco cerebral e/ou voluntariamente sob controle do córtex motor primário (p. ex., ao fornecer um comando verbal para um paciente inspirar profundamente). A frequência e a amplitude da ventilação são constantemente ajustadas em resposta a mudanças nas concentrações de íon hidrogênio (H^+) e dióxido de carbono (CO_2) nos fluidos corporais. Por exemplo, um aumento na $PaCO_2$ no sangue arterial e/ou uma diminuição do pH sanguíneo estimularão uma ventilação mais rápida e profunda (p. ex., padrão ventilatório de Kussmaull presente frequentemente na acidose metabólica). Uma diminuição aguda na PaO_2 no sangue arterial (hipoxemia aguda) também estimulará a ventilação, mas em menor grau e secundariamente ao estímulo dos quimiorreceptores periféricos localizados nos corpos carotídeos e aórticos. A inspiração é iniciada quando o diafragma se contrai e aumenta o tamanho do espaço intratorácico. Esse espaço também é aumentado pela contração dos músculos intercostais externos (paraesternais), que elevam e separam as costelas e movem o esterno para a frente. O efeito de aumentar o espaço dentro do tórax é diminuir a pressão intratorácica, de modo que o fluxo de entrada de ar aconteça. Os receptores de estiramento no tecido pulmonar enviam sinais de volta ao cérebro para causar a interrupção da inalação, evitando a superdistensão dos pulmões (reflexo de desinsuflação de Hering-Breuer). A exalação ocorre quando os músculos respiratórios relaxam, permitindo que as forças de retração elástica dos pulmões, pleuras e parede torácica reduzam o espaço intratorácico, aumentando a pressão intratorácica, e assim permitam uma expiração passiva por dissipação e transformação de energia mecânica. Quando a inspiração e/ou a expiração é/são superimposta(s), músculos adicionais podem ser usados para aumentar a capacidade ventilatória. Esses músculos acessórios da ventilação incluem o músculo esternocleidomastóideo, escalenos, músculos abdominais e os músculos intercostais internos. Quando essa força muscular adicional e não usual em repouso é necessária para a respiração, diz-se que o trabalho da respiração está aumentado.

Hipoventilação

A hipoventilação alveolar é caracterizada por um alto nível de $PaCO_2$, já que uma ventilação adequada é necessária para a remoção de CO_2. A ventilação também é necessária para a oxigenação, e a hipoventilação leva a uma baixa PAO_2 (pressão alveolar de oxigênio) e subsequente baixa PaO_2 (pressão parcial de oxigênio no sangue arterial). Outra característica única da hipoventilação é o gradiente normal de diferença alvéolo-arterial de oxigênio (D[A –a]O_2), pois a membrana alvéolo-capilar pode estar íntegra em algumas condições clínicas (p. ex., doenças neuromusculares). A hipoventilação não produz hipoxemia significativa no pulmão saudável, mas, na presença de doenças pulmonares, a hipoxemia secundária a hipoventilação alveolar pode ser grave.

Várias causas de hipoventilação são dadas a seguir:

1. Comando central prejudicado
   - *Overdose* de drogas: opioides, benzodiazepínicos, álcool.
   - Drogas depressoras do sistema respiratório.
   - Hemorragia do tronco cerebral (TCE grave, AVE grave).
   - Hipoventilação alveolar primária.

2. Alterações medulares
   - Esclerose lateral amiotrófica.
   - TRM alto.
   - Mielite transversa.
   - Poliomielite.
3. Alterações das raízes nervosas
   - Síndrome de Guillain-Barré.
   - Lesão de nervo frênico.
4. Alterações da junção neuromuscular
   - Miastenia gravis.
   - Síndrome de Lambert-Eaton.
5. Doenças musculares
   - Miopatias.
6. Alterações na parede torácica
   - Cifoescoliose.
   - Toracoplastia.
   - Fibrotórax.
   - Esclerodermia (esclerose sistêmica progressiva).
   - Espondilite anquilosante.

Características da hipoventilação alveolar

1. Hipoxemia secundária com boa resposta à oxigenoterapia.
2. $D\,(A - a)\,O_2$ geralmente é normal.
3. $PaCO_2$ é alta.
4. PaO_2 e $PaCO_2$ se movem na direção oposta na mesma extensão.

Desequilíbrio da relação ventilação-perfusão (relação V/Q)

A relação ventilação-perfusão é a relação entre a quantidade de ar que chega aos alvéolos (a ventilação alveolar, V, em mL/min) e a quantidade de sangue sendo enviada para os pulmões (ejeção do ventrículo direito ou Q – também em mL/min). Calcular a relação V/Q é muito fácil:

V/Q = ventilação alveolar/débito cardíaco

V/Q = (4 L/min) / (5 L/min)

V/Q = 0,8

Quando o V/Q é maior que 0,8 afirma-se que a ventilação excede a perfusão (espaço morto).

Quando o V/Q é < 0,8, há um desequilíbrio na relação V/Q causada por má ventilação (*shunt*).

A troca gasosa alveolar depende não apenas da ventilação alveolar, mas também da perfusão sanguínea. Quando o equilíbrio entre os alvéolos ventilados e o bom fluxo sanguíneo através dos pulmões é perdido, diz-se que existe incompatibilidade ou desequilíbrio na relação ventilação/perfusão (V/Q). O desequilíbrio da relação V/Q é comum e frequentemente afeta a ventilação e a oxigenação do paciente, sendo a principal causa de hipoxemia aguda. Existem dois tipos de incompatibilidade ou desequilíbrio dessa relação.

Espaço morto

Espaço morto é o volume de uma respiração que não participa das trocas gasosas. É ventilação sem perfusão. Em fisiologia, espaço morto é o volume de ar inalado que não participa das trocas gasosas, seja porque (1) permanece nas vias aéreas condutoras ou mesmo alveolares (mas que não participam da hematose), ou ainda (2) atinge alvéolos que não são perfundidos ou mal perfundidos. Em outras palavras, nem todo o ar em cada respiração está disponível para a troca gasosa. Em adultos, o volume aproximado do espaço morto é de 150 mL.

Existem duas maneiras diferentes de definir o espaço morto – anatômico e fisiológico. O espaço morto anatômico é o volume total das vias aéreas condutoras desde o nariz ou a boca até o nível dos bronquíolos terminais e é, em média, de cerca de 150 mL em humanos. Assim, assumindo um volume corrente normal de 500 mL, cerca de 30% desse ar é "desperdiçado" no sentido de que não participa das trocas gasosas. O espaço morto fisiológico inclui todas as partes não respiratórias da árvore brônquica incluídas no espaço morto anatômico, mas também fatores alveolares que são bem ventilados, mas mal perfundidos e, portanto, menos eficientes na troca de gás com o sangue. Como a PCO_2 atmosférica é praticamente zero, todo o CO_2 expirado em uma respiração pode ser assumido como proveniente dos alvéolos comunicantes e nenhum com origem no espaço morto. Em indivíduos saudáveis, os espaços mortos anatômicos e fisiológicos são aproximadamente equivalentes, uma vez que todas as áreas do pulmão são bem perfundidas. Contudo, em alterações patológicas em que porções pulmonares são mal perfundidas, o espaço morto fisiológico pode ser consideravelmente maior do que o espaço morto anatômico. Portanto, o espaço morto fisiológico é um conceito clinicamente mais útil do que o espaço morto anatômico. Quando a perfusão é menor, a remoção de CO_2 por unidade V/Q é baixa. O aumento compensatório na ventilação pode levar à normalização da relação V/Q. Assim, o desenvolvimento de hipoxemia vai ocorrer se o aumento compensatório na ventilação total estiver prejudicado.

Fatores que podem aumentar clinicamente o espaço morto

- Anestesia geral – multifatorial, incluindo perda do tônus do músculo esquelético e tônus broncoconstritor.
- Aparelho de anestesia/circuito.
- Via aérea artificial (VAA).
- Extensão do pescoço e protrusão da mandíbula (pode aumentá-lo 2 vezes).
- Ventilação com pressão positiva.

- Postura de posição ortostática em oposição à posição DD (decúbito dorsal) (devido à diminuição da perfusão para os alvéolos superiores).
- Embolia pulmonar, trombose da artéria pulmonar, hemorragia, hipotensão, manipulação cirúrgica da árvore arterial pulmonar – qualquer coisa que diminua a perfusão para alvéolos bem ventilados.
- Enfisema (bolhas, perda de septos alveolares e vasculatura).
- Medicamentos anticolinérgicos.

Shunt *pulmonar*

Um *shunt* pulmonar é uma condição patológica que resulta quando os alvéolos dos pulmões são perfundidos normalmente, mas a ventilação alveolar é falha em suprir a região perfundida. Um *shunt* pulmonar geralmente ocorre quando os alvéolos se enchem de líquido ou mesmo em grandes áreas de atelectasias, impedindo que partes do pulmão sejam ventiladas, embora ainda estejam perfundidas. O *shunt* intrapulmonar é a principal causa de hipoxemia no edema pulmonar, nas atelectasias ou pneumonias nas quais os pulmões estão consolidados. A má resposta à oxigenoterapia é a característica que diferencia o *shunt* de outros mecanismos de hipoxemia. A falta de melhora da PaO_2 pela oxigenoterapia se deve à incapacidade do oxigênio de melhorar o PAO_2 em unidades pulmonares não ventiladas. A hipercapnia é incomum no *shunt* até que a fração de *shunt* alcance 50%. A ausência de hipercapnia ocorre devido à estimulação do centro respiratório pelos quimiorreceptores periféricos já descritos anteriormente. A relação PaO_2/FiO_2 é uma estimativa aproximada da fração de *shunt*. Se PaO_2/FiO_2 for < 200, a fração de *shunt* é superior a 20%, enquanto PaO_2/FiO_2 > 200 indica uma fração de *shunt* < 20%.

Entendendo a ventilação vs. oxigenação

Ventilação e oxigenação são processos fisiológicos distintos e parcialmente separados. Ventilação é o ato ou processo de entrada e saída do ar do sistema respiratório. Se você hiperventilar com ar ambiente, diminuirá a $PaCO_2$ significativamente, mas seus níveis de PaO_2 não mudarão muito. Por outro lado, se você respirar uma alta concentração de oxigênio, mas não aumentar ou diminuir sua frequência respiratória, seu conteúdo de oxigênio arterial (PaO_2) aumentará muito, mas sua $PaCO_2$ não mudará. A oxigenação muda principalmente a PaO_2, e a ventilação muda principalmente a $PaCO_2$. Como dito, a hipoventilação alveolar leva ao aumento da $PaCO_2$ e valores agudos > 50 mmHg são significativos e requerem tratamento; valores > 70 mmHg podem colocar a vida em risco por causa da acidose respiratória, entre outras coisas. Cada alteração de 10 mmHg na $PaCO_2$ altera aproximadamente o seu pH em 0,1. Portanto, estando os outros fatores que alteram o pH na faixa de normalidade, uma $PaCO_2$ de 70 está associada a um pH de 7,1. Se o dióxido de carbono subir para a faixa dos 70-80 mmHg, produzirá carbonarcose com piora da hipoventilação, que aumenta ainda mais os níveis de $PaCO_2$. A frequência respiratória diminui e o paciente pode evoluir para uma parada respiratória. Por isso é importante perceber que, fornecendo oxigênio suplementar, você pode adiar o início da hipoxemia ou mesmo corrigi-la, mas também pode retardar a percepção e assim o diagnóstico precoce de hipoventilação alveolar.

Para avaliar a ventilação, devemos atentar para os movimentos do tórax, a complacência do SR e a frequência respiratória. Estes são sinais clínicos que devem ser utilizados para avaliar a adequação da ventilação. Os níveis de $PaCO_2$ na gasometria arterial ou na capnografia são há muito tempo utilizados como padrão para avaliar a ventilação em pacientes hospitalizados ou criticamente enfermos. A capnografia é utilizada para avaliar a concentração ou tensão do dióxido de carbono expirado ($EtCO_2$). Os valores normais de $EtCO_2$ são de

35-37 mmHg, e, nos pulmões normais, o $EtCO_2$ se aproxima da $PaCO_2$ no sangue com valor geralmente menor, entre 2-5 mmHg. O uso da capnografia não se limita aos pacientes intubados; cânulas nasais e máscaras podem ser modificadas e adaptadas para detectar $EtCO_2$.

A oxigenação refere-se ao processo de absorver, transportar e utilizar o oxigênio fisiologicamente. Não há como medir com segurança a oxigenação arterial por meio de sinais clínicos isolados. Cianose, palidez e outros achados físicos não são tão confiáveis. A oximetria de pulso é baseada em uma análise espectral da hemoglobina oxigenada (oxidada) e reduzida (ligada ao CO_2), conforme regido pela lei de Beer-Lambert, representando a principal forma não invasiva de avaliar a oxigenação adequada em um paciente. A saturação dos níveis de oxigênio periférico (SpO_2) medidos com um oxímetro de pulso correlaciona-se altamente com as concentrações de oxigenação arterial. A oximetria de pulso tem várias limitações. Uma hipoxemia secundária a hipoventilação pode levar mais de 30 segundos até que o oxímetro de pulso consiga refletir as condições de hipóxia, com risco de vida e necessidade de intervenção imediata. Confiar apenas no oxímetro de pulso pode diminuir a margem de segurança, porque as ações corretivas adotadas depois que o oxímetro de pulso cai podem ocorrer tarde demais. Hipovolemia, baixo débito cardíaco, vasoconstrição e doença vascular periférica podem causar falsas leituras e artefatos avaliativos. Idealmente, a monitorização da ventilação e a oxigenação em ambiente hospitalar deveriam ser feitas pela combinação da capnografia com a oximetria de pulso. Com a capnografia, seríamos capazes de detectar precocemente alterações ventilatórias relevantes e assim capazes de instituir intervenções precoces, evitando hipoxemias secundárias, por exemplo, expressas pela queda da SpO_2. Integrar as informações da avaliação clínica e da monitorização para tomar decisões clínicas corretas é a chave para o sucesso da prescrição e administração da oxigenoterapia. Dessa forma, saber a diferença entre ventilação e oxigenação é um conceito-chave para esse processo de decisão terapêutica e que deve ser profundamente compreendido.

Hipoxemia causada por hipoventilação

A hipoventilação alveolar é uma causa comum de hipoxemia arterial. Ao respirar ar ambiente, o CO_2 ocupa espaço nos alvéolos, deixando menos espaço disponível para o oxigênio. Vamos ver quão grande é esse efeito. A concentração de oxigênio nos alvéolos pode ser calculada usando a equação de gás alveolar:

$$PAO_2 = FiO_2 (PB - PH_2O) - PaCO_2/R$$

Digamos que um paciente chegue à emergência com uma overdose de narcóticos, no nível do mar e respirando ar ambiente, tenha uma $PACO_2$ de 80 mmHg ou 2 vezes o normal. Esse dióxido de carbono ocupa espaço e deixa menos espaço para o oxigênio.

Usando a equação de gás alveolar, o cálculo da PAO_2 é:

$$PAO_2 = 0,21 (760 - 47) - 80/0,8 = 49 \text{ mmHg}$$

A PAO_2 normal é de cerca de 100 mmHg. Isso demonstra que uma PAO_2 de 49 mmHg representa uma hipoxemia grave, principalmente porque o PAO_2 alveolar é sempre maior que a PaO_2 arterial. Se não fosse, o oxigênio não se difundiria (lei de Dalton) dos alvéolos para o sangue – ficaria nos alvéolos.

Agora vamos tratar esse paciente com oxigênio com uma FiO_2 de 50% e observar o que acontece:

$$PAO_2 = 0,5 (760 - 47) - 80/0,8 = 256 \text{ mmHg}$$

Isso é um aumento de 5 vezes nos níveis de oxigênio alveolar (PAO_2) sem alterar a ventilação. Colocar o paciente no oxigênio lhe dará tempo para o tratamento. Se esse for um processo rapidamente reversível, como uma overdose de narcóticos, talvez uma IOT (intubação orotraqueal) seja evitada. No entanto, se isso não for rapidamente reversível, o oxigênio protege o cérebro e o coração enquanto você ventila ou enquanto o paciente é intubado. Esse também é um bom momento para salientar que um paciente pode ter uma saturação normal de oxigênio e até mesmo uma concentração normal de oxigênio arterial e ainda estar em sofrimento ou falha ventilatória, porque a ventilação e a eliminação de CO_2 estão falhando. No exemplo acima, a saturação de O_2 do paciente tratado seria 100%, mas, com uma $PaCO_2$ de 80 mmHg, o pH seria cerca de 7, uma acidose respiratória grave e potencialmente fatal.

Agora, exemplifiquemos um paciente com as mesmas condições acima, mas com enfisema e retenção crônica de CO_2 e que depende de hipoxemia – que, a propósito, é apenas uma pequena minoria (< 10%) dos pacientes com doença pulmonar obstrutiva crônica grave. Esse paciente encontrava-se em desconforto respiratório devido a pneumonia e exacerbação da doença pulmonar obstrutiva crônica (DPOC) com PaO_2 arterial de 65 mmHg na chegada ao hospital. O fisioterapeuta institui oxigenoterapia com uma FiO_2 de 50%. Após a oxigenoterapia, sua PAO_2 está agora em 256 mmHg e sua $PaCO_2$ em 80 mmHg e está ficando sonolento, provavelmente pelo alto nível de CO_2. Os altos níveis de oxigênio parecem estar diminuindo o *drive* neural para ventilação. Esse paciente pode evoluir para uma parada respiratória. Nesse caso, o mais adequado seria ofertar O_2 de forma gradativa e controlando a PaO_2 e os sinais de carbonarcose para evitar que o centro respiratório deixe de ser estimulado, e não interromper a oferta de O_2, já que o paciente está hipoxêmico.

Como vimos no cálculo acima, a suspensão da oxigenoterapia fará com que a PAO_2 caia abruptamente para 49 mmHg com essa mudança. Não podemos permitir que o receio da retenção de CO_2 (pouco frequente) impeça que um paciente com DPOC seja tratado com oxigênio suplementar na emergência. Reforço: a grande maioria dos pacientes com DPOC não retém CO_2. Mesmo se o paciente que você está tratando seja retentor crônico de CO_2, o pior cenário é que você implemente ações que aliviem a hipoxemia e protegendo o cérebro e o coração, mas que também auxiliem temporariamente a ventilação (p. ex., ventilação não invasiva). Além disso, a razão pela qual uma FiO_2 alta pode elevar a $PaCO_2$ em um paciente com DPOC não é apenas porque a suplementação de O_2 reduz o *drive* neural hipóxico, mas um aumento modesto na $PaCO_2$ ocorre principalmente porque o oxigênio extra parece alterar as relações V/Q nos pulmões, criando mais espaço morto fisiológico. Assim, a resposta fisiológica de um aumento na $PaCO_2$ devido à oxigenoterapia com altas FiO_2 tem sido demonstrada não apenas nas exacerbações estáveis e agudas da DPOC, mas também na asma grave, nas doenças neuromusculares, na pneumonia adquirida na comunidade e na síndrome de hipoventilação e hipopneia da obesidade. Mecanismos propostos para a hipercapnia induzida por oxigênio incluem aumento do desequilíbrio da relação V/Q devido à redução da vasoconstrição pulmonar hipóxica, redução do *drive* ventilatório, atelectasia por absorção e o efeito de Haldane, compreendendo que a contribuição de cada um desses fatores dependerá de cada situação clínica.

INTERCÂMBIO GASOSO ALVEOLAR

A troca de oxigênio do espaço alveolar para o sangue capilar pulmonar é denominada hematose, também conhecida como respiração externa. O oxigênio se difunde através da membrana alveolar em resposta a um gradiente de concentração, isto é, ele se move de uma área de maior concentração (os alvéolos) para uma área de menor concentração (o sangue capilar pulmonar), buscando o equilíbrio. Ao mesmo tempo, o dióxido de carbono se difunde do sangue para o espaço alveolar, também em resposta a um gradiente de concentração. A troca de gases (O_2 e CO_2) entre os alvéolos e o sangue ocorre por difusão simples: difusão de O_2 dos alvéolos para o sangue e de CO_2 do sangue para os alvéolos. Todo processo de difusão requer um gradiente de concentração. Assim, a concentração (ou pressão) de O_2 nos alvéolos deve ser mantida em um nível mais alto que no sangue, e a concentração (ou pressão) de CO_2 nos alvéolos deve ser mantida em um nível mais baixo do que no sangue. Fazemos isso, é claro, ventilando ciclicamente e continuamente, trazendo ar inspirado com frações inspiradas de O_2 em concentrações muito acima dos níveis de CO_2 para os pulmões e alvéolos.

As paredes dos alvéolos são revestidas com um filme fino de água (condensação do ar inspirado), e isso cria um problema em potencial. Moléculas de água, incluindo aquelas nas paredes alveolares, são mais atraídas umas pelas outras do que ao ar, e essa atração cria uma força chamada tensão superficial. A tensão superficial aumenta à medida que as moléculas de água se aproximam, o que acontece quando expiramos e nossos alvéolos se tornam menores (como o ar saindo de um balão). Potencialmente, a tensão superficial poderia causar o colapso dos alvéolos e, além disso, dificultaria a reexpansão dos alvéolos na inspiração subsequente. Ambas representariam sérios problemas: se os alvéolos colapsassem, não conteriam ar nem oxigênio para se difundir no sangue, e, se a reexpansão fosse mais difícil, a inalação seria muito, muito difícil, se não impossível. Felizmente, nossos alvéolos não colapsam e a inalação é relativamente fácil, porque os pulmões, através dos pneumócitos do tipo 2, produzem uma substância chamada surfactante que reduz a tensão superficial.

ALTERAÇÕES DIFUSIONAIS

Ocorrem quando o transporte de oxigênio através da membrana alvéolo-capilar é prejudicado. A limitação da difusão pode ser devida à diminuição da área de superfície pulmonar disponível para difusão, inflamação e fibrose da membrana alvéolo-capilar, baixo teor de oxigênio alveolar (PAO_2 baixa) e tempo de trânsito capilar extremamente curto. Como o transporte de oxigênio e dióxido de carbono ocorre através da membrana alvéolo-capilar, teoricamente deveria causar hipoxemia e hipercapnia. Entretanto, a hipercapnia é incomum devido à limitação da difusão. Como o CO_2 é 20 vezes mais solúvel em água que o O_2, é menos provável que seja afetado pela limitação da difusão. Outro motivo pode ser a estimulação da ventilação mediada pela hipoxemia, levando à lavagem do CO_2 alveolar. O tempo normal de trânsito capilar pulmonar é de 0,75 segundo, e o tempo necessário para completar a troca gasosa é de 0,25 segundo. Uma característica importante da limitação da difusão é o desenvolvimento ou agravamento da hipoxemia durante o exercício, quando o tempo de trânsito capilar é encurtado devido ao aumento do débito cardíaco. Além disso, o nível de oxigênio venoso misto também cai devido ao aumento da extração de oxigênio pelos tecidos. No entanto, a hipoxemia geralmente não se desenvolve pelas seguintes razões: recrutamento de capilares, distensão dos capilares e elevação do oxigênio alveolar. Pacientes com fibrose pulmonar ou DPOC mais graves não recrutam capilares adicionais, e assim desenvolvem hipoxemia induzida por exercício.

Características das alterações difusionais

1. A hipoxemia mostra boa resposta à oxigenoterapia.
2. D (A – a) O_2 é elevado.
3. A $PaCO_2$ é geralmente normal.

TRANSPORTE DE OXIGÊNIO NO SANGUE

Uma vez que a difusão do oxigênio através da membrana alvéolo-capilar ocorre, as moléculas de oxigênio são dissolvidas no plasma sanguíneo. Três fatores influenciam a capacidade do sangue de transportar oxigênio: a quantidade de oxigênio dissolvido no plasma, a quantidade de hemoglobina e a tendência da hemoglobina de se ligar ao oxigênio. No entanto, o plasma não é capaz de transportar oxigênio dissolvido o suficiente para atender às necessidades metabólicas do corpo. A capacidade de transporte de oxigênio do sangue é grandemente aumentada pela presença de hemoglobina nos eritrócitos. A quantidade de oxigênio transportada em uma amostra de sangue é medida de duas maneiras. O oxigênio dissolvido no plasma é expresso como a pressão parcial de oxigênio (PaO_2). A PaO_2 normal no sangue arterial é de cerca de 80-100 mmHg. O oxigênio dissolvido no plasma, no entanto, representa apenas cerca de 1-2% do teor total de oxigênio do sangue. A grande maioria do oxigênio no sangue é levada para a molécula de hemoglobina. A quantidade de oxigênio ligado à hemoglobina é expressa como a porcentagem de hemoglobina saturada com oxigênio (SaO_2), com 100% totalmente saturada. Como a SaO_2 é uma porcentagem que indica a relação entre o oxigênio e a hemoglobina, devemos analisar sempre a medida da SaO_2 do paciente em função do nível de hemoglobina. A saturação normal do sangue arterial (SaO_2) é de 96-98%. As moléculas de hemoglobina têm a capacidade de formar uma ligação reversível com moléculas de oxigênio (oxiemoglobina), de modo que a hemoglobina rapidamente absorve oxigênio nos pulmões, enquanto também libera prontamente oxigênio para as células do corpo nos leitos capilares sistêmicos. Essa mudança aparentemente paradoxal na afinidade da hemoglobina pelo oxigênio é representada pela curva de dissociação da oxiemoglobina, que é uma representação gráfica da relação entre a pressão parcial do oxigênio e a saturação de oxigênio (Figura 1).

A afinidade da hemoglobina pelo oxigênio é maior quando a PaO_2 é de 70 mmHg ou mais. Nessa porção da curva, aumentos adicionais na PaO_2 resultam em pouquíssima mudança na SaO_2. Essa

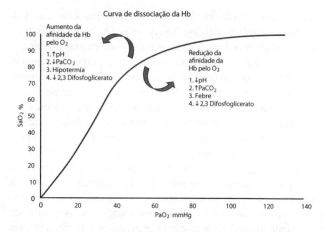

FIGURA 1 Curva de dissociação da hemoglobina.

característica da curva de dissociação da oxiemoglobina é responsável pela rápida captação de oxigênio pela hemoglobina na circulação pulmonar e permite alguma diminuição na PaO_2 (como pode ocorrer com a doença ou em altas altitudes) sem sacrificar significativamente a SaO_2. À medida que o sangue saturado de oxigênio é circulado para os leitos capilares periféricos, o oxigênio dissolvido se difunde para fora do sangue. Essa diminuição no oxigênio dissolvido faz com que a hemoglobina perca sua afinidade pelo oxigênio, então o oxigênio é liberado para as células do corpo. Quando a pressão parcial de oxigênio no sangue cai abaixo de 60 mmHg, a hemoglobina libera oxigênio com muita facilidade. A liberação é representada na parte inferior esquerda da curva, também conhecida como porção venosa, e permite o rápido descarregamento de oxigênio para as células.

Vários fatores fisiológicos podem alterar a afinidade da hemoglobina pelo oxigênio, e esses desvios podem ser representados na curva de dissociação da hemoglobina. Um deslocamento para a esquerda ocorre quando a afinidade é aumentada, de modo que, para determinada PaO_2, a SaO_2 associada será maior. Isso significa que, embora o sangue arterial possa estar transportando oxigênio adequado, pouco dele está sendo liberado para os tecidos. Um desvio para a esquerda pode ser causado pelo aumento do pH (alcalose), hipotermia ou diminuição da enzima 2,3-difosfoglicerato (2,3-DPG), que pode ocorrer após múltiplas transfusões, por exemplo. Um desvio para a direita da curva de dissociação da hemoglobina significa que, para dada PaO_2, a SaO_2 será menor. Esse fenômeno representa uma afinidade diminuída da hemoglobina para o oxigênio, de modo que o oxigênio é mais prontamente liberado para os tecidos. Essa mudança ocorre em resposta à acidose, hipertermia e hipóxia (que induz o aumento da produção de 2,3-DPG) e resulta em melhor entrega de oxigênio aos tecidos.

Capacidade de transporte de oxigênio do sangue

A maior parte do oxigênio é transportada no sangue ligado à hemoglobina, com apenas uma pequena quantidade (tipicamente menos de 2%) dissolvida no plasma. Apesar disso, a concentração ótima de hemoglobina em pacientes gravemente enfermos é de 10-11 g/dL, o que representa o equilíbrio entre a maximização do conteúdo de oxigênio e os efeitos adversos da microcirculação associados ao aumento acentuado da viscosidade que ocorre em volumes mais altos.

Circulação

Uma vez que o oxigênio esteja ligado à hemoglobina, o oxigênio é entregue às células do corpo pelo processo de circulação. A circulação do sangue é a função do coração e dos vasos sanguíneos.

RESPIRAÇÃO INTERNA

Durante a hematose, o oxigênio inspirado é difundido nos alvéolos e o produto residual dióxido de carbono do corpo se difunde pelos alvéolos para ser exalado de volta para o ambiente. Com a ajuda do sistema cardiovascular, o sangue rico em O_2 recém-inalado é transportado para os tecidos do corpo. Nesse ponto, o estágio final da respiração ocorre quando o tão necessário O_2 é absorvido pelos tecidos e o CO_2 residual que os tecidos criam é difundido de volta ao sangue e é transportado de volta para os pulmões para ser exalado. Essa troca de gases no nível dos tecidos é chamada de troca gasosa periférica. A troca de gases periféricos também é conhecida como "respiração interna", pois envolve os processos respiratórios que ocorrem dentro dos tecidos do corpo e não nos pulmões.

CONSUMO DE OXIGÊNIO

Aproximadamente 250 mL de oxigênio são utilizados a cada minuto por uma pessoa consciente em repouso (consumo de oxigênio em repouso), e, portanto, cerca de 25% do conteúdo arterial de oxigênio é utilizado a cada minuto. Em repouso, a liberação de oxigênio para as células do corpo excede o consumo de oxigênio. Durante o exercício, o consumo de oxigênio aumenta. A necessidade aumentada de oxigênio é geralmente fornecida pelo aumento do débito cardíaco e pelo aumento da extração de oxigênio. Baixo débito cardíaco, baixa concentração de hemoglobina (anemia) ou baixa saturação de oxigênio resultarão em redução da oferta de oxigênio nos tecidos, a menos que haja uma mudança compensatória em um dos outros fatores.

Fatores que afetam a entrega de oxigênio aos tecidos:

- Concentração inspirada de oxigênio FiO_2.
- Ventilação alveolar.

- Distribuição de ventilação-perfusão nos pulmões.
- Concentração de hemoglobina.
- Concentração de agentes que podem se ligar à Hb como monóxido de carbono.
- Influências na curva de dissociação da Hb.
- Débito cardíaco e aterosclerose dos vasos sanguíneos.
- Distribuição do fluxo sanguíneo capilar nos tecidos.

São medidas de oxigenação utilizadas clinicamente:

- Saturação arterial de oxigênio (SaO_2).
- Saturação periférica de oxigênio (SpO_2).
- Pressão parcial de oxigênio no sangue arterial (PaO_2).
- Diferença alvéolo-arterial de O_2 ($D[A - a] O_2$).
- Relação PaO_2/FiO_2.
- Índice de oxigenação ($[FiO_2/PaO_2]$ x pressão média das vias aéreas).
- Conteúdo arterial de oxigênio (CaO_2).

Na Tabela 1, descrevemos as variáveis de adequação e eficiência da oxigenação com seus respectivos valores de referência.

A PaO_2, a SaO_2/SpO_2 e o CaO_2 são todos relacionados, mas são fisiologicamente diferentes.

A PaO_2 é determinada apenas pela pressão do oxigênio inalado (o PiO_2), a $PaCO_2$ e a arquitetura dos pulmões. A perturbação fisiológica mais comum da arquitetura pulmonar é a anormalidade ventilação-perfusão (VQ); menos comumente, pode haver disfunções difusionais ou *shunts* anatômicos da direita para a esquerda. Se os pulmões estiverem normais, então a PaO_2 é afetada apenas pela PO_2 alveolar (PAO_2), que é determinada pela fração de oxigênio inspirado, a pressão barométrica e a $PaCO_2$ (ou seja, a equação do gás alveolar). A PaO_2 é um dos principais determinantes da SaO_2, e a re-

82 Fisioterapia respiratória aplicada ao paciente crítico: manual prático

TABELA 1 Variáveis clínicas de adequação e eficiência da oxigenação e seus valores de referência

Medidas de avaliação da oxigenação		
Avaliação	Variável	Referência
Adequação da oxigenação	PaO_2	80-100 mmHg
	SaO_2	≥ 90%
	SpO_2	≥ 89%
Eficiência da oxigenação	$D(A - a) O_2$	< 10-15 mmHg em pacientes ventilando com FiO_2 em 21%. Para pacientes criticamente enfermos com FiO_2 > 50%, admite-se uma $D(A-a)O_2$ < 50 mmHg
	$D(A - a) O_2/PaO_2$	< 5
	PaO_2/PAO_2	> 0,6
	PaO_2/FiO_2	≥ 300
	(FiO_2/PaO_2) × pressão média das vias aéreas	< 25. Entre 25-40 a chance de morte é > 40%. IO > 40 – 1.000 considerar ECMO
	CaO_2	17-20 mL/dL
	Qs/Qt	< 15-20%

lação é a conhecida curva de dissociação do oxigênio. A SaO_2 é a porcentagem de locais de ligação disponíveis na hemoglobina que estão ligados ao oxigênio no sangue arterial. A curva de dissociação do O_2 (e, portanto, a SaO_2 para determinada PaO_2) é afetada pela $PaCO_2$, temperatura corporal, pH e outros fatores. No entanto, a SaO_2 não é afetada pelo conteúdo de hemoglobina, portanto a anemia não afeta a SaO_2.

O conteúdo arterial de oxigênio (CaO_2), diferentemente da PaO_2 ou da SaO_2, reflete diretamente o número total de moléculas de oxigênio no sangue arterial, tanto ligadas quanto não ligadas à hemoglobina. O CaO_2 depende do teor de hemoglobina, da SaO_2 e da quantidade de oxigênio dissolvido. Unidades para CaO_2 são mL de oxigênio/100 mL de sangue. Como uma PaO_2 normal está entre 80-100 mmHg, algumas pessoas podem pensar que uma saturação de O_2 de 90 também é normal; afinal, 90 é fácil de lembrar. No entanto, essa interpretação está equivocada. Uma SaO_2 de 90% corresponde a uma PaO_2 de 60 mmHg. Essa é a concentração mínima de oxigênio que fornece oxigênio suficiente para prevenir a isquemia nos tecidos. Quando a SaO_2 fica abaixo de 90%, a PaO_2 cai rapidamente na faixa perigosamente hipóxica, já que cada vez menos moléculas de oxigênio estão ligadas à Hb. Queremos tentar manter a saturação de O_2 acima de 90%.

Além disso, a medida do CaO_2 também fornece um excelente indicador da DO_2 (oferta de O_2) aos tecidos, pois representa o volume de oxigênio transportado pela Hb e o pequeno volume dissolvido no plasma de 100 mL de sangue arterial. O valor de normalidade do CaO_2 varia de 17-20 mL/dL, e é obtido clinicamente pela fórmula:

$$CaO_2 = SaO_2 \; (\div \; 100) \times Hb \times 1{,}34 + (0{,}0031 \times PaO_2)$$

E a saturação periférica de oxigênio de 100% é sempre normal? É o desejado clinicamente? Não, não é. Vamos dar um exemplo de um paciente respirando 50% de FiO_2 que tem uma PaO_2 de 100. Uma fórmula simples para estimar qual deve ser a concentração arterial de oxigênio é multiplicar a concentração inspirada de oxigênio por 5 a 6. Alguém respirando ar ambiente a 21% de oxigênio deve ter uma PaO_2 de cerca de 100. Então, se o paciente está respirando 50%, sabemos que sua PaO_2 deve ser de cerca de 250, e, se não for, então algo está errado. Mas, se você olhar para a curva de dissociação de oxigênio-hemoglobina, uma PaO_2 de 100 e 250, ambas têm uma SpO_2 de 100% porque ambas fornecem moléculas de oxigênio suficientes para preencher todos os locais de ligação de Hb. Então, nesse caso, a saturação de O_2 não nos ajuda muito.

De modo geral, sua SpO_2 corresponde à sua PaO_2 da seguinte maneira:

- 90% de SpO_2 = 60 PaO_2 (esse é o seu intervalo normal, e normalmente não é necessária terapia de oxigênio).
- 80% de SpO_2 = 50 PaO_2 (essa é a sua faixa hipoxêmica, o que significa que a terapia com oxigênio é necessária).
- 70% de SpO_2 = 40 PaO_2 (isto é hipoxemia grave; é necessário tratamento imediato para prevenir danos nos tecidos e morte).

A PaO_2 é um indicador sensível e não específico da capacidade dos pulmões de oxigenar o sangue. Em pacientes que respiram ar ambiente (FiO_2 = 21%), uma PaO_2 diminuída indica comprometimento nas propriedades de troca gasosa dos pulmões, geralmente significando desequilíbrio de V/Q. A PaO_2 é um indicador muito sensível de prejuízo na troca de gases; pode estar reduzida em praticamente qualquer problema pulmonar, incluindo asma, DPOC, pneumonia, síndrome do desconforto respiratório agudo (SDRA) e atelectasias, inclusive as que não aparecem em radiografia simples de tórax.

A PaO_2 normal diminui com a idade. Um paciente com mais de 70 anos pode ter uma PaO_2 normal em torno de 70-80 mmHg, no nível do mar. Uma regra prática é a PaO_2 normal no nível do mar (em mmHg) e:

- 100 menos o número de anos acima dos 40 anos.
- 103,5 – (0,42 × idade).
- Faixa de saturação de oxigênio alvo para pacientes críticos: 92-96%.

Diferença alvéolo-arterial de oxigênio [D (A – a)O_2]

A D (A – a)O_2 é representada matematicamente pela diferença entre a PAO_2 e a PaO_2. A D(A – a)O_2 indica a integridade da membrana alvéolo-capilar e a eficácia das trocas gasosas. Doenças que afetam a integridade da unidade alvéolo-capilar aumentam a D (A − a) O_2. Portanto, hipoxemia por incompatibilidade V/Q, limitação de difusão e *shunt* terá D (A − a)O_2 aumentada, enquanto hipoxemia por hipoventilação terá gradiente normal. Ao contrário da PaO_2, a PAO_2 não é medida, mas calculada usando a equação do gás alveolar. Em jovens, a D(A − a)O_2 é < 10 mmHg e aumenta com a idade. A queda na PaO_2 após os 70 anos é de cerca de 0,43 mmHg por ano. Altas FiO_2 aumentam tanto o nível de PaO_2 como o da PAO_2, mas não acontecem de forma linear, pois o nível de oxigênio no sangue arterial não alcança a mesma proporção que o nível de oxigênio alveolar devido à sua mistura com sangue não oxigenado proveniente das veias brônquicas, veias mediastinais e veias de Thebesius, e assim há um aumento na D(A − a)O_2.

ÍNDICE DE OXIGENAÇÃO (IO)

A maneira usual de descrever a gravidade da disfunção pulmonar em pacientes em UTI ventilados mecanicamente é pela relação PaO_2/FiO_2 (P/F). A P/F pode ser ajustada pelas configurações de pressão do ventilador para reduzir a fração inspiratória de oxigênio, mas a P/F não leva em consideração a pressão média das vias aéreas (PAM). Em contraste, o índice de oxigenação (IO) é definido como o inverso do P/F(FiO_2/PaO_2) vezes a pressão média das vias aéreas. Como tal, o IO é um melhor representante da disfunção da oxigenação. O índice de oxigenação é utilizado para avaliar a intensidade do suporte ventilatório necessário para manter a oxigenação. Um índice de oxigenação menor é melhor. À medida que a oxigenação de uma pessoa melhora, ela será capaz de atingir uma PaO_2 mais alta a uma FiO_2 mais baixa.

Transporte e *clearance* de dióxido de carbono

Dióxido de carbono: transportado das células do corpo de volta para os pulmões como:

1. Bicarbonato [HCO_3^-] – 60%: formado quando o CO_2 liberado pelas células que produzem ATP se combinam com H_2O devido à enzima presente nas células vermelhas do sangue chamada anidrase carbônica.
2. Carboemoglobina – 30%: formada quando o CO_2 combina com a hemoglobina (moléculas de hemoglobina que abandonaram o oxigênio).
3. Dissolvido no plasma – 10%.

O CO_2 é um subproduto natural do metabolismo da glicose. Como o oxigênio, ele existe normalmente na forma de um gás e pode ser dissolvido no plasma, bem como vagamente ligado à molécula de hemoglobina (embora o dióxido de carbono se ligue em sítios distintos de ligação na molécula de hemoglobina em relação ao oxigênio). Nos pulmões, o CO_2 é liberado nos alvéolos por difusão, e, quando o indivíduo exala, o dióxido de carbono sai para a atmosfera. Nos fluidos corporais, o CO_2 funciona como um ácido porque, combinado com a água, produz ácido carbônico (H_2CO_3). Os íons de hidrogênio (H^+) que são liberados nesse processo estimulam os centros de controle respiratório na ponte e bulbo para aumentar a FR e a amplitude da ventilação; mais CO_2 é então liberado pelos pulmões, e o pH sanguíneo é trazido de volta ao normal. Da mesma forma, o aumento da produção de CO_2, como pode estar associado a febre ou exercício, é frequentemente uma causa de aumento da frequência ventilatória (taquipneia) e da profundidade (hiperpneia). Níveis sanguíneos elevados de CO_2 (hipercapnia) indicam ventilação alveolar inadequada.

Conceitos de hipóxia e hipoxemia

Hipóxia significa, de forma literal, "deficiente em oxigênio", que é uma disponibilidade anormalmente baixa de oxigênio para atender às demandas celulares. A hipóxia é a deficiência de O_2 nos níveis teciduais. A hipoxemia refere-se à redução da PaO_2 no sangue arterial, levando assim a baixos níveis de oxigênio no sangue (baixa saturação de oxigênio no sangue ou conteúdo). A hipóxia pode resultar da hipoxemia, ou não. A hipoxemia ocorre frequentemente em doenças como infecção do trato respiratório inferior (pneumonia grave ou bronquiolite viral aguda), obstrução das vias aéreas superiores, asma grave, sepse, SDRA, IC, parada cardíaca, traumatismo e intoxicação por monóxido de carbono.

Como todas as funções do corpo humano requerem oxigênio, a privação de oxigênio pode ter efeitos adversos graves sobre as células que desempenham importantes processos biológicos. A falta de oxigênio leva rapidamente à disfunção dos sistemas orgânicos e à morte. Portanto, a hipoxemia é uma condição com risco de vida que requer detecção e tratamento precoces e eficazes. Na Figura 2 descrevemos um algoritmo clínico para o diagnóstico da hipoxemia.

A saturação arterial de oxigênio é referida como SaO_2 quando medida por análise de gás e como SpO_2 quando medida por oximetria de pulso. A faixa normal de SpO_2 no nível do mar é de 97-99%, com um limite inferior (média menos 2 desvios padrão) de 94%. Na prática, o limiar em que a oxigenoterapia está indicada é frequentemente uma SpO_2 < 90%, que corresponde à parte plana da curva de dissociação de hemoglobina. Pequenas reduções na SpO_2 abaixo de 90% podem representar uma queda perigosa na PaO_2 (parte inclinada da curva). A oxigenoterapia em limiares mais altos do que 90% da SpO_2 é necessária em algumas condições, como grave comprometimento da liberação de oxigênio dos pulmões para os tecidos do corpo e quando os órgãos vitais são particularmente suscetíveis a baixos níveis de oxigênio, como nas injúrias cerebrais agudas com hipertensão intracraniana, anemia grave (em que a hemoglobina pode ser normalmente saturada, mas fornece muito pouco oxigênio devido à pouca hemoglobina), IC grave, sepse. Nessas condições, espe-

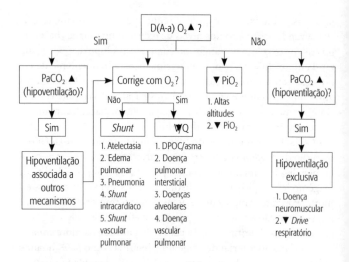

FIGURA 2 Algoritmo para diagnóstico clínico da hipoxemia.
Fonte: modificada de Hess, 2011.

cialmente durante a fase de ressuscitação, a oxigenoterapia está indicada se a SpO_2 for < 94%.

Mecanismos de hipoxemia

PAO_2 inadequada:

- Hipoventilação alveolar.
- PiO_2 diminuído/altitude aumentada.

Desequilíbrio da relação V/Q:
O *shunt* (não vai melhorar com suplementação de O_2):

- Intrapulmonar (pneumonia, SARA).
- Intracardíaco.
- Intravascular.

Alterações na difusão

A hipoxemia decorrente do desequilíbrio da relação V/Q, hipoventilação, alta altitude (hipobarismo – baixa PO_2) ou comprometimento da difusão pode ser revertida pela oxigenoterapia.

Existem quatro tipos de hipóxia:

1. Hipóxia hipoxêmica (hipóxia hipóxica): ocorre quando há troca de gases deficiente entre os alvéolos e os capilares.
2. Hipóxia isquêmica: ocorre quando há obstrução do fluxo sanguíneo, atendendo áreas do corpo.
3. Hipóxia histotóxica: as células do corpo são incapazes de usar o oxigênio mesmo se houver oxigênio suficiente circulando. É provável que isso ocorra em alguns casos de envenenamento.
4. Hipóxia anêmica: ocorre quando a capacidade de transportar oxigênio é prejudicada devido à falta de hemoglobina ou hemoglobina ineficiente.

As indicações indiscutíveis para a oxigenoterapia incluem saturação de oxigênio no sangue (SaO_2) < 90%, pressão parcial de oxigênio (PaO_2) < 60 mmHg no ar ambiente, instabilidade cardíaca ou hipoventilação alveolar persistente. A hipoventilação também precisa de ventilação assistida para remover o excesso de CO_2 do sangue.

A insuficiência respiratória aguda (IRpA) resulta da troca inadequada de gases pelo sistema respiratório, o que significa que o oxigênio arterial, o dióxido de carbono ou ambos não podem ser mantidos em níveis normais. Os valores de referência da pressão parcial normal são: PaO_2 de oxigênio > 80 mmHg (11 kPa) e dióxido de carbono $PaCO_2$ < 45 mmHg (6 kPa). A insuficiência respiratória tipo 1 ou hipoxêmica é definida como hipoxemia primária sem aumento do nível de $PaCO_2$ no sangue (hipercapnia), e, de fato, a $PaCO_2$ pode ser normal ou baixa. É tipicamente causada por um desequilíbrio da relação V/Q. A insuficiência respiratória tipo 2 ou hipercápnica, a hipoxemia é secundária a hipoventilação alveolar e assim sempre cursa com hipercapnia ($PaCO_2 > 50$ mmHg). A insuficiência respiratória tipo 2 é causada por uma ventilação alveolar inadequada; oxigênio e dióxido de carbono são afetados. É definida como o acúmulo de níveis de dióxido de carbono ($PaCO_2$) que foi gerado pelo corpo, mas não pode ser eliminado. Ocasionalmente, a insuficiência respiratória tipo 2 pode ter níveis de oxigênio próximos do normal, mas a $PaCO_2$ sempre permanece alta no sangue.

Existem 5 causas de hipoxemia; a PaO_2 diminuída pode ser causada por: hipoventilação, baixa PiO_2 (pressão inspirada de O_2), alterações na difusão, diminuições da relação V/Q ou *shunt*. Em contraste com outras causas, a hipoxemia devida ao *shunt* responde de forma inadequada ao aumento da FiO_2, e desequilíbrios de relação V/Q e *shunt* são, de longe, as causas mais comuns de hipoxemia aguda. A hipoventilação e desequilíbrios da relação V/Q também prejudicam a remoção de CO_2, mas a magnitude do efeito na $PaCO_2$ é menor e modificada pela resposta ventilatória à hipercapnia.

OXIGENOTERAPIA

A oxigenoterapia pode ser definida como a administração de oxigênio a um paciente em concentração inspirada maior que a do ar ambiente. A oxigenoterapia é uma condição mandatória para o tratamento da hipoxemia aguda e é amplamente utilizada na prática clínica, sendo uma das modalidades terapêuticas mais empregadas. Pode ser usada em um ambiente hospitalar ou pré-hospitalar (p. ex., na ambulância) para gerenciar situações de emergência ou no ambiente doméstico para gerenciar condições de saúde de longo prazo, que não serão objeto deste capítulo. O modo de entrega e o dispositivo utilizado para a oxigenoterapia dependem de vários fatores, incluindo as necessidades específicas do paciente e a disponibilidade do equipamento.

Para indicar o uso terapêutico de oxigênio existem 3 formas básicas:

1. Hipoxemia comprovada por medidas laboratoriais [PaO_2, SaO_2 e SpO_2, PaO_2/FiO_2, $D(A - a) O_2$] e pelo IO.
2. Indicação pela condição clínica: pacientes pós-operatórios, pneumonia, atelectasia, edema pulmonar etc.
3. Indicação pelos sintomas de hipoxemia: agitação, taquicardia, taquipneia, hipertensão, cianose, dispneia, desorientação etc.

Para fornecer oxigênio para tratamento da hipoxemia aguda são necessários:

1. Uma fonte de oxigênio (rede ou cilindros).
2. Um regulador de pressão com manômetro e fluxômetro.
3. Um dispositivo de entrega, como uma cânula nasal, máscara de ressuscitação, máscara de não reinalação, sistema de Venturi, uma cânula nasal de alto fluxo ou até um ventilador mecânico invasivo, por exemplo.

A oxigenoterapia é aplicada com o uso de uma ampla variedade de máscaras que permitem a entrega de oxigênio inspirado de 22-100%. Concentrações mais altas podem ser administradas por meio de máscaras com reservatórios, máscaras de pressão positiva contínua nas vias aéreas, durante a ventilação mecânica invasiva ou não invasiva.

Sabendo que a suplementação de oxigênio está associada a riscos comuns, sua administração e titulação devem ser muito cuidadosas, com decisões terapêuticas estabelecidas em critérios bem definidos. Entre os riscos comuns da exposição ao oxigênio, encontram-se:

1. Toxicidade ao oxigênio por espécies reativas de oxigênio (*reactive oxygen species* – ROS).
2. Atelectasia de absorção.
3. Depressão da ventilação.
4. Retinopatia da prematuridade.

A toxicidade do oxigênio está associada a lesões pulmonares e neurológicas quando administrado em altas concentrações ($FiO_2 \geq$ 50%) ou durante um tempo de exposição superior a 24 horas. As manifestações neurológicas são menos comuns durante o uso clínico do oxigênio, sendo mais prevalentes durante a oxigenoterapia hiperbárica, que não será objeto de estudo deste capítulo. Sendo assim, os pacientes com doenças respiratórias crônicas que dependem de oxigenoterapia por longo prazo e os que necessitam de ventilação mecânica prolongada estão mais expostos a esses riscos.

Considerando que o manejo clínico da hipoxemia aguda depende exclusivamente de sua etiologia primária (conforme descrito), as concentrações superclínicas de oxigênio, frequentemente utilizadas nas UTI, têm exposto os pacientes a danos desnecessários, sem reverter a causa real da hipoxemia.

Estudos têm demonstrado que uma $FiO_2 \geq$ 50%, no nível do mar (Patm: 1 atm ou 760 mmHg) por tempo superior a 24 horas, tem sido associada à piora radiológica (infiltrados pulmonares evidentes principalmente nas bases pulmonares), à redução da complacência pulmonar, ao aumento da $D(A - a)O_2$ e à piora da difusão. Esse declínio gradativo da função pulmonar está associado, em primeiro lugar, às altas concentrações de oxigênio ofertadas, as quais, por meio da produção das ROS (radicais livres subprodutos do oxigênio, advindos do metabolismo celular), agridem o epitélio pulmonar e o endotélio vascular. Essas ROS, se não inativadas por enzimas, como a superóxido dismutase, danificam o endotélio capilar, alterando sua permeabilidade, o que ocasiona edema intersticial e espessamento da membrana alvéolo-capilar. A persistência dessa agressão (tempo de exposição) destrói os pneumócitos do tipo 1 (células permeáveis ao oxigênio) e fornece estímulo proliferativo aos pneumócitos do tipo 2 (sintetizadores de surfactante e impermeáveis ao oxigênio). Esse mecanismo evolui para uma fase exsudativa, com edema alveolar, o que produz desequilíbrio na relação V/Q e *shunt* fisiológico, agravando a hipoxemia.

As altas concentrações de oxigênio, por tempo de exposição > 120 horas (5 dias), desencadeiam a formação de membrana hialina, fibrose e hipertensão pulmonar, o que agrava, e muito, a hipoxemia. Nesse caso, a oferta de mais oxigênio para compensar a piora da oxigenação do sangue acarretaria ainda mais lesão, e assim sucessivamente. As concentrações de oxigênio > 50% também aumentam significativamente o risco de atelectasia de absorção, visto que reduzem a concentração de nitrogênio no gás alveolar e no sangue venoso. A redução drástica dos níveis de nitrogênio no sangue produz a diminuição da pressão total dos gases no sangue venoso, favorecendo a difusão dos gases das cavidades para o sangue venoso. Em alvéolos obstruídos, o gás existente difunde-se por completo e, sem fonte de reabastecimento, produz um colapso alveolar, aumentando o *shunt* e piorando a oxigenação sanguínea. Em alguns grupos de pacientes, especialmente os retentores crônicos de CO_2, que dependem do oxigênio como estímulo principal, a oferta de altas concentrações de oxigênio induz a supressão do estímulo hipoxêmico nos quimiorreceptores periféricos (carotídeos e aórticos), o que pode produzir depressão da ventilação (redução de cerca de 20%), agravando a hipercapnia (incremento médio de 20 mmHg na $PaCO_2$).

A suplementação de oxigênio em bebês pré-termo ou de baixo peso ao nascer pode ocasionar a retinopatia da prematuridade. Essa condição patológica ocular, também denominada fibroplasia retro-lental, foi descrita primariamente em 1941 por Paul Chandler e Frederick Verhoeff. A retinopatia da prematuridade é uma doença bilateral da retina periférica relacionada à formação anômala dos vasos sanguíneos, e sua gravidade apresenta relação inversa à idade gestacional e ao peso da criança ao nascimento. As altas concentrações de oxigênio no sangue produzem vasoconstrição retiniana, o que pode levar à necrose desses vasos. Essa condição clínica afeta, com frequência, os recém-nascidos até aproximadamente 1 mês de idade; após esse período, as artérias retinianas já atingiram a maturidade, diminuindo o risco de perpetuação dessa doença.

Prescrição de oxigênio

O oxigênio é um dos agentes terapêuticos mais utilizados clinicamente, com ações bioquímicas e fisiológicas específicas e uma gama distinta de doses efetivas e efeitos adversos bem definidos em altas doses. O oxigênio é amplamente disponível e comumente prescrito pelos fisioterapeutas em diversas condições para corrigir a hipoxemia aguda e/ou prevenir a hipóxia tecidual. Embora a oxigenoterapia continue a ser um dos pilares da prática clínica para cuidados de pacientes hospitalizados ou criticamente assistidos, e muitos aspectos de suas ações fisiológicas já tenham sido elucidados, os dados baseados em evidências sobre seus efeitos em muitas condições clínicas potencialmente relevantes estão ficando para trás. O custo de uma dose única de oxigênio é baixo. No entanto, em muitos hospitais, o gasto anual com oxigenoterapia excede o da maioria dos outros agentes terapêuticos de alto perfil. Além disso, o paradigma comumente aceito que liga a hiperóxia ao aumento do estresse oxidativo e a margem relativamente estreita de segurança entre suas doses efetivas e tóxicas são barreiras adicionais que justificam o número desproporcionalmente pequeno de estudos de alta qualidade sobre o uso clínico de oxigênio em níveis acima do normal (hiperóxia). É fácil controlar meticulosamente a dose de oxigênio (a combinação de sua pressão parcial e a duração da exposição), em contraste com muitas outras drogas, portanto manifestações clinicamente significativas de toxicidade por oxigênio deveriam ser incomuns, mas na prática clínica não são.

Os avanços tecnológicos e as inovações do setor médico-hospitalar têm trazido ao mercado diversas opções para a administração terapêutica de oxigênio. A escolha adequada do equipamento perpassa as relações de custo-efetividade clínica da oferta de oxigênio para reversão da hipoxemia, assim como os custos financeiros de sua administração. Dessa forma, as características dos equipamentos e seus respectivos desempenhos devem ser minuciosamente compreendidos. A FiO_2 terapêutica pode ser feita de forma não invasiva ou invasiva, sendo seus equipamentos de oferta categorizados em sistemas de baixo fluxo, sistemas com reservatórios e sistemas de alto fluxo.

Para a decisão quanto à melhor forma de ofertar terapeuticamente o oxigênio, algumas perguntas precisam ser respondidas:

- Qual a FiO_2 necessária (ideal) para o paciente?
- Quanto de FiO_2 (qual a faixa) os sistemas disponíveis podem liberar?
- A FiO_2 será ofertada de forma fixa ou variável?

Dessa forma, para melhor eleição da interface terapêutica a ser utilizada, é preciso calcular qual a FiO_2 necessária para atender às demandas do respectivo paciente. Existem duas formas utilizadas para o cálculo da FiO_2 ideal, de acordo com as fórmulas a seguir:

- FiO_2 (ideal) = PaO_2 ideal × FiO_2 conhecida (na qual a gasometria foi coletada)/PaO_2 conhecida (obtida na gasometria arterial); ou

- FiO_2 (ideal) = (PaO_2 ideal/relação PaO_2/PAO_2 + $PaCO_2$ × 1,25) × 1/PB – PH_2O.

Essas duas fórmulas são amplamente utilizadas para titulação do suporte de oxigênio em UTI, devendo-se sempre atentar ao fato de que elas não podem ser utilizadas para pacientes com hipoxemia refratária ao uso de oxigênio (p. ex.: SDRA). Nesses casos, utiliza-se a menor FiO_2 possível para manter uma PaO_2 ≥ 65mmHg.

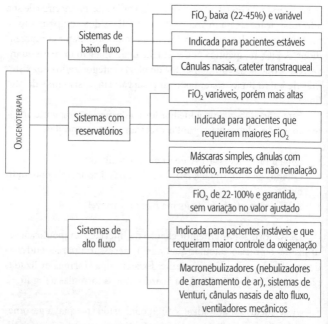

FIGURA 3 Representação esquemática dos sistemas de oferta de O_2 e suas interfaces principais.

Conhecendo a FiO_2 necessária, deve-se verificar que faixas de FiO_2 os equipamentos disponíveis podem ofertar com segurança e acurácia. Para tanto, os equipamentos são categorizados em três grupos, a partir da DO_2:

- Sistemas projetados para baixa oferta de oxigênio ($FiO_2 \leq 35\%$).
- Concentração moderada ($FiO_2 > 35\%$ e $\leq 60\%$).
- Alta concentração de oxigênio ($FiO_2 > 60\%$).

Alguns equipamentos disponibilizam uma faixa completa de oxigênio (21-100% de FiO_2), como os ventiladores microprocessados. Além da classificação dos equipamentos, a precisão e a garantia de FiO_2 também devem ser objeto de reflexão crítica, uma vez que, em cuidados intensivos, a garantia da FiO_2 é, muitas vezes, justa e necessária. Essa classificação separa os equipamentos em sistemas de baixo fluxo, alto fluxo e sistemas com reservatórios. Os sistemas de baixo fluxo são aqueles que ofertam oxigênio a um fluxo de 8 L/min ou menos diretamente nas vias aéreas dos pacientes. Uma característica básica dos sistemas de baixo fluxo é a diluição do oxigênio inspirado pelo ar proveniente do ambiente. Como resultado dessa mistura, a FiO_2 é reduzida e variável. Os principais sistemas de oferta de oxigênio de baixo fluxo são o cateter nasal, a cânula nasal e o cateter transtraqueal (Figura 4).

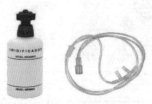

FIGURA 4 Cânula nasal com umidificador de bolhas.

Na modalidade oferta de oxigênio de baixo fluxo, existe uma regra básica para o conhecimento da FiO_2 ofertada, que é: para cada 1 L/min de oxigênio, a FiO_2 aumenta 4%. Por exemplo: um paciente em pós-operatório de retirada da vesícula biliar (colecistectomia) por videolaparoscopia é admitido no quarto após recuperação anestésica, com cânula nasal com fluxo de 3 L/min.

Qual a FiO_2 (aproximada) ofertada para esse paciente?

- Ar ambiente: 21%.
- Oferta de oxigênio: 3 L/min = 3 × 4% = 12%.
- FiO_2 (aproximada): 21% + 12% = 33%.

Os sistemas com reservatório possuem um mecanismo para armazenar o oxigênio entre as incursões respiratórias. Dessa forma, durante a inspiração, parte do ar é proveniente do fornecimento contínuo de oxigênio e parte do reservatório, que armazenou oxigênio durante a última expiração, proporcionando menor diluição do ar inspirado e, consequentemente, maior FiO_2. Entre os sistemas com reservatório disponíveis, os mais utilizados são a máscara simples (Figura 5A), as máscaras de não reinalação parcial (Figura 5B) e as máscaras de não reinalação (Figura 5C).

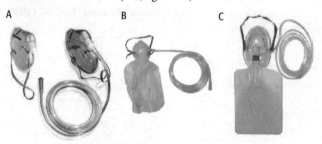

FIGURA 5 A: máscara simples; B: máscara de não reinalação parcial; C: máscara de não reinalação.

Como os sistemas com reservatórios evitam perdas durante a expiração, durante a oferta contínua de oxigênio, eles proporcionam redução no uso de oxigênio de 50-70%. Por exemplo, um paciente em repouso que necessita de um fluxo de 4 L/min para manter uma $SaO_2 \geq 90\%$ em um sistema de baixo fluxo poderia conseguir o mesmo resultado com uma cânula com reservatório consumindo apenas 1-1,5 L/min.

A característica básica que diferencia os sistemas de alto fluxo dos demais é a capacidade de ofertar FiO_2 fixa, a fluxos iguais ou superiores ao pico de fluxo exigido pelos pacientes. Um sistema de admissão de ar (arrasto) ou mesmo um misturador são utilizados, desde que a oferta do fluxo de saída supere as demandas exigidas pelos pacientes, assegurando que não há diluição (além da prevista pelo fabricante a partir da vazão de seus orifícios), mantendo-se a FiO_2 prevista. Outra característica da modalidade de oferta de oxigênio de alto fluxo é o princípio da mistura dos gases que misturam (por meio de arrastos ou misturadores) ar e oxigênio para alcançar e garantir determinada FiO_2. Essa mistura de ar e oxigênio respeita a equação de diluição dos gases, dada por:

$$VF \times CF = V_1 \times C_1 + V_2 \times C_2$$

Em que V_1 e V_2 são os volumes dos dois gases e C_1 e C_2 são a concentração de oxigênio nesses dois volumes. Após a mistura, têm-se VF e CF, que são o volume e a concentração finais resultantes, respectivamente. Uma variação dessa equação pode ser utilizada para calcular o percentual de oxigênio em uma mistura de ar e oxigênio:

$$\text{Percentual de oxigênio} = \frac{(\text{fluxo de ar} \times 21) + (\text{fluxo de oxigênio} \times 100)}{\text{fluxo total}}$$

Os principais sistemas de alto fluxo disponíveis são os sistemas de incorporação de ar, conhecidos como sistema de Venturi, e os sistemas microprocessados dos ventiladores mecânicos de terceira e quarta gerações. Os equipamentos de incorporação de ar direcionam uma fonte de oxigênio em altas pressões através de um pequeno bocal ou jato circundado por aberturas para entrada (arrasto) do ar. A quantidade de ar "arrastado" irá variar em função do tamanho da abertura e da velocidade (fluxo) de oxigênio no jato. Quanto maiores as aberturas de entrada e quanto mais alto o fluxo de oxigênio (velocidade do gás), mais ar é incorporado, sendo maior o fluxo de saída total e menor a FiO_2 ofertada. Como esses equipamentos sempre diluem o oxigênio pelo ar arrastado, eles sempre oferecem FiO_2 < 100%.

A máscara de arrastamento (incorporação) de ar (sistema de Venturi) foi descrita inicialmente por Barach e Eckman, em 1941. Posteriormente, Campbell desenvolveu uma máscara de incorporação que fornecia baixa FiO_2, controlada, denominando o equipamento de máscara de Venturi. Embora a máscara de Venturi tenha seu funcionamento atribuído ao princípio de mesmo nome, essa suposição parece incorreta, já que, em vez de ter um tubo de Venturi clássico, que incorpora ar, esse equipamento proposto por Campbell possui orifícios simples pelos quais o oxigênio passa em alta velocidade. Nesse caso, a incorporação do ar ocorre por forças de estresse e não por pressões reduzidas nos orifícios laterais. Quanto menor o orifício, maior o fluxo de oxigênio (velocidade) e, assim, mais ar é arrastado.

A máscara de Venturi foi projetada para ofertar uma faixa de 24-50% de FiO_2. A FiO_2 é fixa, sendo regulada por mudança e seleção dos adaptadores do jato. A peça de maior orifício produz o menor jato e, assim, menor fluxo (velocidade) de oxigênio, que proporciona menor arrasto e menor diluição do ar inspirado, aumentando, obviamente, a FiO_2 ofertada (Figura 7).

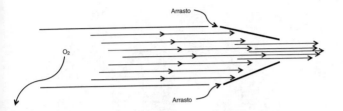

FIGURA 6 Princípio de Venturi. Quanto maior o fluxo (velocidade), maior o arrasto, maior a diluição e, assim, menor a FiO_2.
Fonte: adaptada de arquivo do autor.

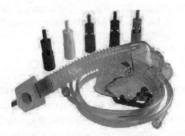

FIGURA 7 Modelo de um sistema de Venturi. Cada peça colorida exige um fluxo de entrada predeterminado e assim fornece uma FiO_2 fixa.

Os nebulizadores de arrastamento de ar (incorporação) possuem características físicas semelhantes às das máscaras de arrastamento de ar, com capacidade adicional de umidificação e possibilidade de aquecimento do ar inspirado, se acoplados a um sistema de aquecimento. Esse tipo de equipamento é comumente utilizado em pacientes com vias aéreas artificiais em tubo T ou alternativamente por meio de máscaras faciais (máscara de Hudson) ou tendas traqueais (Figura 8).

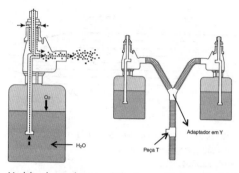

FIGURA 8 Modelos de um sistema unitário (esquerda) e combinado (para maiores FiO_2) de macronebulizador mecânico. Esse sistema pode ser utilizado com máscaras de Hudson, tendas de traqueostomia ou com peças T em pacientes em desmame do suporte ventilatório.
Fonte: modificada de Vender, Clemency, 2002.

A diferença básica entre os nebulizadores de arrastamento de ar e as máscaras de Venturi reside na característica fixa do orifício de entrada de oxigênio, podendo a relação entre ar e oxigênio ser alterada exclusivamente pelo tamanho das aberturas para o arrasto. Nesse tipo de equipamento, para obtenção de FiO_2 mais altas, adota-se a estratégia de interligar dois equipamentos por meio de uma peça Y.

Em pacientes ventilados mecanicamente, a prescrição de oxigênio está intimamente relacionada aos níveis de pressão positiva ao final da expiração (PEEP), já que eles apresentam relações inversas e funções complementares. A PEEP, sendo um valor positivo, garante que a linha de base supere a pressão atmosférica durante toda a fase expiratória. Diante disso, aumenta a capacidade residual funcional (CRF), melhorando a oxigenação (requerendo menores FiO_2) e prevenindo o colapso das unidades alveolares, que se tornam instáveis durante condições clínicas adversas. Os ventiladores mecânicos podem liberar concentrações de oxigênio de 21-100%. Como resultado de um ajuste correto, as pressões parciais de oxigênio no sangue arterial podem ser restauradas ao normal, dependendo da(s) causa(s) da hipoxemia. Por exemplo, se a ventilação alveolar aumenta e a PaO_2 também, isso indica que a causa para a hipoxemia é um déficit ventilatório. Já o aumento da PaO_2, como consequência de um aumento na oferta de oxigênio, indica a baixa relação V/Q como causa primária da hipoxemia. Em pacientes ventilados mecanicamente, normalmente a FiO_2 é iniciada ou com 100% ou na faixa de 40-50%, até que a PaO_2 possa ser mensurada. Em seguida, a FiO_2 é titulada para manter a PaO_2 ideal (pacientes com SDRA, $PaO_2 \geq 55$ mmHg com $SaO_2 > 90\%$ – ARDSnet) ou $PaO_2 \geq 60-65$ mmHg com $SaO_2 > 90\%$ (*open lung approach*). A FiO_2, estimada como ideal, pode ser calculada pela fórmula já apresentada; embora existam outras, esta fórmula é aparentemente a mais eficaz para predizer as estimativas de FiO_2:

$$FiO_2 \text{ (ideal)} = [(PaO_2 \text{ ideal/relação } PaO_2/PAO_2) + (PaCO_2 \times 1{,}25) \times (1/PB - PH_2O)]$$

Por exemplo: paciente com 70 anos de idade é admitido na UTI, em ventilação mecânica invasiva (VMI), com os seguintes parâmetros:

- Modo ventilatório: ventilação controlada a pressão (PCV): PC: 15 cmH_2O; frequência respiratória (FR): 18 irpm; tempo de inspiração (Tinsp): 0,9 s; PEEP: 5 cmH_2O; FiO_2: 0,8 (80%). Após 30 minutos, a gasometria indicava:
  - pH: 7,42; PaO_2: 255 mmHg; $PaCO_2$: 40 mmHg; $[HCO_3^-]$: 26 mmol/L. Qual a FiO_2 ideal estimada para esse paciente?
    - Primeiro passo: $PAO_2 = FiO_2 \times (PB - 47) - (PaCO_2)$ (para $FiO_2 > 0{,}6$); $PAO_2 = 0{,}8 \times (760 - 47) - 40$; $PAO_2 = 530{,}4$ mmHg
    - Segundo passo: relação PaO_2/PAO_2 255/530,4 = 0,48

- Terceiro passo: PaO_2 ideal: $103,5 - (0,42 \times idade/anos)$ => PaO_2 ideal: $103,5 - (0,42 \times 70)$ => PaO_2 ideal: $74,1$
- Quarto passo: FiO_2 (ideal) = $[(PaO_2 \text{ ideal/relação } PaO_2/PAO_2) + (PaCO_2 \times 1,25) \times (1/PB - PH_2O)]$

FiO_2 (ideal) = $[(74,1/0,48) + (40 \times 1,25) \times (1/760 - 47)]$

FiO_2 (ideal) = $0,28$ (28%)

CÂNULAS NASAIS DE ALTO FLUXO

As cânulas nasais de alto fluxo (CNAF) têm a propriedade de garantir a oferta de O_2 com fluxos contínuos de até 60 L/min, aquecidos e umidificados de forma ativa. Essa modalidade terapêutica tem sido descrita como bem eficaz na melhora da oxigenação arterial pelos seguintes motivos: redução do espaço morto anatômico e consequente lavagem do CO_2, efeito PEEP-*like* pelo alto fluxo contínuo que se antepõe à expiração, gerando um retardo expiratório, aquecimento e umidificação otimizados que favorecem a difusibilidade do O_2 pela membrana alvéolo-capilar. Diversos estudos têm demonstrado sua eficácia clínica no manuseio da IRpA, em especial na IRpA hipoxêmica, embora também existam evidências de que essa modalidade de suporte respiratório também seja útil para pacientes com IRpA hipercápnica. É consensual que a melhor estratégia para tratamento da IRpA hipercápnica seja a assistência ventilatória invasiva (VMI) ou não invasiva (VNI). Entretanto, a VMI apresenta piores desfechos clínicos em longo prazo e custos significativamente maiores dos cuidados com a saúde, enquanto a VNI muitas vezes esbarra na adaptação às interfaces e no aumento do espaço morto produzido por elas. Assim, a CNAF surge como alternativa também para esses pacientes, uma vez que a interface é confortável e que um de seus principais racionais fisiológicos seja a redução do espaço morto anatômico pelo alto fluxo contínuo ofertado.

O suporte respiratório é aplicado para manter a oxigenação e a ventilação alveolar, e o tratamento de primeira linha da insuficiência respiratória hipoxêmica é suplementar oxigênio. Durante a ventilação espontânea, as vias respiratórias conduzem o ar inspirado e o distribuem pela árvore brônquica até os alvéolos. Essas estruturas de condução, em especial as fossas nasais e as vias aéreas superiores, aquecem e umidificam o gás inspirado, até os alvéolos. Nesse caminho, o ar inspirado é aquecido até a temperatura corporal e totalmente saturado com vapor de água. O nariz e as vias aéreas superiores são também excelentes trocadores de calor e umidade: durante a ventilação normal, quando o ar ambiente está frio e seco, eles são capazes de manter a temperatura e a umidade no espaço orofaríngeo. Entretanto, quando suplementamos O_2 por sistemas de baixo fluxo, mesmo com umidificadores de bolhas, a umidade absoluta do gás inspirado permanece seco ou mal umidificado, o que pode provocar queixas do paciente, como ressecamento e dor nasal, garganta seca e consequente intolerância à oxigenoterapia. Sabe-se que inspiração de ar seco e pouco aquecido reduz a depuração mucociliar e a difusibilidade do O_2 no espaço alveolar.

Além disso, os dispositivos tradicionais de oxigenoterapia limitam-se a fornecer fluxos de até 15 L/min, que por vezes situam-se aquém da demanda ventilatória dos pacientes em desconforto respiratório, que frequentemente requerem fluxos inspiratórios na faixa de 30-100 L/min.

A CNAF é composta por um misturador de ar/oxigênio fornecendo FiO_2 entre 21-100% com fluxos de saída de até 60 L/min (Figura 9). O ar é aquecido e umidificado pelo umidificador ativo, e o gás é entregue através de um circuito aquecido e que evita a troca de calor com o meio.

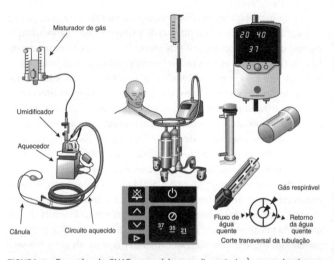

FIGURA 9 Exemplos de CNAF comercialmente disponíveis. À esquerda: sistema de CNAF montado com componentes comumente disponíveis, inclusive um misturador, um aquecedor/umidificador, um circuito aquecido e uma cânula. No centro: o sistema de CNAF *Airvo* 2 é mostrado como uma unidade móvel com cilindros de ar e oxigênio, com uma representação do painel de controle digital, que indica o ajuste da temperatura, do fluxo e da FiO_2. À direita: sistema de CNAF *precision flow*, filtro de umidificação interno, recorte que mostra a configuração de fibra oca (meio) e recorte que mostra o circuito com um diagrama do sistema de isolamento de água quente.
Fonte: modificada de Slain et al., 2017.

Efeitos fisiológicos

A oferta de uma mistura de ar/oxigênio, com fluxos de até 60 L/min, adequadamente aquecida e umidificada, pode apresentar vários efeitos fisiológicos:

1. *Clearance* de CO_2 do espaço morto anatômico.
2. Embora entregues através de um sistema aberto, fluxos altos e contínuos impõem resistência ao fluxo expiratório e criam pressão nasofaríngea positiva (PEEP-*like*). Essas pressões produzidas durante a expiração são relativamente baixas, mas contribuem para recrutar alvéolos colapsados e aumentar a capacidade residual funcional, melhorando a troca gasosa.
3. A oferta de um fluxo alto atende ao aumento da demanda ventilatória dos pacientes, fornecendo uma FiO_2 relativamente constante.
4. O gás inspirado é aquecido a 37°C e completamente umidificado, garantindo que as funções mucociliares permaneçam adequadas e otimizando o ecossistema para uma boa troca gasosa.

Indicações da CNAF

As condições clínicas que mais se beneficiam da utilização da CNAF estão sumarizadas na Tabela 2.

TABELA 2 Indicações clínicas da CNAF

Indicações	Evidências
IRpA hipoxêmica	☺ ☺ ☺ ☺
IRpA hipercápnica	☺ ☺
Pré-intubação orotraqueal	☺ ☺ ☺
Pós-extubação orotraqueal	☺ ☺ ☺
Apneia obstrutiva do sono	☺ ☺
IC aguda	☺
Durante o procedimento de broncoscopia	☺

ALGORITMO CLÍNICO BASEADO EM EVIDÊNCIAS

Em recente revisão clínica publicada por Reed Siemieniuk et al., em 2018, fica evidente a preocupação da comunidade científica com os malefícios da hiperóxia e com a frequente "overprescrição" de suplementação de O_2 em pacientes criticamente enfermos ou hospitalizados. Os autores propuseram recomendações clínicas para guiar a prescrição da oxigenoterapia.

CONCLUSÃO

O manejo clínico da hipoxemia é objeto de reflexões e diferentes abordagens terapêuticas constantes no universo clínico da terapia intensiva. O uso do suporte terapêutico do oxigênio para esse fim, nesse cenário, parece ainda mais controverso, uma vez que seus riscos e danos (sustentados pela literatura) superam os benefícios outrora advogados. Embora alguns autores ainda recomendem o uso

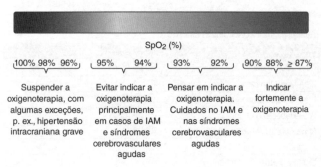

FIGURA 10 Algoritmo clínico para prescrição de oxigênio em terapia intensiva/emergência.

terapêutico do oxigênio em algumas situações clínicas, até com altas FiO_2, atualmente se reforça o conceito da hipoxemia permissiva, afirmando, com embasamento científico, que os danos provocados por períodos de hipóxia tecidual são menores que os apresentados por semelhantes períodos de hiperóxia ou mesmo normoxemia (à custa de altas FiO_2) em algumas situações clínicas. O diagnóstico adequado da hipoxemia, com sua causa primária identificada, o conhecimento pormenorizado dos efeitos deletérios do uso terapêutico do oxigênio, a precisa titulação da oferta de oxigênio (o mínimo necessário para uma oxigenação aceitável), a escolha da melhor interface para sua utilização, o perfeito equilíbrio entre os níveis de PEEP e o suporte de oxigênio em pacientes ventilados mecanicamente são algumas das variáveis imprescindíveis para a correta prescrição de oxigênio em terapia intensiva.

BIBLIOGRAFIA

1. Abdelsalam M, Cheifetz IM. Goal-directed therapy for severely hypoxic patients with acute respiratory distress syndrome: permissive hypoxemia. Respir Care. 2010 Nov;55(11):1483-90.
2. Abdelsalam M. Permissive hypoxemia: is it time to change our approach? Chest. 2006 Jan;129(1):210-1.
3. Allison BJ, Crossley KJ, Flecknoe SJ, Davis PG, Morley CJ, Hooper SB. Ventilation and oxygen: dose-related effects of oxygen on ventilation-induced lung injury. Pediatr Res. 2010 Mar;67(3):238-43.
4. Altemeier WA, Sinclair SE. Hyperoxia in the intensive care unit: why more is not always better. Curr Opin Crit Care. 2007 Feb;13(1):73-8.
5. Andrade Júnior DR, Souza RB, Santos AS, Andrade DR. Os radicais livres de oxigênio e as doenças pulmonares. J Bras Pneumol. 2005 Jan-Fev;31(1):60-8.
6. Barach AL, Eckman MB. A Physiologically controlled oxygen mask apparatus. Anesthesiology. 1941 Jul;2(4):421-6.
7. Barach AL. The therapeutic use of oxygen. JAMA. 1922 Aug;79(9):693-9.
8. Benditt JO. Adverse effects of low-flow oxygen therapy. Respir Care. 2000 Jan;45(1):54-61.

9. Branson RD, Robinson BR. Oxygen: when is more the enemy of good? Intensive Care Med. 2011 Jan;37(1):1-3.
10. Bräunlich J, Beyer D, Mai D, Hammerschmidt S, Seyfarth H-J, Wirtz H. Effects of nasal high flow on ventilation in volunteers, COPD and idiopathic pulmonary fibrosis patients. Respiration. 2013;85:319-25.
11. Cairo JM, Pilbeam SP: Respiratory care equipament. 7.ed. St. Louis: Mosby; 2004.
12. Campbell EJ. A method of controlled oxygen administration which reduces the risk of carbon-dioxide retention. Lancet. 1960 Jul;2(7140):12-4.
13. Chang DW. Respiratory care calculations. 3.ed. Stanford: Cengage Learning; 2011.
14. Cohen JL, Demers RR, Saklad M. Air-entrainment masks: a performance evaluation. Respir Care. 1977 Mar;22(3):277-82.
15. Downs JB. Has oxygen administration delayed appropriate respiratory care? Fallacies regarding oxygen therapy. Respir Care. 2003 Jun;48(6):611-20.
16. Dunn WF, Nelson SB, Hubmayr RD. Oxygen induced hipercarbia in obstructive pulmonary disease. Am Rev Respir Dis. 1991 Sep;144(3 Pt 1):526-30.
17. Eastwood GM, Reade MC, Peck L, Jones D, Bellomo R. Intensivists' opinion and self-reported practice of oxygen therapy. Anaesth Intensive Care. 2011 Jan;39(1):122-6.
18. Emsley J. Nature's building blocks: an A-Z guide to then elements. New York: Oxford University; 2001.
19. Fauci AS, Kasper DL, Braunwald E, Hauser SL, Longo DL, Jamerson JL, et al. Harrison's principles of internal medicine. 17.ed. New York: McGraw-Hill; 2008.
20. Foust GN, Potter WA, Wilons MD, Golden EB. Shortcomings of using two jet nebulizers in tandem with aerosol face mask for optimal oxygen therapy. Chest. 1991 Jun;99(6):1346-51.
21. Heffener JE. The story of oxygen. Respir Care. 2013 Jan;58(1):18-31.
22. Hess D. Detection and monitoring of hypoxemia and oxygen therapy. Respir Care. 2000 Jan;45(1):65-80.
23. Hess DR, Macintyre NR, Mishoe SC, Galvin WF, Adams AB. Respiratory care: principles and practice. 2.ed. Sudbury: Jones & Barnett Learning; 2011.
24. Jenkinson SG. Oxygen toxicity in acute respiratory failure. Resp. Care. 1983;28:614-7.
25. Joosten SA, Koh MS, Bu X, Smallwood D, Irving LB. The effects of oxygen therapy in patients presenting to an emergency department with exacerbation

of chronic obstructive pulmonary disease. Med J Aust. 2007 Mar;186(5):235-8.

26. Jubran A, Tobin MJ. Monitoring gas exchange during mechanical ventilation. In: Tobin MJ, ed. Principles and practice of mechanical ventilation. 3.ed. New York: McGraw-Hill; 2012.

27. Kipnis E, Ramsingh D, Bhargava M, Dincer E, Cannesson M, Broccard A, et al. Monitoring in the intensive care. Crit Care Res Pract. 2012;2012:473507. doi: 10.1155/2012/473507. Epub 2012 Aug 27. PubMed PMID: 22970356; PubMed Central PMCID: PMC3433116.

28. Kleen M, Messmer K. Toxicity of high PaO2. Minerva Anestesiol. 1999 Jun;65(6):393-6.

29. Leigh JM. The evolution of oxygen therapy apparatus. Anaesthesia. 1974 Jul;29(4):462-85.

30. Lenglet H, Sztrymf B, Leroy C, Brun P, Deyfuss D, Ricard J-D. Humidified high flow nasal oxygen during respiratory failure in the emergency department: feasibility and efficacy. Respir Care. 2012;57:1873-8.

31. Mao C, Wong DT, Slutsky AS, Kavanagh BP. A quantitative assessment of how Canadian intensivists believe they utilize oxygen in the intensive care unit. Crit Care Med. 1999 Dec;27(12):2806-11.

32. Martin DS, Grocott MP. Oxygen therapy in critical illness: precise control of arterial oxygenation and permissive hypoxemia. Crit Care Med. 2013 Feb;41(2):423-32.

33. Millar J, Lutton S, O'Connor P. The use of high-flow nasal oxygen therapy in the management of hypercarbic respiratory failure. Ther Adv Respir Dis. 2014;8(2):63-4.

34. Neff TA. Routine oximetry: a fifth vital sign? Chest. 1988 Aug;94(2):227.

35. O'Driscoll BR, Howard LS, Davison AG; British Thoracic Society. BTS guideline for emergency oxygen use in adult patients. Thorax. 2008 Oct;63 Suppl 6:vi1-68.

36. Ozyilmaz E, Ozsancak A, Nava S. Timing of noninvasive ventilation failure: causes, risk factors, and potential remedies. BMC Pulm Med. 2014;14:19.

37. Pierson DJ. Oxygen in respiratory care: a personal perspective from 40 years in the field. Respir Care. 2013 Jan;58(1):196-204.

38. Poitiers University Hospital. Clinical effect of the association of noninvasive ventilation and high flow nasal oxygen therapy in resuscitation of patients with acute lung injury (FLORALI Study). Disponível em: http://clinicaltrials. gov/ct2/show/record/NCT01320384.

39. Rampal T, Jh Anji S, Pearse RM. Using oxygen delivery targets to optimize resuscitation in critically ill patients. Curr Opin Crit Care. 2010 Jun;16(3):244-9.

40. Respiratory Care Journal Conference. Oxygenation in the critically ill patient. Part 1 and Part 2. Respir Care J. 1993;38(6):587-704 and 38(7):739-846.

41. Severinghaus JW, Honda Y. History of blood gas analysis. VII. Pulse oximetry. J Clin Monit. 1987 Apr;3(2):135-8.

42. Sinclair SE, Altemeier WA, Matute-Bello G, Chi EY. Augmented lung injury due to interaction between hyperoxia and mechanical ventilation. Crit Care Med. 2004 Dec;32(12):2496-501.

43. Siemieniuk RAC, Chu DK, Kim LH, Güell-Rous MR, Alhazzani W, Soccal PM, et al. Oxygen therapy for acutely ill medical patients: a clinical practice guideline. BMJ. 2018 Oct 24;363:k4169. doi: 10.1136/bmj.k4169. PubMed PMID: 30355567.

44. Slain Katherine N, Shein Steven L, Rotta Alexandre T. Uso de cânula nasal de alto fluxo no departamento de emergência pediátrica. J. Pediatr. (Rio J.) 2017; 93(Suppl.1):36-45.

45. Tobin MJ. Respiratory monitoring in the intensive care unit. Am Rev Respir Dis. 1988 Dec;138(6):162542.

46. Torres A, Gatell JM, Aznar E, El-Ebiary M, Puig de la Bellacasa J, González J, et al. Re-intubation increases the risk of nosocomial pneumonia in patients with needing mechanical ventilation. Am J Respir Crit Care Med.1995;152(1):137-41.

47. Tremper KK, Barker SJ. Pulse oximetry. Anesthesiology. 1989 Jan;70(1):98-108.

48. Vender JS, Clemency MV. Oxygen delivery systems, inhalation therapy, and respiratory care. In: Benumof JL, ed. Clinical procedures in anesthesia and intensive care. Philadelphia: JB Lippincott; 2002.

49. Ward JJ. History of the respiratory care profession. In: Hess DR, MacIntyre NR, Mishoe SC, Galvin WF, ed. Respiratory care: principles and practice. 2.ed. Sudbury: Jones & Bartlett Learning; 2011. p.1392-400.

50. Whiteley JP, Gavaghan DJ, Hahn CE. Variation of venous admixture, SF6 shunt, PaO2, and the PaO2/ FIO2 ratio with FIO2. Br J Anaesth. 2002 Jun;88(6):771-8.

51. Wilkins RL, Stoller JK, Scanlan CL, eds. Egan's fundamentals of respiratory care. St. Louis: Mosby; 2003.

52. Zaloga GP. Evaluation of bedside testing options for the critical care unit. Chest. 1990 May;97(5 Suppl):185S-190S.

Modos ventilatórios básicos | 7

Ezequiel Manica Pianezzola

INTRODUÇÃO

A ventilação mecânica (VM) é um dos recursos mais importantes para o manejo do paciente crítico no ambiente da terapia intensiva, e tem por objetivo promover a assistência ventilatória, substituindo a bomba ventilatória, e a otimização das trocas gasosas. Formas graves de insuficiência respiratória aguda ou agudização de distúrbios crônicos necessitarão de suporte ventilatório invasivo, e a promoção de uma assistência ventilatória segura e eficiente se faz necessária.

Os modos ventilatórios básicos, presentes na maioria dos ventiladores mecânicos, são a "porta de entrada" dos ajustes ventilatórios iniciais e utilizados na maioria dos casos. As diferentes situações clínicas encontradas requerem ajustes específicos e conhecimento dos recursos disponíveis, além das limitações de cada modo.

Atualmente podemos encontrar nas UTI diversos modelos de ventiladores mecânicos com nomenclaturas diferentes para modos semelhantes, porém o princípio de funcionamento básico é similar. Quem conhece a base estrutural de cada modo reconhecerá os ajustes necessários correlacionando as variáveis do ciclo ventilatório.

Obviamente, é necessário o conhecimento completo do ventilador mecânico utilizado para extrair todo o potencial do dispositivo.

CICLO VENTILATÓRIO

Para descrevermos as modalidades e suas variáveis, é importante reconhecermos as 4 fases do ciclo ventilatório (Figura 1):

1. Fase inspiratória: corresponde à fase do ciclo em que o ventilador realiza a insuflação pulmonar. É nessa fase que a maioria dos modos ventilatórios controla as variáveis de fluxo, pressão ou volume, que serão limitadas durante a abertura da válvula inspiratória para a liberação do ar, sendo de grande importância para a determinação do modo ventilatório;
2. Ciclagem: é o encerramento da fase inspiratória, a transição entre essa fase e a fase expiratória. Essa finalização pode ocorrer por variáveis de pressão, volume, fluxo ou tempo e também ajuda a caracterizar o modo ventilatório.
3. Fase expiratória: momento seguinte ao fechamento da válvula inspiratória e abertura da válvula expiratória, permitindo que a pressão do sistema respiratório se equilibre com a pressão expiratória final determinada no ventilador.
4. Disparo: corresponde à mudança da fase expiratória para a inspiratória. É o instante em que termina a expiração e ocorre a liberação de ar do ventilador para o paciente, iniciando nova fase inspiratória. Essa abertura pode ocorrer por tempo previamente programado ou por esforço respiratório gerado pelo paciente e reconhecido pelo ventilador mecânico.

Com base nas variáveis do ciclo ventilatório (disparo, inspiração, ciclagem e expiração) disponíveis nos ventiladores mecânicos, geralmente são oferecidas 4 modalidades de ventilação: ventilação mandatória controlada, ventilação mandatória assistida, ventilação mandatória intermitente sincronizada (*synchronized intermitent mandatory ventilation* – SIMV) e pressão positiva contínua nas vias respiratórias (*continuous positive airway pressure* – CPAP) – Figura 2.

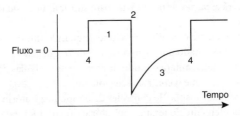

FIGURA 1 Fases do ciclo ventilatório.
Fonte: adaptada do III Consenso Brasileiro de Ventilação Mecânica.

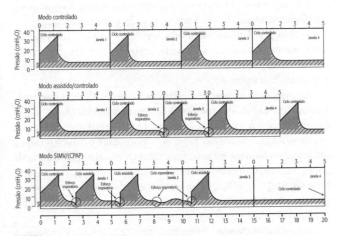

FIGURA 2
Fonte: adaptada de Ventilação mecânica: fundamentos e práticas clínicas.

VENTILAÇÃO MANDATÓRIA CONTROLADA E ASSISTIDA

A ventilação mandatória controlada é caracterizada por assumir completamente a ventilação do paciente. Em situações clínicas em que seja exigido um controle irrestrito da ventilação, essa modalidade fornecerá as variáveis necessárias para suprir as necessidades ventilatórias.

O início do ciclo ou disparo acontece quando um tempo é previamente programado por meio do ajuste da frequência respiratória. O ventilador determinará o modo de atuação das válvulas de fluxo e a exalação conforme o controle selecionado.

O ventilador dispõe de controles de tempo inspiratório (Tinsp) e consequentemente do tempo expiratório (Texp): FR = 60 s/(Tinsp + Texp) e dispõe de controle de volume minuto (Vmin) e volume corrente (Vc): FR = Vmin/Vc. Exemplo: se o ajuste da FR = 15 irpm, logo 60 segundos / 15 irpm = 4. Significa que a cada 4 segundos o ventilador mecânico iniciará um novo ciclo ventilatório.

A ciclagem dependerá da característica do modo ventilatório. Comumente os modos básicos mais utilizados são ciclados a volume (ventilação controlada a volume – VCV) ou a pressão (ventilação controlada a pressão – PCV).

As principais indicações seriam as situações clínicas que apresentam necessidade de repouso da bomba ventilatória (p. ex., fadiga da musculatura respiratória), manipulação da ventilação alveolar (p. ex., necessidades de normo, hiper ou hipocapnia), permitir o uso de sedação e/ou bloqueador neuromuscular (p. ex., cirurgias de grande porte, traumatismo cranioencefálico, síndrome de angústia respiratória do adulto – SARA, entre outros) e disfunções neurológicas e de *drive* ventilatório (p. ex., doenças neuromusculares, AVC, traumatismo raquimedular, entre outros).

A ventilação mandatória assistida tem características similares à controlada nos ajustes, porém nessa modalidade o paciente iniciará o ciclo respiratório com *drive* próprio, e o controle do modo em suas variáveis e finalização é determinado pelo ventilador mecânico. O início do ciclo assistido ("disparo") se dá pelo reconhecimento do esforço inspiratório do paciente pelo ventilador, geralmente por uma alteração na pressão ou fluxo na via respiratória.

Devemos ficar atentos à modalidade mandatória assistida na presença de assincronias paciente-ventilador, uma vez que a presença de *drive* iniciando o ciclo ventilatório associado ao controle das variáveis inspiratórias e de ciclagem pode causar uma discrepância nas demandas do paciente.

Nesse tipo de ventilação, o ajuste de diferentes variáveis ocorre de acordo com modos específicos, nos quais um padrão pode ser identificado e ajustado como exposto a seguir.

Ventilação controlada a volume (VCV)

A principal característica do modo volume controlado é a manutenção do fluxo e volume controlados. O ventilador mecânico controla a válvula de fluxo para manter a liberação de fluxo programado durante a fase inspiratória, ou seja, o fluxo é o parâmetro controlado ("fixo") até atingir o valor do volume corrente programado onde o ciclo será finalizado (critério de ciclagem). Nos ventiladores mecânicos o padrão básico de liberação do fluxo em VCV é constante ou quadrado, porém alguns ventiladores permitem outros padrões de fluxo (Figura 3).

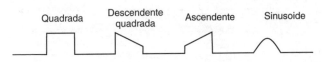

FIGURA 3

A pressão de admissão ou pressão de pico (Ppico) resultante nas vias aéreas durante a fase inspiratória será "livre", dependendo da combinação de Vc, V' e da impedância (resistência e complacência) do sistema respiratório. Em casos de piora da complacência do sistema respiratório, a Ppico aumentará proporcionalmente. O contrário também pode acontecer, por exemplo, em caso de diminuição da resistência de vias aéreas.

Pausas inspiratórias curtas são uma variável opcional no ajuste do VCV, e são importantes por permitirem um equilíbrio na distribuição homogênea da ventilação.

As variáveis básicas de ajuste são: volume corrente (Vc), fluxo (V'), frequência respiratória (Fr), fração inspirada de oxigênio (FiO_2), pressão expiratória positiva final (PEEP), além do ajuste da sensibilidade (*trigger*). Há a possibilidade do ajuste de uma pausa inspira-

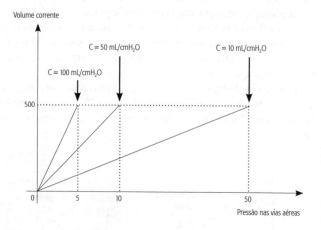

FIGURA 4
Fonte: adaptada de Deden K, Ventilation modes in intensive care.

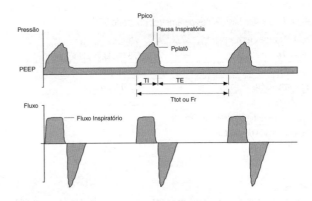

FIGURA 5
Fonte: adaptada de Ventilação mecânica: fundamentos e práticas clínicas.

tória em tempo absoluto ou em percentual do tempo inspiratório, que acarretará a pressão de platô (Pplatô).

Em virtude da característica do modo VCV de controlar Vc e V' e apresentar em sua análise Ppico e Pplatô, essa modalidade permite o cálculo da mecânica do sistema respiratório (resistência e complacência) de forma mais acurada.

Na Tabela 1 estão correlacionados os ajustes básicos dos parâmetros do modo VCV. Os valores sugeridos não contemplam alterações clínicas, que sempre devem ser consideradas.

Devemos ficar atentos à configuração de alguns ventiladores mecânicos que podem utilizar variáveis diferentes das expostas, por exemplo, substituir no VCV o V' por ajuste direto na relação I:E. São detalhes que ao final terão o mesmo desfecho, uma vez que quando se regula FR e V' o resultado ajustará a relação I:E, assim como o ajuste de FR e relação I:E resultará em um ajuste da variável de V'.

120 Fisioterapia respiratória aplicada ao paciente crítico: manual prático

TABELA 1   Ajustes básicos dos parâmetros do modo VCV

Parâmetros de ajustes no modo VCV	Valores
Volume corrente (Vc)	6-8 mL/kg predito
Fluxo (V')	20-40 L/min
Pausa inspiratória (Pplatô)	0,2-0,4 segundo
Frequência respiratória (Fr)	12-20 irpm
Pressão expiratória positiva final (PEEP)	4-8 cmH$_2$O
Fração inspirada de oxigênio (FiO$_2$)	21-100%
Sensibilidade	1-3 L/min

Em pacientes com *drive* presente, ou seja, assistindo ao modo, o VCV pode gerar assincronia paciente-ventilador, uma vez que a demanda pode não ser suprida pelos ajustes fornecidos, tanto em relação ao Vc ou V' fornecidos como em relação à limitação do tempo inspiratório, sendo diferente do tempo neural do paciente.

Ventilação controlada a pressão (PCV)

A principal característica do modo pressão controlada é a garantia de pressão constante durante toda a fase inspiratória. O ventilador, durante a fase inspiratória, controla a válvula de fluxo para manter a pressão na via respiratória constante, no valor programado, sendo a liberação de fluxo livre. Logo, temos o ajuste da Pinsp (variável de controle do modo) que será liberada durante a fase inspiratória por um período programado chamado de tempo inspiratório (Tinsp).

O volume corrente será resultado do ajuste da Pinsp + Tinsp + impedância do sistema respiratório (resistência e complacência). Alterações da mecânica respiratória tendem a ocasionar alterações do volume corrente, porém jamais das pressões de admissão nas vias aéreas.

Conforme ocorre a entrada de ar nos pulmões, o fluxo, que tem característica desacelerada nesse modo ventilatório, vai diminuindo a velocidade de entrada até atingir o Tinsp programado para ciclar. Se o ajuste Tinsp for suficientemente longo, o fluxo será zero quando a pressão no interior dos pulmões atingir o valor da pressão controlada na via respiratória.

Como apresentado no modo VCV, não é permitida a alteração de fluxo durante os ciclos assistidos (fluxo "fixo"), o que pode resultar em aumento de trabalho respiratório do paciente em caso de *drive* espontâneo. No modo PCV, o ventilador ajusta automaticamente o fluxo para manter constante a Pva (fluxo "livre"), Um esforço inspiratório do paciente acarretará um aumento proporcional de fluxo, favorecendo um melhor sincronismo nas modalidades assistidas.

Outras variáveis de programação no PCV são: PEEP, Fr, FiO_2 e sensibilidade. Alguns ventiladores mecânicos permitem ajuste da rampa inspiratória (*rise time*), que favorece a sincronia do paciente

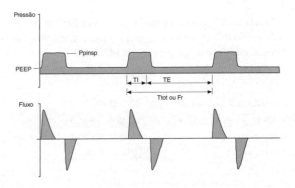

FIGURA 6
Fonte: adaptada de Deden K, Ventilation modes in intensive care.

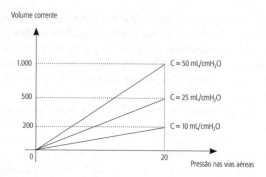

FIGURA 7
Fonte: adaptada de Deden K, Ventilation modes in intensive care.

com o ventilador, permitindo que a entrega da pressão programada seja feita de forma mais ou menos rápida de acordo com a situação clínica.

Na Tabela 2 estão correlacionados os ajustes básicos dos parâmetros do modo PCV. Os valores sugeridos não contemplam alterações clínicas, que devem sempre ser consideradas.

TABELA 2 Ajustes básicos dos parâmetros do modo PCV

Parâmetros de ajustes no modo PCV	Valores
Pressão inspiratória (Pinsp)	Suficiente para gerar 6-8 mL/kg predito
Tempo inspiratório	0,8-1,2 segundo
Frequência respiratória (Fr)	12-20 irpm
Pressão expiratória positiva final (PEEP)	4-8 cmH_2O
Fração inspirada de oxigênio (FiO_2)	21-100%
Sensibilidade	1-3 L/min

VENTILAÇÃO MANDATÓRIA INTERMITENTE SINCRONIZADA (SIMV)

É um modo que intercala ciclos controlados, assistidos e espontâneos. O ventilador libera ciclos previamente selecionados a volume ou a pressão, utilizando uma janela de tempo. Fora desses ciclos o paciente poderá respirar espontaneamente, situação na qual o ventilador mecânico respeitará a janela de tempo entre os ciclos, evitando a sobreposição. Uma janela de tempo é iniciada com um ciclo controlado apenas se na janela anterior não tiver sido detectado qualquer esforço inspiratório. Caso contrário, o ventilador aguardará a ocorrência do esforço e enviará um ciclo assistido. Esses ciclos espontâneos devem ser acrescidos de uma pressão de suporte para maior conforto do paciente.

Pela característica de ser um modo ventilatório espontâneo, existe um critério baixo para indicação no desmame da ventilação mecânica, uma vez que estudos comparativos mostraram que pacientes desmamados em SIMV demoravam mais que em pressão de suporte.

PRESSÃO POSITIVA CONTÍNUA NAS VIAS RESPIRATÓRIAS (CPAP)

O modo CPAP é caracterizado pela manutenção de uma pressão positiva constante nas vias respiratórias. O ventilador disponibiliza apenas ciclos espontâneos, sendo necessária uma estabilidade do *drive* neural para adequação ao modo. Mecanismos de segurança como tempo de apneia e *backup* garantem a proteção em situações nas quais o paciente possa ficar vulnerável.

A possibilidade de ajuste de uma pressão de suporte favorece a tolerância e o sincronismo do paciente com esse modo.

Pressão de suporte ventilatório (PSV)

É um modo no qual o paciente determina sua própria frequência respiratória, sendo assistido por uma pressão de suporte inspiratória previamente selecionada. O controle de pressão de suporte (Ps) atua exclusivamente sobre os ciclos espontâneos nos modos básicos SIMV e CPAP.

Dentre as modalidades ventilatórias, é a mais utilizada para desmame do paciente da ventilação mecânica. Parâmetros baixos de pressão de suporte (5-7 cmH$_2$O) são adotados em protocolos clínicos para avaliação da capacidade respiratória espontânea de vencer as resistências intrínsecas do sistema de ventilação.

Uma característica desse modo é o fato de, por preservar a respiração espontânea, favorecer a condição muscular respiratória, preservando os músculos da hipotrófica causada pelo repouso provocado na ventilação controlada.

O volume corrente variará de acordo com a PSV ajustada, a impedância do sistema respiratório (complacência e resistência) e o esforço gerado pelo paciente. A liberação do fluxo é livre, e a forma de entrega é desacelerada.

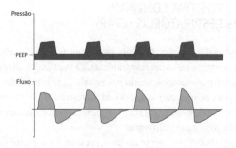

FIGURA 8
Fonte: adaptada de Deden K.

Essa pressão de suporte atua de maneira similar ao PCV, sendo a variável de controle usada pelo modo. Como critério de ciclagem, o fluxo, que tem características desaceleradas, será usado para finalizar a fase inspiratória. Os ventiladores usam esse critério de ciclagem (Esens) quando o fluxo cai a valores de 25-30% do pico de fluxo inspiratório. Esse critério de ciclagem pode ser utilizado em alguns ventiladores para melhorar o sincronismo do paciente com ventilador, podendo ser ajustado de 5-80%. Pacientes com características de doença pulmonar obstrutiva se beneficiam de um critério de ciclagem > 30%, enquanto os pacientes com doenças restritivas, de um critério de ciclagem < 25%.

As variáveis básicas de controle são: pressão de suporte, PEEP, FiO_2 e sensibilidade. É importante um adequado ajuste dos alarmes de apneia e volume minuto baixo para evitar hipoventilação do paciente. Em caso de apneia prolongada (conforme ajuste), o ventilador entrará em sistema de reserva (*backup*), retornando para um modo controlado, evitando assim complicações pela hipoventilação.

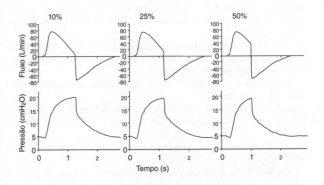

FIGURA 9
Fonte: adaptada de Hess DR.

TABELA 3   Comparativo entre os modos básicos

Modo	Gráfico de fluxo	Gráfico de pressão	Parâmetros de ajuste
VCV			Vc, V', Fr PEEP, FiO$_2$, sensibilidade
PCV			Pinsp, Ti, Fr PEEP, FiO$_2$, sensibilidade
PSV			Ps, PEEP, FiO$_2$, Esens, sensibilidade

BIBLIOGRAFIA

1. Azevedo L, Taniguchi LU, Ladeira JP. Medicina intensiva: abordagem prática. 2. ed. Barueri: Manole; 2015.
2. Barbas CS, Isola AM, Farias AM, Cavalcanti AB, Gama AM, Duarte AC, et al. Brazilian recommendations of mechanical ventilation 2013. Rev Bras Ter Intensiva. 2014;26(2):215-39.
3. Barbas CS, Matos GF, Pincelli MP, Rosa Borges E, Antunes T, Barros JM, et al. Mechanical ventilation in acute respiratory failure: recruitment and high positive end-expiratory pressure are necessary. Curr Opin Crit Care. 2005;11(1):18-28.
4. Bonassa J. Princípios básicos dos ventiladores artificiais. In: Carvalho CR. Ventilação mecânica. V. 1. São Paulo: Atheneu; 2000. (Clínicas Brasileiras de Medicina Intensiva); p.147-88.
5. Calfee CS, Matthay MA. Recent advances in mechanical ventilation. Am J Med. 2005;118(6):584-91.
6. Carvalho CRR, Toufen Junior C, Franca SA. Ventilação mecânica: princípios, análise gráfica e modalidades ventilatórias. J Bras Pneumol. 2007;33(Supl 2):S54-S70.
7. Denehy EML. Cardiorespiratory physiotherapy: Adults and pediatrics. Elsevier; 2017.
8. Fernandes CR. A importância da pressão pleural na avaliação da mecanica respiratória. Rev Bras Anestesiol 2006;56(3):287-303.
9. França EET, Ferrari F, Fernandes P, Cavalcanti R, Duarte A, Martinez BP, et al. Fisioterapia em pacientes críticos adultos: recomendações do Departamen-

to de Fisioterapia da Associação de Medicina Intensiva Brasileira. Rev Bras Ter Intensiva. 2012;24(1):6-22.

10. García-Pietro E, Amado-Rodriguez L, Albaiceta GM. Monitorization of respiratory mechanics in the ventilation patient. Med Intensiva. 2014;38(1):49-55.

11. Hess DR. Respiratory mechanics in mechanically ventilated patients. Respir Care. 2014;59(11):1773-4.

12. Hezarjaribi N, Dutta R, Xing T, Murdoch GK, Mazrouee S, Mortazavi BJ, et al. Monitoring lung mechanics during mechanical ventilation using machine learning algorithms. Conf Proc IEEE Eng Med Biol Soc. 2018;2018:1160-3.

13. Isola AM, Rodrigues RG. Ventilação mecânica básica e modos convencionais de ventilação mecânica. In: Senra D, ed. Tratado de Medicina Intensiva. São Paulo: Atheneu; 2013. p. 34-45.

14. Kacmarek RM, Stoller JK, Heuer AJ (eds.). Egan's fundamentals of respiratory care. 10. ed. St. Louis: Elsevier; 2013.

15. López MF, Martinez BP, Simões LP. Mecânica respiratória: fisiologia e monitorização estática. In: Martins JA, Andrade FMD, Dias CM (orgs.). PROFISIO Programa de Atualização em Fisioterapia em Terapia Intensiva Adulto: Ciclo 5. Porto Alegre: Artmed Panamericana; 2015. p. 100-52.

16. Lucangelo U, Pelosi P, Zin WA, Aliverti A. Respiratory system and artificial ventilation. New York: Springer; 2008.

8 | Modos ventilatórios avançados

Balbino R. V. Nepomuceno Júnior

Desde o surgimento dos primeiros ventiladores mecânicos limitados a pressão, a tecnologia busca ferramentas para melhor interação entre o paciente e a máquina. O controle do fluxo inspiratório foi o primeiro marco para a evolução dos ventiladores mecânicos, permitindo a monitorização e o controle do volume corrente (VC) e até possibilitando a identificação da interação do paciente com o ciclo do ventilador. Diante do aumento das variáveis monitorizadas na ventilação mecânica (VM) e buscando um tempo de resposta instantânea, na tentativa de equivaler-se ao centro respiratório, os ventiladores mecânicos tiveram a si agregados computadores microprocessados, aumentando exponencialmente sua capacidade gerencial e sua prontidão na resposta às mudanças ciclo a ciclo do sistema.

Na atualidade, os modos ventilatórios têm buscado identificação precoce da necessidade do disparo, assim como regular as demais fases do ciclo ventilatório com variáveis dependentes do próprio paciente, direta ou indiretamente. Os modos ventilatórios avançados, como são chamadas as modalidades mais novas, são cada vez mais sensíveis às demandas do usuário. Comumente se utilizam de oscilações de pressão e/ou fluxo para alcançar maior conforto ou combinações de variáveis respiratórias, para rápida decisão do disparo e dos níveis de suporte ventilatório entregue, para maior sincronia com a máquina. Tal raciocínio se apoia em fundamentos de equações ou teoremas conhecidos da fisiologia do sistema respiratório, visando obter máxima eficiência e personalização do suporte ventilatório entregue ao paciente.

VENTILAÇÃO POR LIBERAÇÃO DE PRESSÕES NAS VIAS AÉREAS OU *AIRWAY PRESSURE RELEASE VENTILATION* (APRV)

O modo APRV se baseia na utilização de dois níveis diferentes de *continuous positive airway pressure* (CPAP) alterados periodicamente, conforme programação do operador. O modo tem disparo e ciclagem a tempo, oscilando a PEEP baixa ou *low* PEEP com a alta ou *high* PEEP. Pelo fato de existirem dois níveis de CPAP, o modo permite que o paciente respire com a pressão de suporte (PS) em ambos os níveis de PEEP graças à válvula expiratória ativa, adicionando conforto e potencializando o ganho de aeração pulmonar. Para segurança do paciente, é titulado um nível máximo de pressão nas vias aéreas, programado pelo operador. Caso a somatória do *high* PEEP e da PS extrapole o limite de pressão, a válvula expiratória se abrirá, despressurizando o sistema.

Yoshida et al. (2009), em estudo retrospectivo em UTI, aplicaram APRV e *pressure support ventilation* (PSV) em 2 grupos com 9 pacientes cada, comparando a aeração por meio da tomografia computadorizada (TC) e a troca gasosa. Em seu protocolo, foram mantidas pressões médias semelhantes entre os grupos. Como resultado, encontrou-se melhora na relação PaO_2/FiO_2 para APRV, de 79 mmHg para 398 mmHg, com p = 0,008, e no PSV, de 96 mmHg para 249 mmHg, com p = 0,008. Ganhos semelhantes foram obtidos para o gradiente alvéolo-arterial de oxigênio em comparação à avaliação inicial para ambos os grupos, entretanto as melhoras obtidas no grupo APRV foram superiores ao grupo que recebeu PSV, 262 mmHg vs. 409 mmHg, com p = 0,015.

Em relação à aeração pulmonar, observada com a TC, Yoshida et al. (2009) observaram diminuição nas zonas pulmonares de atelectasia de 41% para 19% (p = 0,008) no grupo APRV, e as regiões normalmente ventiladas aumentaram de 29% para 43% (p = 0,008) nesse mesmo grupo, enquanto não houve alteração significante em ambas as categorias de aeração no grupo PSV.

Carsetti et al. (2019), em revisão sistemática com metanálise incluindo 5 ensaios clínicos, com um total de 330 pacientes, comparando variáveis de desfechos clínicos com uso do APRV e modos convencionais, encontraram que o APRV reduz o tempo de VM em 6,02 dias com IC95% [2,12-9,96], p = 0,03. Assim como redução da estadia na UTI em 3,94 dias IC95% [1,44-6,45], com p = 0,02. O mesmo estudo apresentou redução discreta na mortalidade em UTI, RR 0,16 com IC95% [0,02-0,29] e p = 0,03. Não foi observada diferença entre o APRV e modos tradicionais para a relação PaO_2/FiO_2 e para ocorrência de pneumotórax, mesmo com pressão média em vias aéreas maior, em 5 mmHg, com IC95% [1,43-8,58], p = 0,006.

VOLUME ASSEGURADO COM PRESSÃO DE SUPORTE OU *VOLUME-ASSURED PRESSURE SUPPORT* (VAPS)

Modo ventilatório que utiliza o princípio de "duplo controle" dentro de um mesmo ciclo ventilatório, em que o ventilador varia entre o controle a pressão inspiratória no início da fase inspiratório, modificando-se para o controle a volume no segundo momento desta mesma fase, tal variável do controle objetiva proporcionar eficácia ao modo ventilatório, assegurando o VC alvo, assim como proporcionar saciedade e segurança ao paciente, por meio da variação do fluxo inspiratório e controle da pressão inspiratória.

O VAPS dispara a tempo através do intervalo pré-programado com a frequência respiratória ou é disparado pela sensibilidade a fluxo ou pressão, gerado pelo esforço ventilatório do paciente. Após o disparo, o ventilador busca alcançar a pressão programada o mais rápido possível e estima rapidamente o volume alcançado. Caso o VC programado seja obtido nesse momento, a ciclagem a fluxo acontecerá conforme o padrão do PSV. Caso o VC alvo não seja alcançado, o fluxo inspiratório será desacelerado para um patamar controlado, até o volume mínimo (VE) ser atingido.

A redução do trabalho respiratório com garantia da manutenção do VE alvo é uma vantagem dessa modalidade. A sincronia paciente-ventilador é relatada com um diferencial do VAPS em compara-

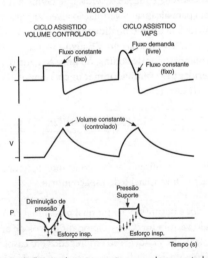

FIGURA 1 Curva de fluxo, volume e pressão com volume controlado convencional e VAPS.
Fonte: adaptada de Ferreira et al., 2005.

ção aos modos de único controle. Por sua vez, existe a necessidade do ajuste de volume e monitorização frequente da mecânica ventilatória do paciente, pois ajustes inadequados do VC acarretaram pressões inspiratórias elevadas ou tempos inspiratórios prolongados, favorecendo o barotrauma e assincronias.

VENTILAÇÃO COM SUPORTE ADAPTATIVO OU *ADAPTIVE SUPPORT VENTILATION* (ASV)

O ASV é um modo ventilatório assisto-controlado que tem como variáveis adaptativas o VE alvo, baseado no peso ideal, e a estimativa do espaço morto através da constante de tempo. O modo utiliza algoritmo baseado na equação de Otis, que define a frequência respiratória ideal para alcançar a ventilação alveolar com menor trabalho respiratório. Sua operacionalidade se baseia na ventilação assistida com a complementação do VE alvo estipulado, por meio de frequências mandatórias de volume ou pressão controlada, automaticamente geridas pelo ventilador mecânico, sempre que necessário.

Equação de Otis (1950):

$$FR = (1 + 4\pi^2RC \cdot (VA/VD)-1)/(2\pi^2RC)$$

Sendo:

FR: frequência respiratória; RC: constante de tempo; VA: ventilação alveolar; VD: ventilação do espaço morto.

Ao operador é permitido definir qual percentual do VE ideal será auxiliado pelo ventilador. Convencionando usos de auxílios mais próximos a 100% do VE ideal são empregados em casos de sepse ou outras condições de demanda ventilatória elevada. Já percentuais de assistência ao VE mais distantes de 100% são comumente utilizados em situações de desmame ventilatório.

O ASV seria, então, uma ferramenta que garantiria a ventilação minuto alvo, com a premissa da possibilidade de participação do paciente com a VM, possibilitando a ativação diafragmática e consequentemente favorecendo uma melhor interação paciente-ventilador em comparação aos modos assisto-controlados tradicionais.

Jung et al. (2010), em estudo experimental com momentos *in vivo* e *in vitro* com porcos, compararam o efeito diafragmático da ventilação com modo controlado convencional e com o modo ASV, por 72 horas. Como resultados, os autores encontraram que o grupo convencional apresentou uma diminuição de 26%, com IC95% [−17 a −32] da pressão transdiafragmática, enquanto houve apenas uma ínfima diminuição no grupo ASV em 2%, com IC95% [−8 a 3]. Com relação à área e à seção transversal do diafragma, a atrofia foi observada apenas no grupo convencional 30-40%, com $p < 0,05$.

SMART CARE

O *Smart Care* é uma ferramenta de gestão automatizada de assistência ventilatória e desmame ventilatório no modo PSV. Por esse motivo, seu funcionamento respeita o princípio desse modo assistido com relação a disparo e ciclagem. Nele, o ventilador se utiliza de uma combinação de variáveis respiratórias por meio de algoritmo próprio, composto por: VC, FR, CO_2 ao final da expiração ($EtCO_2$) e a pressão de oclusão das vias aéreas (P0.1).

Por meio do algoritmo supracitado, o *Smart Care* realiza o diagnóstico da demanda ventilatória do paciente, caracterizando-a como: normal (não passivo de ajuste da PS); severa taquipneia ou taquipneia ou hiperventilação inexplicada ou hiperventilação (com reduções da PS); ventilação insuficiente, hipoventilação ou hipoventilação central (com aumento da PS). Caso o *Smart Care* não tenha realizado ajuste na PS no último diagnóstico, o tempo predeterminado para um novo diagnóstico é de 2 minutos. Em caso de ajuste recente, o tempo para um novo diagnóstico é de 5 minutos. Os ajustes de PS podem corresponder a 2 cmH$_2$O ou 4 cmH$_2$O para mais ou para menos, a depender do diagnóstico encontrado pelo *Smart Care*. Em caso da redução mantida da PS ao mínimo (7 cmH$_2$O para tubo orotraqueal e 5 cmH$_2$O para traqueostomia), será mostrada na tela a mensagem "Teste Resp. Espontânea com êxito", cabendo ao operador a decisão de evoluir o desmame da VM para o paciente em questão, se convier.

Para o bom funcionamento dessa ferramenta, é necessária a adequada "configuração clínica" de parâmetros como peso do paciente e sinalização de vigência de neuropatia ou DPOC, a fim de que o modo ajuste seu algoritmo com pontos de corte mais elevados para EtCO$_2$, por exemplo. Pacientes com instabilidade hemodinâmica, inibição do *drive* ventilatório e quadros hipermetabólicos não são candidatos à utilização do *Smart Care*.

Em ensaio clínico com 70 pacientes, Taniguchi et al. (2017) compararam o desmame automatizado com *Smart Care* e a gestão manual da PS, associado à fisioterapia respiratória. Nesse estudo não foi encontrada diferença significativa entre os dois grupos para a duração da VM e a prevalência da falha de extubação. Contudo, o grupo gestão manual e fisioterapia respiratória apresentou tempo para o

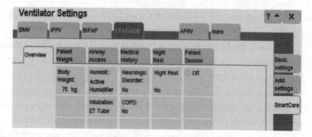

FIGURA 2 *Display* do *Smart Care*/PS para configuração clínica.
Fonte: Dräger, s.d.

desmame mais curto, com média de 60 minutos, IC95% [50-80] *vs.* 110 minutos [80-130] para o grupo *Smart Care*, com p < 0,001.

Em revisão sistemática com metanálise, Rose et al. (2013) incluíram 21 ensaios clínicos, com um total de 1.676 pacientes, comparando sistemas de gestão automática de desmame com modos não automáticos, como o PSV. Nesse estudo foi demonstrado que os modos automatizados reduzem a duração do desmame ventilatório em 36%, IC95% [−0,59 a −0,14], com p = 0,001. Quando os pacientes são dicotomizados em clínicos e cirúrgicos, estes últimos não reproduziram o benefício do uso do desmame automatizado como ferramenta, em comparação ao PSV, apresentando 7% de redução no tempo de desmame, contudo com IC95% [−0,18 a 0,04] e p = 0,19.

Nessa mesma revisão sistemática, foi feita metanálise comparando a duração do desmame entre PSV e modos automáticos isoladamente, podendo-se inferir que o *Smart Care* é responsável por uma redução de 28%, com IC95% [0,07-0,29] e p = 0,008, enquanto o modo ASV não apresentou redução significativa no tempo de desmame, com apenas 3%, com IC95% [−0,10 a 0,05] e p = 0,50. A heterogeneidade entre os protocolos de estudos é apontada como uma limitação dessa revisão sistemática.

VENTILAÇÃO PROPORCIONAL ASSISTIDA OU *PROPORTIONAL ASSIST VENTILATION* (PAV)

O PAV é uma modalidade ventilatória que adota a assistência proporcional ao esforço percebido do paciente, gerando ajustes automáticos nos níveis de pressão de suporte. A estratégia para percepção do esforço realizado pelo paciente por parte do ventilador ocorre por meio da equação do movimento:

$$P_{mus} = (FI \times R_{TE}) + (FI \times R_P) + (V_T \times E_P)$$

Sendo:

P_{mus}: pressão muscular; FI: fluxo inspiratório; R_{TE}: resistência do tubo endotraqueal; R_P: resistência pulmonar; V_T: volume corrente; E_P: estância pulmonar.

Para a tomada de decisão, são ponderadas as variações entre os componentes resistivos, dependentes das variações do fluxo aéreo e dos componentes elásticos do sistema respiratório, baseados em variações volumétricas. Assim, conforme as variações inerentes à mecânica respiratória e à capacidade muscular, o suporte ventilatório será automaticamente ajustado, para satisfazer um percentual do trabalho (WoB) respiratório, exigido pelo sistema respiratório. A assistência em 30% do WoB, imposto pela equação do movimento, é proposta como modalidade preditiva para teste de respiração espontânea (TRE), contudo estudo de equivalência com as modalidades conhecidas se faz necessário.

Operacionalmente, o disparo do paciente ocorre conforme os modos convencionais a partir das variações de fluxo inspiratório ou pressão geradas pela contração dos músculos inspiratórios, assim como a ciclagem ocorre por decréscimo percentual do pico de fluxo

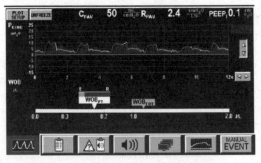

FIGURA 3 *Display* do modo PAV, demonstrando barra de WoB.

inspiratório (PFI). A mudança principal do PAV encontra-se na fase inspiratória, em que a cada ciclo de reavaliação do algoritmo são feitos ajustes do suporte, mantendo o nível de esforço dentro do percentual da assistência pré-programada pelo operador no *display*.

Como o PAV se baseia na contração muscular para disparo e mecânica respiratória para ajuste do nível de suporte, ele tem como vantagem proporcionar maior autonomia, sincronia e conforto ao paciente, com assistência personalizada. Como desvantagem, tem-se a dependência do *drive* ventilatório e mínima capacidade muscular, por isso não é indicado para pacientes com deficiência neuromuscular ou depressão do SNC, pois nessas condições o sistema poderá entender o baixo esforço como baixa demanda de suporte, proporcionando maior hipoventilação.

Em ensaio clínico, Schmidt et al. (2015) ventilaram pacientes com PAV, NAVA e PSV e observaram que a prevalência de disparo ineficaz e duplo disparo é menor durante o uso do PAV e do NAVA em comparação ao PSV (p < 0,05). Em revisão sistemática com metanálise publicada em 2018, foi encontrado que o PAV reduz falha de desmame, com RR 0,44, IC95% [0,26-0,75] e p = 0,003 em comparação com o PSV. Foi observado também que o PAV reduz a duração de VM em 1,78 dia, com IC95% [−3,24 a −0,32] e p = 0,017.

VENTILAÇÃO ASSISTIDA NEURALMENTE AJUSTADA OU *NEURALLY ADJUSTED VENTILATORY ASSIST* (NAVA)

O NAVA é uma modalidade relativamente nova, baseada na utilização de ferramenta para captação da ativação elétrica do diafragma – *electric activity of the diaphragm* (Edi) como variável de controle da ventilação mecânica. A duração e a intensidade dessa ativação elétrica do diafragma refletem com precisão a demanda ventilatória do paciente. Para a captação da ativação diafragmática, o modo se utiliza de 10 eletrodos esofágicos organizados em série na

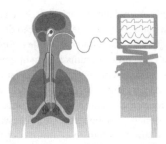

FIGURA 4 Disposição ilustrada do cateter NAVA, responsável pela captação da Edi.
Fonte: marquet.com.

porção distal do cateter NAVA. Dessa forma, o disparo ventilatório se torna independente de qualquer ajuste pneumático, baseando-se na identificação direta do estímulo elétrico enviado pelo centro respiratório para controle da assistência inspiratória.

Do ponto de vista operacional, após o disparo percebido pelo cateter NAVA, a pressão fornecida será proporcional à magnitude da Edi, com o ciclo inspiratório limitado por uma queda proporcional da magnitude dessa ativação neural, após esse valor atingir um pico. O grande mérito do controle neural acoplado ao ventilador mecânico é a identificação do esforço do paciente mais precoce que o praticado pelos modos convencionais, sendo o esforço percebido a partir da variação de fluxo ou pressão nas vias aéreas do paciente (sensibilidade). Condições que seriam subsequentes a: geração de estímulo pelo centro respiratório no bulbo (gatilho ideal); condução da eferência através do nervo frênico; excitação do diafragma; contração efetiva do diafragma; alteração da pressão transpulmonar; mudança do diâmetro da caixa torácica. Por último, ocorreria a negativação da pressão na via aérea e/ou a geração de fluxo inspiratório percebido pelo ventilador mecânico e empregado na maioria dos modos ventilatórios convencionais e avançados.

8 Modos ventilatórios avançados 139

Colombo et al. (2010), em ensaio clínico randomizado, *cross-over* com 14 pacientes, compararam o índice de assincronia paciente-ventilador entre o PSV e o NAVA. Nesse estudo não houve diferença entre os níveis gasométricos e a assistência nas modalidades testadas. Com relação ao índice de assincronia, os pacientes assistidos com PSV apresentaram 36% contra 0% dos pacientes assistidos com o NAVA com p < 0,05. Em síntese, o modo NAVA evitou níveis de assistência excessivos, propiciando maiores pressões de suporte e maiores volumes correntes em comparação com o PSV, assim como melhorou a interação paciente-ventilador.

Em revisão sistemática com metanálise de 2019, Chen et al. discorreram sobre a comparação entre o NAVA e o PSV. Sobre a assincronia paciente-ventilador, o estudo demonstrou uma redução da assincronia com o NAVA de −12,82 [−21,26, −4,44]. Apesar de não reduzir a mortalidade em UTI (OR 0,50, IC95% 0,23-1,08), o NAVA reduz a duração da ventilação mecânica, com média da diferença −2,82 com IC95% [−5,55 a −0,08].

BIBLIOGRAFIA

1. Abutbul A, Sviri S, Zbedat I, Linton DM, van Heerden PV. A prospective comparison of the efficacy and safety of fully closed-loop control ventilation (Intellivent-ASV) with conventional ASV and SIMV modes. S Afr J Crit Care. 2014;30:28-32. doi:10.7196/sajcc.197.
2. Amato MB, Barbas CS, Bonassa J, et al. Volume-assured pressure support ventilation (VAPSV): a new approach for reducing muscle workload during acute respiratory failure. Chest. 1992;102:1225-34.
3. Bosma KJ, Read BA, Bahrgard Nikoo MJ, Jones PM, Priestap FA, Lewis JF. A pilot randomized trial comparing weaning from mechanical ventilation on pressure support versus proportional assist ventilation. Crit Care Med. 2016;44(6):1098.
4. Campbell RS, Branson RD, Johannigman JA. Adaptive support ventilation. Respir Care Clin N Am. 2001;7:425-40. p.ix.
5. Carsetti A, Damiani E, Adrario E. Airway pressure release ventilation during acute hypoxemic respiratory failure: a systematic review and meta-analysis of randomized controlled trials. Annals of Intens Care. 2019;9(1):44.

6. Carteaux G, Cordoba-Izquierdo A, Lyazidi A, et al. Comparison between neurally adjusted ventilatory assist and pressure support ventilation levels in terms of respiratory effort. Crit Care Med. 2016;44:503-11.

7. Chen C, Wen T, Liao W. Neurally adjusted ventilatory assist versus pressure support ventilation in patient-ventilator interaction and clinical outcomes: a meta-analysis of clinical trials. Ann Transl Med. 2019;7(16):382. doi: 10.21037/atm.2019.07.60.

8. Clavieras N, Wysocki M, Coisel Y, Galia F, Conseil M, Chanques G, et al. Prospective randomized crossover study of a new closed-loop control system versus pressure support during weaning from mechanical ventilation. Anesthesiology.2013;119:631-41. doi:10.1097/ALN.0b013e3182952608.

9. Colombo D, Cammarota G, Bergamaschi V, De Lucia M, Corte FD, Navalesi P. Physiologic response to varying levels of pressure support and neurally adjusted ventilatory assist in patients with acute respiratory failure. Intensive Care Med. 2008 Nov;34(11):2010-8. doi: 10.1007/s00134-008-1208-3.

10. Couto LP, Barbas CSV. Ventilação assistida proporcional plus: uma atualização. Pulmão RJ. 2011;20(3):34-8.

11. Di Mussi R, Spadaro S, Mirabella L, et al. Impact of prolonged assisted ventilation on diaphragmatic efficiency: NAVA versus PSV. Crit Care 2016;20:1.

12. Dräger. Evolução do desmame com SmartCare®/PS. [S.d.]. Disponível em: www.draeger.com/Library/Content/evolution-wea-cs-9102336-ptbr-1608-1.pdf.2.

13. Dres M, Goligher EC, Heunks LMA, Brochard LJ. Critical illness-associated diaphragm weakness. Intensive Care Med. 2017;43(10):1441-52.

14. Ferreira JC, Diniz-Silva F, Moriya HT, et al. Neurally adjusted ventilatory assist (NAVA) or pressure support ventilation (PSV) during spontaneous breathing trials in 31 critically ill patients: a crossover trial. BMC Pulm Med. 2017;17:139.

15. Ferreira JC, Valiatti J, Schettino GPP, Bonassa J, Iwata L, de Carvalo RR. Comparação do modo VAPS com os modos de volume controlado e pressão controlada em pacientes com insuficiência respiratória aguda. RBTI. 2005;17(2):89-93.

16. Hirsberg EL, Lanspa MJ, Peterson J, Carpenter L, Wilson EL, Brown SM, et al. Randomized feasibility trial of a low tidal volume-airway pressure release ventilation protocol compared with traditional airway pressure release ventilation protocols. Crit Care Med. 2018;46:1943-52.

17. Jaber S, Sebbane M, Verzilli D, Matecki S, Wysocki M, Eledjam JJ, et al. Adaptive support and pressure support ventilation behavior in response to increased ventilatory demand. Anesthesiology. 2009;110:620-7.

18. Jung B, Constantin JM, Rossel N, Le Goff C, Sebbane M, Coisel Y, et al. Adaptive support ventilation prevents ventilator-induced diaphragmatic dysfunction in piglet. Anesthesiology. 2010;112:1435-43.

19. Kacmarek RM, Pirrone M, Berra L. Assisted mechanical ventilation: the future is now! BMC Anesthesiology. 2015;15:117.
20. Kacmarek RM. Proportional assist ventilation and neurally adjusted ventilatory assist. Respir Care. 2011;56(2):140-8.
21. Kataoka J, Kuriyama A, Norisue Y, Fujitani S. Proportional modes versus pressure support ventilation: a systematic review and meta-analysis. Ann Intensive Care. 2018 Dec 10;8(1):123. doi: 10.1186/s13613-018-0470-y.
22. Otis AB, Fenn WO, Rahn H. Mechanics of breathing in man. J Appl Physiol. 1950;2:592-607.
23. Rose L, Schultz MJ, Cardwell CR, Jouvet P, McAurey DF, Blackwood B. Automated weaning non-automated weaning for reducing the duration of mechanical ventilation for critically ill adults and children. Cochrane Database Syst Rev. 2013;6:CD009235.
24. Schmidt M, Kindler F, Cecchini J, et al. Neurally adjusted 35: ventilatory assist and proportional assist ventilation both improve patient-ventilator interaction. Crit Care. 2015;19:56.
25. Sinderby C, Beck J. Proportional assist ventilation and neurally adjusted ventilatory assist: better approaches to patient ventilator synchrony? Clin Chest Med. 2008;29(2):329-42.
26. Stock MC, Downs JB, Frolicher DA. Airway pressure release ventilation. Crit Care Med. 1987;15:464-6.
27. Taniguchi C, Victor ES, Barbas CSV. Smart Care versus respiratory physiotherapy: driven manual weaning for critically adult patients: a randomized controlled trial. Crit Care. 2015;19:246.
28. Vaschetto R, Cammarota G, Colombo D, et al. Effects of propofol on patient-ventilator synchrony and interaction during pressure support ventilation and neurally adjusted ventilatory assist. Crit Care Med. 2014;42:74-82.
29. Yoshida T, Rinka, H, Kaji A, Yoshimoto A, Arimoto H, Miyaichi T, et al. The impact of spontaneous ventilation on distribution of lung aeration in patients with acute respiratory distress syndrome: airway pressure release ventilation versus pressure support ventilation. Anesth Analg. 2009;109:1892-900.
30. Younes M. Proportional assist ventilation, a new approach to ventilatory support: theory. Am Rev Respir Dis. 1992;145(1):114-20.
31. Zhou Y, Jin X, Lv Y, Wang P, Yang Y, Liang G, et al. Early application of airway pressure release ventilation may reduce the duration of mechanical ventilation in acute respiratory distress syndrome. Intensive Care Med. 2017;43:1648-59. doi: 10.1007/s00134-017-4912-z.

9 | Desmame da ventilação mecânica

Cláudio Gonçalves de Albuquerque
Djacyr Caetano Viana Filho
Marco Aurélio de Valois Correia Júnior

INTRODUÇÃO

A remoção da via aérea artificial denominada extubação endo-traqueal é o passo final na liberação de um paciente em ventilação mecânica invasiva. A complexidade que envolve o tema desmame da ventilação mecânica deve-se à enorme quantidade de variáveis envolvidas nesse processo e às consequências que uma falha nesse trajeto pode causar ao paciente. Cerca de 2-25% dos pacientes submetidos a ventilação mecânica na UTI têm falha na extubação, sendo necessária a reintubação. Pacientes que falham na extubação apresentam alta probabilidade de ir a óbito e 31 vezes mais chances de passar 14 dias ou mais na UTI em comparação com pacientes cuja descontinuação da VM é bem-sucedida. Nesse contexto, pesquisadores em todo o mundo buscam um modelo causal que explique os fatores que podem estar envolvidos para o sucesso do desmame. Mais recentemente, estudos sobre mobilização do doente crítico e força muscular periférica têm recebido bastante atenção nesse processo.

PRINCIPAIS ACHADOS QUE DEVEM SER AVALIADOS ANTES DE INICIAR O DESMAME

Sistematizamos na Figura 1 a inserção da rotina do desmame da ventilação mecânica no dia a dia do fisioterapeuta intensivista.

FASE 1 (PRÉ-DESMAME)

Aplicação do *bundle* "ABCDE"

Envolver-se com o desmame, buscando ativamente sua realização, deve fazer parte da rotina do fisioterapeuta intensivista. Agir proativamente nesses momentos pode representar ganho de tempo crucial para o paciente e mudança de desfecho.

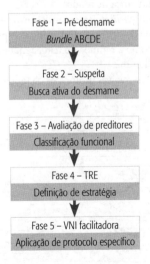

FIGURA 1 Rotina do desmame da ventilação mecânica.

A introdução do *bundle* "ABCDE" é um exemplo de sistematização que pode ser adotada e facilmente reproduzida. Sua aplicação inclui o despertar matinal (A – *awake*), controle da ventilação (BC – *breathing coordination*), a monitorização diária do *delirium* (D) e a mobilização precoce (E – *early mobilization*). A seguir estão as 5 ações diárias sugerida pelos pesquisadores (Figura 2):

A: Acordar o paciente. Buscar junto à equipe médica a otimização dos protocolos de sedação ou de despertar matinal e avaliar diariamente o *status* cognitivo dos pacientes.

B: Respirar. Utilizar modalidades espontâneas o mais precocemente possível, com atenção a possíveis lesões diafragmáticas induzidas pela ventilação (VILI).

C: Coordenar ações. Procurar reduzir o tempo entre a retirada das sedações e a mudança de modo.

D: Controle de *delirium*. Procurar desenvolver ou participar de ações para controle de *delirium*. Dar atenção especial às ações não medicamentosas como a retirada do leito, a mudança do ambiente e a interação com a família.

E: Exercício. Desenvolver protocolos de mobilização nos pacientes críticos.

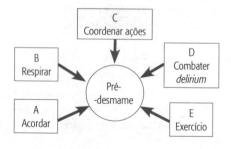

FIGURA 2 Aplicação do *bundle* "ABCDE".

FASE 2 (SUSPEITA)

Busca ativa do desmame

Nessa fase, há a suspeita de elegibilidade ao processo, quando se iniciam os questionamentos sobre se deve ou não evoluir com o processo de retirada. Essa fase é vital e não pode ser postergada ou alongada. A Tabela 1 mostra os critérios para considerar a aptidão ao desmame.

Outros critérios a serem considerados para pacientes em tubo orotraqueal

Habilidades de protrusão da língua, reflexo de vômito íntegro e capacidade de obedecer a comandos específicos têm sido investigados como ferramentas adicionais para avaliar o nível de consciência, a capacidade de proteção e a permeabilidade das vias. Em relação à proteção de vias aéreas, estudos recentes em pacientes com lesões neurológicas mostraram a importância de avaliar essas tarefas mo-

TABELA 1 Critérios para considerar a aptidão ao desmame

Causa	Efeito
Causa da falência respiratória	Resolvida ou controlada
$PaO_2 > 60$ mmHg com $FIO_2 \leq 0,4$ e PEEP $\leq$ 5-8 cmH_2O	Troca gasosa
Boa perfusão tecidual, sem ou com doses baixas de vasopressores, ausência de insuficiência coronariana descompensada ou arritmias com repercussão hemodinâmica	Hemodinâmica estável
Paciente capaz de iniciar esforços inspiratórios	*Drive* respiratório
Balanço hídrico zerado ou negativo nas últimas 24 horas	Sobrecarga volêmica
Equilíbrio acidobásico e eletrolítico normal	Sobrecarga metabólica
Programação de transporte para exames ou cirurgia com anestesia geral nas próximas 24 horas	Logística

Fonte: adaptada de Diretrizes Brasileiras de Ventilação Mecânica (2013).

toras, uma vez que essas lesões causam sequelas motoras e cognitivas que podem afetar consideravelmente a capacidade de proteger vias aéreas, independentemente de sua capacidade de manter ventilação espontânea.

FASE 3 (AVALIAÇÃO DE PREDITORES)

Classificação funcional

Índices preditivos do desmame

Diversos parâmetros são utilizados para predizer o sucesso ou falha no desmame e/ou extubação. São úteis para reduzir o tempo total de ventilação mecânica. Dentre esses índices, podemos destacar, na Tabela 2:

Índice de respiração rápida e superficial (IRRS)

- Calcula-se pela razão entre a frequência respiratória e o volume corrente (f/VT), medida durante 1 min de respiração espontânea.

TABELA 2 Parâmetros preditores de falha no desmame

Parâmetro	Valor preditivo para falha
Volume corrente	< 5 mL/kg
Frequência respiratória	> 30 ipm
Volume minuto	> 10 L/min
IRRS	> 105 ipm/L
PImáx	> −20 cmH$_2$O
CROP	< 13
IWI	< 25 mL/cmH$_2$O ipm/L

IRRS: índice de respiração rápida e superficial; PImáx: pressão inspiratória máxima; CROP: índice de complacência, frequência respiratória, oxigenação e pressão; IWI: *integrative weaning index.*

- Valores > 105 predizem falha no desmame.
- A acurácia do IRRS na predição do desmame foi avaliada por mais de 27 grupos de pesquisadores, tornando-o o fenômeno mais reavaliado nos cuidados intensivos.
- Pode ser avaliado por um ventilômetro acoplado ao tubo orotraqueal do paciente.
- Como alternativa, pode ser avaliado com o uso do pneumotacógrafo do ventilador. Porém, é importante lembrar que o valor do IRRS (comparado ao observado em tubo T) pode ser reduzido quando o TRE é realizado em PSV. A redução ocorre de 20-80% quando é aplicada uma pressão de suporte entre 5-10 cmH_2O e de 20-50% devido ao uso de uma PEEP entre 5-10 cmH_2O.
- A presença de esforço ineficaz pode subestimar o IRRS quando avaliado no ventilador, principalmente em pacientes com doença pulmonar obstrutiva crônica (DPOC).
- Quando os pacientes apresentam riscos para inadequada proteção das vias aéreas, aumento de secreções e tosse fraca, deve-se observar outros fatores além do IRRS, como eficácia de tosse e produção de secreção traqueobrônquica.

CROP e IWI

O CROP e o índice integrado do desmame (IWI) foram propostos com o objetivo de melhorar a precisão para predizer o sucesso no desmame, calculados de acordo com as equações a seguir:

$$CROP = (Cdin \times Plmáx \times PaO_2/FiO_2) \div FR$$
$$IWI = (Cestat \times SaO_2) \div relação\ FR/VC$$

Em que Cdin é a complacência dinâmica, PaO_2 é a pressão arterial de oxigênio, FiO_2 é a fração inspirada de oxigênio, FR é a frequência respiratória, SaO_2 é a saturação arterial de oxigênio, VC é o volume corrente e Cestat é a complacência estática do sistema respiratório.

O IRRS é bem mais utilizado na prática clínica quando comparado ao CROP, devido, principalmente, à complexidade em avaliar este último.

Valores do CROP > 13 e do IWI > 25 predizem sucesso no desmame. São necessários mais estudos para avaliar a acurácia desses índices e, assim, recomendar seu uso rotineiro na prática clínica.

Teste de permeabilidade do cuff

- O teste de permeabilidade do *cuff* (*cuff leak test*) é utilizado para avaliar a passagem do fluxo de ar por meio das vias aéreas superiores de pacientes intubados com o balonete de *cuff* desinsuflado.
- Deve ser realizado em pacientes com maiores riscos para edema laríngeo pós-extubação, como aqueles sob VM prolongada, história de intubação difícil.
- O vazamento é avaliado no VM, no modo volume controlado, pela diferença entre o VC inspiratório e o expiratório, após o sexto ciclo respiratório com o *cuff* desinsuflado. Diferenças < 110 mL ou 12% indicam risco de obstrução das vias aéreas, e deve ser considerado o uso de corticoides.

Avaliação da condição muscular respiratória

- Os músculos respiratórios desempenham a principal função para a manutenção da ventilação pulmonar, porém fatores como tempo prolongado de VM, sepse, uso de bloqueadores neuromusculares e corticoides e polineuropatia podem comprometer o desempenho desses músculos e, assim, dificultar o desmame da VM.
- Alguns parâmetros têm sido utilizados na rotina para avaliar a função muscular respiratória. Dentre eles podemos destacar a PImáx, a pressão expiratória máxima (PEmáx), o pico de fluxo expiratório (PFE) e a ultrassonografia diafragmática.
- A avaliação da PImáx pode ser realizada com o esforço inspiratório máximo contra a via aérea obstruída acoplada a um manu-

vacuômetro, sustentado por 1 segundo em pacientes conscientes ou entre 30-40 segundos nos indivíduos não colaborativos.

- Valores menos negativos que −20 cmH$_2$O, avaliados isoladamente, não garantem a falha no desmame, porém ajudam na tomada da decisão do profissional e podem evidenciar um possível fator causal do insucesso na extubação.
- A efetividade da tosse pode ser estimada quando a PEmáx é > 60 cmH$_2$O e, assim, pode predizer o sucesso na extubação. Essa variável apresenta uma boa correlação com o PFE.
- A taxa de fluxo máxima medida durante um esforço expiratório vigoroso indica o PFE. Valores < 160 ipm indicam tosse ineficaz, e quando os pacientes apresentam valores < 60 ipm aumenta-se o risco de falha na extubação.
- A ultrassonografia é uma técnica não invasiva que tem sido avaliada para identificar a condição diafragmática em pacientes sob VM. A disfunção diafragmática foi definida como uma excursão vertical do músculo < 10 mm ou como movimentos paradoxais.

Avaliação da condição muscular periférica

- Existe correlação direta entre a fraqueza muscular respiratória e a fraqueza muscular periférica. Dentre os vários métodos diagnósticos para a fraqueza muscular adquirida na UTI (FAUTI), o escore do Conselho de Pesquisas Médicas (*Medical Research Council* – MRC) ou SUM escore é um dos mais usuais e dispensa maiores aparatos. Trata-se de um conjunto de pontuações com avaliação dos 4 membros e valores variando de 0 a 60 pontos, tendo cada grupo muscular analisado a seguinte pontuação: zero: ausência de contração; I: esforço de contração visível, mas não produzindo movimento; II: movimento ativo, mas não vencendo a força da gravidade; III: movimento ativo vencendo a força da gravidade; IV: movimento ativo vencendo a resistência do observador; e V: força muscular normal.

- Para a população adulta, um valor de MRC < 48 pode indicar a presença de fraqueza muscular adquirida na UTI.
- Há evidências de que o MRC com escore obtido > 41 pode ser utilizado como índice preditivo de sucesso de desmame da VM e de que os valores < 26 apresentavam piores desfechos para a decanulação.
- Nesse contexto, a mobilização precoce na UTI tem evidenciado grandes melhoras na habilidade funcional do indivíduo e na redução do tempo hospitalar, devendo ser priorizada nesses ambientes.

FASE 4: TESTES DE RESPIRAÇÃO ESPONTÂNEA (TRE)

Definição de estratégia

Testes de respiração espontânea (TRE)

Tolerar um teste de respiração espontânea é um passo crucial durante a permanência do paciente na UTI. O TRE consiste em submeter o paciente a períodos de respiração espontânea (entre 30-120 min, preferindo-se 30 min), com uma peça "T" ligada a uma fonte de oxigênio (geralmente o sistema de Venturi com fração inspirada de oxigênio) e conectada à via aérea artificial, ou utilização do modo de ventilação com pressão de suporte, sendo essa ajustada em 7 cmH_2O e a pressão positiva expiratória final ajustada em 5 cmH_2O (níveis pressóricos considerados para eliminação do trabalho respiratório adicional imposto aos músculos respiratórios pela presença da via aérea artificial e do circuito do ventilador).

Os parâmetros convencionalmente considerados "mínimos" do ventilador devem ser avaliados caso a caso. É importante considerar que, na remoção do tubo, o inchaço da mucosa pode produzir um aumento na resistência das vias aéreas superiores. Sendo assim, a aplicação não criteriosa de pressão de suporte e PEEP pode causar maior assistência e não predizer a falha no processo.

Definição da falha ou sucesso no TRE

Durante o TRE deve ser observado algum sinal de intolerância, o que definirá a falha no desmame. A Tabela 3 lista os critérios de falha no teste.

Quando houver falha, deve-se aumentar o suporte ventilatório e reestabelecer a oxigenação, a ventilação e o conforto do paciente por 24 h. As causas da falência respiratória devem ser identificadas e, após o período de repouso, iniciar novas tentativas de desmame.

Tipos de desmame

Após 48 horas de extubação, o desmame é considerado bem-sucedido. Com base no tempo total envolvido com a desconexão do pacien-

TABELA 3 Critérios de falha no teste de respiração espontânea

Variáveis	Valores que indicam intolerância
Sistema respiratório	
SpO_2	< 90% com FiO_2 de 50%
FR	≥ 35 ipm
IRRS	≥ 105 ipm/L ou aumento ≥ 20%
Sistema cardiovascular	
Frequência cardíaca	≥ 140 bpm ou aumento em 20% da basal
Pressão sistólica	≥ 180 mmHg ou < 90 mmHg; ou variação de 20%
	Sinais de novas arritmias
	Necessidade de iniciar ou aumentar doses de drogas vasoativas
Sinais clínicos e de desconforto respiratório	Sudorese
	Agitação
	Sonolência e/ou redução do nível de consciência
	Uso excessivo dos músculos acessórios da respiração
	Sinal de Hoover
	Batimento de asas de nariz
	Tiragens intercostais
	Esforço expiratório
	Padrão respiratório paradoxal
	Cianose

te do ventilador e no número de tentativas necessárias para a obtenção da ventilação espontânea, o desmame pode ser classificado em:

1. Simples: sucesso de extubação após o primeiro TRE.
2. Difícil: sucesso de extubação após 3 tentativas de TRE, em intervalo de tempo inferior a 7 dias desde a primeira tentativa.
3. Prolongado: mais de 3 tentativas de TRE, em intervalo de tempo superior a 7 dias desde a primeira tentativa.

Novas perspectivas para classificar o desmame

A classificação do desmame em simples, prolongado e difícil pressupõe o uso de TRE para guiar cronologicamente a estratégia. Uma nova perspectiva epidemiológica do desmame foi proposta pelo *Wind Study*, em 2017. Nessa classificação, que avaliou 2.729 pacientes, o início do desmame foi definido como qualquer tipo de tentativa de separação (sem considerar a redução anterior no suporte de ventilação), trazendo maior abrangência ao incluir também os pacientes que não eram submetidos a um TRE. Pacientes com diferentes tipos de vias aéreas artificiais foram classificados de acordo com suas particularidades, sendo o desmame bem-sucedido para pacientes em tubo orotraqueal considerado como extubação sem reintubação, morte, uso de VNI ou alta nos 7 dias subsequentes; para pacientes em cânula de traqueostomia, o não retorno à ventilação mecânica ou alta nos próximos 7 dias.

FASE 5: VENTILAÇÃO NÃO INVASIVA FACILITADORA

Aplicação de protocolo específico

Utilização de ventilação não invasiva (VNI) após extubação

A ventilação não invasiva (VNI) é considerada uma alternativa eficiente para prevenção da insuficiência respiratória pós-extubação em pacientes bem selecionados. Pode ser considerada como:

9 Desmame da ventilação mecânica 153

1. VNI facilitadora: pacientes que falharam no TRE que são submetidos a VNI como facilitadora do desmame. (Recomendado na DPOC com $PaCO_2 > 45$.)
2. VNI preventiva: pacientes com fatores de risco* que foram bem-sucedidos no TRE e que são submetidos a VNI.
3. VNI curativa: pacientes que foram bem-sucedidos no TRE e entraram em insuficiência respiratória (sem evidência de benefícios, exceto em pacientes cirúrgicos).**

BIBLIOGRAFIA

1. Associação de Medicina Intensiva Brasileira – AMIB, Sociedade Brasileira de Pneumologia e Tisiologia – SBPT. Diretrizes Brasileiras de Ventilação Mecânica; 2013. Disponível em: http://itarget.com.br/newclients/ sbpt.org.br/2011/ downloads/arquivos/Dir_VM_2013/Diretrizes_VM2013_SBPT_AMIB.pdf.
2. Barbas CS, Ísola AM, Farias AM, Cavalcanti AB, Gama AM, Duarte AC, et al. Brazilian recommendations of mechanical ventilation; 2013. p.106-16.
3. Béduneau G, Pham T, Schortgen F, Piquilloud L, Zogheib E, Jonas M, et al. Epidemiology of weaning. Am J Respir Crit Care Med. 2017 Mar 15;195:6.
4. Béduneau G, Pham T, Schortgen F, Piquilloud L, Zogheib E, Jonas M, et al. Epidemiology of weaning outcome according to a new definition. The WIND Study.Am J Respir Crit Care Med. 2017.15;195(6):772-83.

---

* Alguns fatores associam-se ao aumento das taxas de insucesso na extubação, incluindo: idade > 65 anos; disfunção do ventrículo esquerdo; hipervolemia; escore Apache no dia da extubação > 12; sepse; utilização prévia de elevados valores de PEEP; hipercapnia; DPOC; obesidade; doença neuromuscular; imunossupressão, além de PEmáx < 60 cmH_2O, pico de fluxo de tosse assistido ≤ 160 Lpm e pico de fluxo de tosse espontâneo ≤ 60 Lpm.
** A utilização da VNI após o desenvolvimento da insuficiência respiratória pós-extubação poderia associar-se ao aumento da mortalidade e, portanto, não deve ser utilizada como terapia de resgate. O emprego da VNI como método de prevenção da insuficiência respiratória pós-extubação contribuiu para a redução da taxa de reintubação, principalmente em pacientes hipercápnicos.

5. Bien Udos S, Souza GF, Campos ES, Farah de Carvalho E, Fernandes MG, Santoro I, et al. Maximum inspiratory pressure and rapid shallow breathing index as predictors of successful ventilator weaning. J Phys Ther Sci. 2015 Dec;27(12):3723.

6. Chambers MA, Moylan JS, Reid MB. Physical inactivity and muscle weakness in the critically ill. Crit Care Med. 2009;37(10 Suppl):S337-46.

7. De Jonghe B, Sharshar T, Lefaucheur J, et al. Paresis acquired in the intensive care unit: a prospective multicenter study. JAMA. 2002;288(22):2859-67. doi:10.1001/jama.288.22.2859.

8. Epstein S. Decision to extubate. Intensive Care Medicine. 2002;28(5):535-46.

9. Epstein SK. Weaning from ventilatory support. Curr Opin Crit Care; 2009;15(1):36-43.

10. Esteban A, Frutos F, Tobin MJ, Alia I, Solsona JF, Valverdú I, et al. A comparison of four methods of weaning patients from mechanical ventilation. N Engl J Med. 1995;332:345-50.

11. Faria AM, Silva LG, Ferreira JCM, Guimarães VA, Vento DA. Utilização da escala do Medical Research Council no desmame em pacientes críticos: revisão de literatura 2018. Rev Educ Saúde. 2018;6(2):125-32.

12. Gupta P, Giehler K, Walters R, et al. The effect of a mechanical ventilation discontinuation protocol in patients with simple and difficult weaning: impact on clinical outcomes. Respir Care. 2014;59:170-7.

13. Jubran A, Van de Graaff WB, Tobin MJ. Variability of patient-ventilator interaction with pressure support ventilation in patients with chronic obstructive pulmonary disease. Am J Respir Crit Care Med. 1995;152:129-36.

14. Kutchak FM, et al. Tarefas motoras simples predizem independentemente a falha de extubação em pacientes neurológicos críticos. J Bras Pneumol. 2017;43(3)183-9.

15. Lima AC, Siqueira BT, Travassos FE, et al. Influência da força da musculatura periférica no sucesso da decanulação. Rev Bras Ter Intens. 2011;23(1):56-61.

16. MacIntyre NR. Evidence-based ventilator weaning and discontinuation. Respir Care. 2004;49(7):830-6.

17. Morandi A, Brummel NE, Ely EW. Sedation, delirium and mechanical ventilation: the "ABCDE" approach. Current Opin Crit Care. 2011;17:43-9.

18. Ochoa ME, Marín MC, Frutos-Vivar F, Gordo F, Latour-Pérez J, Calvo E, et al. Cuff-leak test for the diagnosis of upper airway obstruction in adults: a systematic review and meta-analysis. Intensive Care Med. 2009;35:1171-9.

19. Salam A, et al. Neurologic status, cough, secretions and extubation outcomes. Intensive Care Med. 2004;30(7):1334-9.

20. Sassoon CS, Light RW, Lodia R, Sieck GC, Mahutte CK. Pressure-time product during continuous positive airway pressure, pressure support ventilation, and T-piece during weaning from mechanical ventilation. Am Rev Respir Dis. 1991;143:469-75.

21. Shaikh H, Morales D, Laghi. Weaning from mechanical ventilation. Semin Respir Crit Care Med. 2014 Aug;35(4):451-68.

22. Sklar MC, Burns K, Rittayamai N, Lanys A, Rauseo M, Chen L, et al. Effort to breathe with various spontaneous breathing trial techniques: a physiologic meta-analysis. Am J Respir Crit Care Med. 2017 Jun 1;195(11):1477-85.

23. Straus C, Louis B, Isabey D, Lemaire F, Harf A, Brochard L. Contribution of the endotracheal tube and the upper airway to breathing workload. Am J Respir Crit Care Med. 1998;157:23-30.

24. Tobin MJ. Mechanical ventilation. N Engl J Med. 1994;330:1056-61.

25. Vallverdu I, Calaf N, Subirana M, Net A, Benito S, Mancebo J. Clinical characteristics, respiratory functional parameters, and outcome of a two-hour T-piece trial in patients weaning from mechanical ventilation. Am J Respir Crit Care Med. 1998;158:1855-62.

26. Vanpee G, Hermans G, Segers J, Gosselink R. Assessment of limb muscle strength in critically ill patients: a systematic review. Critical Care Med. 2013;42. 10.1097/CCM.0000000000000030.

27. Ward D, Fulbrook P. Nursing strategies for effective weaning of the critically ill mechanically ventilated patient. Crit Care Nurs Clin North Am. 2016 Dec;28(4):499-512.

28. Wischmeyer PE, San-Millan I. Winning the war against ICU-acquired weakness: new innovations in nutrition and exercise physiology. Critical Care. 2015;19:s6.

29. Zhu B, Li Z, Jiang L, et al. Effect of a quality improvement program on weaning from mechanical ventilation: a cluster randomized trial. Intensive Care Med. 2015;41:1781-90.

10 | Monitorização ventilatória

Vinicius Zacarias Maldaner da Silva

INTRODUÇÃO

Os pacientes críticos comumente apresentam alterações funcionais respiratórias, relacionadas com o desempenho muscular, a cargas impostas ao sistema respiratório e à mecânica respiratória.

Os dados fornecidos pela monitorização ventilatória permitem o estabelecimento do diagnóstico cinético funcional respiratório e consequentemente das corretas condutas terapêuticas aplicadas a cada caso.

O processo de monitorização ventilatória será descrito a seguir, guiando assim as prováveis condutas clínicas e contribuindo para a melhora do prognóstico clínico.

A monitorização ventilatória pode ser dividida em 3 grandes grupos: avaliação da troca gasosa e equilíbrio acidobásico; avaliação cinética funcional e mecânica respiratória, que serão discutidos a seguir.

TROCA GASOSA E EQUILÍBRIO ACIDOBÁSICO

A Tabela 1 apresenta as principais formas de avaliação da troca gasosa e do equilíbrio acidobásico.

10 Monitorização ventilatória 157

TABELA 1 Formas de avaliação

Invasiva	Não invasiva
Gasometria arterial e venosa	Oximetria de pulso e capnografia

Capnografia

É a representação gráfica da pressão parcial de dióxido de carbono (CO_2), permitindo avaliar a ventilação alveolar. A ausência ou redução dos níveis da pressão parcial de CO_2 ao final da expiração ($P_{ET}CO_2$) indica redução ou ausência de ventilação alveolar. Valores de $P_{ET}CO_2$ entre 35 e 45 mmHg indicam ventilação alveolar dentro da normalidade.

A capnografia geralmente é utilizada para identificação de hipoventilação, para controle do nível de CO_2 em pacientes neurológicos, pós-parada cardiorrespiratória ou para avaliação de doenças obstrutivas.

Oximetria de pulso

É um método não invasivo que mensura de forma contínua a saturação periférica de oxigênio (SpO_2). Há uma relação entre a pressão parcial de oxigênio (PaO_2) e a SpO_2, com isso quedas na SpO_2 indicam menor disponibilidade de oxigênio aos tecidos, levando a hipóxia tecidual. Valores acima de 92% indicam oxigenação tecidual dentro da faixa de normalidade, e valores abaixo de 88% indicam suplementação de oxigênio via diferentes tipos de interface.

Gasometria arterial

É um exame invasivo que permite analisar os gases sanguíneos, a oxigenação e o equilíbrio acidobásico de pacientes críticos. Permite, assim, ajustes ventilatórios, indicações de terapias para promover aumento de oxigenação e outras modalidades de tratamento.

Em relação à oxigenação, a gasometria arterial permite o cálculo de diversos índices, descritos na Tabela 2.

O equilíbrio acidobásico é determinado pelo estabelecimento das concentrações de íons hidrogênio (H^+) no sangue. Os distúrbios acidobásicos podem ser divididos em acidose ($pH < 7,35$) ou alcalose ($pH > 7,45$). Tanto a acidose como a alcalose podem originar-se de alterações ventilatórias ou metabólicas, denominando-se acidose ou alcalose respiratória e acidose ou alcalose metabólica. Os valores de normalidade estão expostos na Tabela 3.

AVALIAÇÃO CINÉTICA FUNCIONAL

Manovacuometria

A manovacuometria consiste na mensuração das pressões respiratórias estáticas máximas inspiratória (Pimáx) e expiratória (Pe-

TABELA 2 Variáveis e fórmulas para obtenção de índices de oxigenação a partir da gasometria arterial

Variáveis	Fórmulas	Referência
PAO_2	$FiO_2 \times (PB - PH_2O) - PaCO_2/QR$	100 mmHg (FiO_2 21%)
PaO_2		80-100 mmHg
SaO_2		> 95%
IO	PaO_2/FiO_2	> 300 mmHg
Dif A – aO_2	$PAO_2 - PaO_2$	5-15 mmHg (FiO_2 21%) < 100 mmHg (FiO_2 100%)
PaO_2/PAO_2		> 0,75
CaO_2	$(1,34 \times Hb \times SaO_2) + (0,0031 \times PaO_2)$	16-20 mL/dL

PAO_2: pressão parcial de oxigênio com gás alveolar; FiO_2: fração inspirada de oxigênio; PB: pressão barométrica; PH_2O: pressão parcial de vapor d'água; $PaCO_2$: pressão parcial de dióxido de carbono no sangue arterial; mmHg: milímetros de mercúrio; PaO_2: pressão parcial de oxigênio no sangue arterial; SaO_2: saturação arterial de oxigênio; IO: índice de oxigenação; Dif A – aO_2: diferença alvéolo-arterial de oxigênio; CaO_2: conteúdo arterial de oxigênio.
Fonte: adaptada de Denehy, 2017.

TABELA 3 Valores normais para interpretação do equilíbrio acidobásico pela gasometria arterial

pH	7,35 a 7,45
PaCO$_2$	35 a 45 mmHg
HCO$_3$	22 a 26 mEq/L
BE	+2 a −2 mEq/L
Ânion *gap*	8 a 12 ± 4 mEq/L

máx), as quais expressam a força máxima dos músculos inspiratórios e expiratórios.

Essa avaliação está indicada em pacientes com assistência ventilatória prolongada (> 48 horas), durante desmame difícil de VM e em pré e pós-operatório de cirurgias toracoabdominais.

Como técnica de avaliação, podemos obter a Pimáx e a Pemáx em respiração espontânea ou em pacientes sob assistência ventilatória mecânica.

Em respiração espontânea, os pacientes devem estar alertas e colaborativos para a realização da manobra. A Pimáx é medida por meio de um esforço inspiratório máximo contra a via aérea ocluída a partir de uma expiração máxima até o volume residual (Pimáx -VR) ou de uma expiração normal (Pimáx-CRF).

A Pemáx é medida por meio de um esforço expiratório máximo contra a via aérea ocluída a partir de uma inspiração máxima até a capacidade pulmonar total (Pimáx-CPT) ou uma inspiração normal (Pimáx-CRF). O fisioterapeuta deve escolher sempre a mesma técnica (partir sempre do mesmo volume) para o acompanhamento dessas pressões.

Em pacientes sob assistência ventilatória mecânica, a Pimáx deve ser obtida a partir da capacidade residual funcional, acoplando-se o manovacuômetro na via aérea artificial com um sistema de válvula unidirecional, com a oclusão da via aérea por um tempo mínimo de 40 segundos, registrando-se o maior valor obtido.

Pimáx maiores que −25 cmH$_2$O geralmente estão associadas a indicação e a algum tipo de suporte ventilatório (invasivo ou não invasivo).

Ventilometria

O ventilômetro é um aparelho portátil que mede volumes e capacidades pulmonares. Os principais parâmetros que podem ser mensurados são:

- Volume corrente: quantidade de ar que entra e sai do sistema respiratório em respiração normal e tranquila. Valores inferiores a 5 mL/kg estão associados a piora da troca gasosa e a hipoventilação alveolar.
- Volume minuto: produto do volume corrente pela frequência respiratória. Sua faixa de normalidade está entre 6-8 L/min, e valores acima de 10 L/min são indicativos de aumento na demanda ventilatória.
- Índice de respiração rápida e superficial (IRRS): é calculado pela relação FR/VC em litros. Valores acima de 105 indicam alta probabilidade de insucesso no desmame de VM.
- Capacidade vital: volume máximo que um indivíduo consegue mobilizar. Valores acima de 45 mL/kg são considerados dentro da faixa de normalidade; abaixo de 15 mL/kg indicam prejuízo na troca gasosa e necessidade de algum tipo de suporte ventilatório.

Pico de fluxo expiratório (PFE)

Representa o máximo volume de ar exalado por uma unidade de tempo. Comumente é um marcador para efetividade de remoção de secreções brônquicas e mecanismo de proteção de vias aéreas. O PFE pode ser obtido por manobra voluntária (PFE voluntário) ou técnicas assistidas para aumento do volume inspirado, compressão toracoabdominal ou irritação das vias aéreas (através de sondas de aspiração). Valores de PFE voluntário abaixo de 60 Lpm ou PFE assistido abaixo de 160 Lpm aumentam a chance de insucesso de extubação e decanulação de pacientes críticos.

MECÂNICA RESPIRATÓRIA

Na monitorização da mecânica respiratória, são recomendadas as seguintes mensurações:

- Complacência estática e dinâmica do sistema respiratório.
- Resistência do sistema respiratório.
- AutoPEEP.

A avaliação da complacência estática e da resistência do sistema respiratório deve ser realizada em pacientes paralisados (sedação profunda ou bloqueador neuromuscular) ou com *drive* respiratório suprimido. Utiliza-se o modo ventilação com volume controlado (VCV), fluxo constante e forma de onda de fluxo quadrada, com técnica de oclusão ao final da inspiração para garantir a ausência de fluxo aéreo.

Para a medida estática da mecânica respiratória, analisa-se a curva pressão × tempo, obtendo a pressão máxima ou a pressão de pico do sistema respiratório (Ppico), que reflete a pressão traqueal ou de abertura das vias aéreas; a queda da Ppico para P1 representa a pressão requerida para mover o fluxo inspiratório ao longo das vias aéreas sem a interferência alveolar. A queda lenta observada entre P1 e P2 após a oclusão das vias aéreas dependerá das propriedades viscoelásticas do sistema respiratório e da redistribuição do gás entre os espaços aéreos (efeito *pendelluft*). P2 (ou pressão de platô) representa a pressão estática do sistema respiratório, pois na ausência de fluxo aéreo ela se iguala à pressão alveolar, que reflete a pressão de retração elástica do sistema respiratório. A diferença entre a pressão de platô (P2) e o retorno a nível de pressão positiva ao final da expiração (PEEP) reflete a pressão de distensão do sistema respiratório, também conhecida como *drive pressure*. A Figura 1 apresenta a avaliação da mecânica respiratória em pacientes sob ventilação mecânica.

A partir dessas variáveis, podemos obter valores referentes ao comportamento elástico e resistivo do sistema respiratório. A Tabela 4 apresenta as principais medidas de mecânica respiratória que podem ser obtidas por essa avaliação.

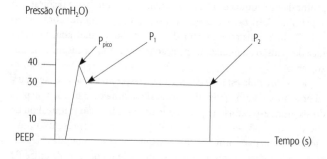

FIGURA 1   Avaliação da mecânica respiratória.

10 Monitorização ventilatória   163

TABELA 4   Medidas de mecânica respiratória

Variável	Fórmula de obtenção	Interpretação
Ceff	VC/Ppico – PEEP	Propriedades resistivas, elásticas e viscoelásticas do SR
Cdyn	VC/P_1 – PEEP	Propriedade elásticas e viscoelásticas do SR
Cst	VC/P_2 – PEEP	Propriedades elásticas do SR
Rtot	Pmáx – P_2/fluxo insp	Resistência total do SR
Raw	Pmáx – P_1/fluxo insp	Resistência das vias aéreas
CT	Cst × Rrs	Esvaziamento das unidades alveolares

Ceff: complacência efetiva; VC: volume corrente; Ppico: pressão de pico; PEEP: pressão positiva ao final da expiração; SR: sistema respiratório; Cdyn: complacência dinâmica; P1: queda rápida de pressão após a oclusão; Cst: complacência estática do sistema respiratório; P2: pressão de retração elástica do sistema respiratório ou pressão de platô; Rtot: resistência total do sistema respiratório; Raw: resistência de vias aéreas; Fluxo insp: fluxo inspiratório.
Fonte: adaptada de Denehy, 2017.

BIBLIOGRAFIA

1. Ausiello D, Goldman L. Tratado de medicina interna. 25 ed. Rio de Janeiro: Elsevier; 2018.
2. Brusasco V, Crapo R, Viegi G, American Thoracic Society, European Respiratory Society. Coming together: the ATS/ERS consensus on clinical pulmonary function testing. Eur Respir J. 2005;26(1):1-2.
3. Denehy EML. Cardiorespiratory physiotherapy: adults and pediatrics. London: Elsevier; 2017.
4. Fu CTC. Fisioterapia em terapia intensiva. Barueri: Manole; 2019.
5. Hezarjaribi N, Dutta R, Xing T, Murdoch GK, Mazrouee S, Mortazavi BJ, et al. Monitoring lung mechanics during mechanical ventilation using machine learning algorithms. Conf Proc IEEE Eng Med Biol Soc. 2018;2018:1160-3.
6. Bianchi C, Baiardi P. Cough peak flows: standard values for children and adults. Am J Phys Rehabil. 2008;87(6):461-7.
7. Zimmerman JE, Seneff MG, Sun X, Wagner DP, Knaus WA. Evaluating laboratory usage in the intensive care unit: patient and institutional characteristics that influence frequency of blood sampling. Crit Care Med. 1997;25(5):737-48.

11 Ventilação não invasiva aplicada ao paciente crítico

Daniel da Cunha Ribeiro

INTRODUÇÃO

Entre os métodos de ventilação mecânica (VM) por pressão positiva descritos na literatura inclui-se a modalidade ventilação não invasiva (VNI), que, certamente, é um dos maiores avanços da VM nas últimas décadas.

Liderando as pesquisas científicas acerca da pressão positiva nas vias aéreas, não há dúvidas de que o uso da VNI em grupos de pacientes agudos ou crônicos ainda é subestimado.

Quando usada de forma consciente e seguindo rigorosamente as indicações, contraindicações e monitorização adequadas, a VNI tornou-se o principal responsável pela diminuição da necessidade de intubação e pela redução da mortalidade e dos custos do tratamento, além de promover maior qualidade de vida e aumento da funcionalidade desses doentes.

OBJETIVOS PRIMÁRIOS DA UTILIZAÇÃO DA VNI EM PACIENTES CRÍTICOS

Entre os objetivos esperados ao lançar mão dessa estratégia ventilatória não invasiva incluímos:

- Promoção da expansibilidade pulmonar.
- Redução do trabalho respiratório.
- Melhora na ventilação pulmonar.
- Melhora na oxigenação corpórea.
- Redução da dispneia.
- Mitigação dos riscos inerentes às estratégias ventilatórias mecânicas invasivas.

SELEÇÃO DOS EQUIPAMENTOS PARA APLICAÇÃO DE VNI EM PACIENTES CRÍTICOS

A adequada seleção de materiais para a aplicação de VNI em pacientes críticos é de extrema importância para que possamos alcançar os desfechos desejados.

Os geradores de pressão positiva devem ser munidos das mais diversas modalidades ventilatórias possíveis a fim de que essa gama de possibilidades seja permissiva para a adequada adaptação do paciente.

Uma consideração importante é a possibilidade de monitorização dos diversos parâmetros ventilatórios, reduzindo o risco de assincronias não tratadas e favorecendo o desenlace do caso.

SELEÇÃO DAS INTERFACES PARA APLICAÇÃO DE VNI EM PACIENTES CRÍTICOS

As interfaces são um ponto-chave na adesão do paciente à técnica. Possuir múltiplos modelos e tamanhos soma pontos positivos no alcance dos objetivos propostos. A diversidade de modelos e a possibilidade de adequação exata do equipamento ao paciente gera menor desconforto, menos vazamentos e, consequentemente, assincronias. Vale ressaltar que lesões por pressão facial excessiva podem ser encontradas em 5-20% dos pacientes em uso de VNI, tornando

166 Fisioterapia respiratória aplicada ao paciente crítico: manual prático

uma escolha inadequada da máscara responsável pela piora do prognóstico.

É necessário levar em consideração as vantagens e desvantagens de cada interface na hora da escolha, conforme a Tabela 1.

TABELA 1 Vantagens e desvantagens das interfaces de VNI

Interface	Vantagens	Desvantagens
Máscara nasal	Menor risco de aspiração Facilita a mobilização de secreção Menos claustrofobia Facilita a fonação Possibilidade de alimentação Fácil adaptação e segurança Menor espaço morto	Perda de pressão através da boca Maior resistência através do conduto nasal Menos efetiva na presença de obstrução nasal Ressecamento oral
Máscara oronasal	Melhor controle do vazamento oral Efetiva para pacientes com via de entrada de ar predominantemente oral ou misto Bem tolerada pelos pacientes agudos	Aumento do espaço morto Maior claustrofobia Risco aumentado de aspiração Dificuldade de fonação e alimentação
Máscara facial total	Pode ser mais confortável para alguns pacientes Fácil ajuste Menor risco de lesão por pressão facial excessiva	Produz potencial aumento do espaço morto Pode causar ressecamento ocular Não pode ser utilizada para administração de medicamentos na forma de aerossóis
Almofada nasal	Mesmas vantagens da máscara nasal, porém mais confortável para alguns pacientes Menor risco de lesão por pressão facial excessiva, quando comparada às máscaras nasais	Mesmas desvantagens da máscara nasal Pode ser desconfortável para alguns pacientes, principalmente na vigência de altas pressões

(continua)

11 Ventilação não invasiva aplicada ao paciente crítico 167

TABELA 1 Vantagens e desvantagens das interfaces de VNI (*continuação*)

Interface	Vantagens	Desvantagens
Máscara híbrida	Vantagens combinadas da peça bucal e do travesseiro nasal	Mesmas desvantagens da máscara oronasal Pouco tolerada por pacientes que não toleram a almofada nasal
Capacete	Permite boa interação com o ambiente Melhor adaptação em pacientes com deformidades anatômicas faciais ou fratura de face Não causa lesão por pressão excessiva na face	O ruído pode ser intenso Pode causar ressecamento ocular Pode aumentar o espaço morto

INDICAÇÕES E RECOMENDAÇÕES PARA O USO DE VNI EM PACIENTES CRÍTICOS

Exacerbação de DPOC

A exacerbação da doença pulmonar obstrutiva crônica (DPOC) é uma causa muito comum de admissão na UTI. A falência muscular apresentada por esses pacientes leva a uma acidose respiratória, aguda ou crônica agudizada, com consequente aumento da mortalidade.

- Utilizar a VNI para prevenir a intubação traqueal em pacientes com acidemia (pH entre 7,25-7,35).
- Utilizar a VNI como alternativa à intubação traqueal em pacientes com acidemia e desconforto respiratório severos (pH < 7,25) desde que o paciente não esteja se deteriorando rapidamente.
- Utilizar modo *bilevel*.
- Evitar altos volumes correntes e altos níveis de EPAP para prevenir autoPEEP.

Edema agudo pulmonar cardiogênico

O extravasamento de líquido dos capilares pulmonares para o interstício pulmonar e espaços intra-alveolares, secundário à elevação da pressão hidrostática nos capilares pulmonares e disfunção do ventrículo esquerdo, culmina com a condição denominada edema agudo pulmonar cardiogênico. Prejuízo nas trocas gasosas, aumento no trabalho respiratório, redução da complacência pulmonar e colapso alveolar por conta do excesso de líquido intersticial devem ser imediatamente tratados para que haja retorno da homeostase. A VNI tem excelentes resultados nessa classe de pacientes, melhorando a mecânica ventilatória e facilitando o trabalho ventricular esquerdo por meio da diminuição de sua pós-carga.

- Preferir modo CPAP com pressão de cerca de 10 cmH$_2$O.
- Utilizar *bilevel* em caso de retenção de CO$_2$ além da insuficiência respiratória hipoxêmica.

Pacientes imunocomprometidos

Insuficiência respiratória é a causa mais comum de admissão na UTI de pacientes imunocomprometidos. Vários estudos suportam o uso de VNI na insuficiência respiratória leve a moderada nesses pacientes, porém demandam monitorização contínua e intensiva, pois há risco de deterioração rápida do quadro, havendo necessidade de evolução para a VM invasiva.

- CPAP ou *bilevel* podem ser utilizados, variando de acordo com a causa da insuficiência respiratória.

Pós-operatório

Alterações de troca gasosa no pós-operatório são muito comuns. Anestesia, dor e manipulação do diafragma são importantes fatores causais de hipoxemia e diminuição do volume pulmonar. A VNI pode ser utilizada nesses pacientes com objetivo de melhorar/manter uma adequada oxigenação e reduzir a sensação de dispneia nos casos de insuficiência respiratória.

- O uso de CPAP e *bilevel* pode melhorar a aeração pulmonar e reduzir as áreas de atelectasia.
- O uso de VNI reduz a mortalidade e as taxas de intubação nos pacientes em pós-operatório de cirurgias supradiafragmáticas e abdominal e/ou pélvicas.

Cuidados paliativos

A dispneia é um sintoma comum e muito limitante nos pacientes em cuidados paliativos. Estratégias como o uso de opioides podem ser bem resolutivas nesses casos, porém apresentam importantes efeitos colaterais e que prejudicam sua funcionalidade. A VNI pode ser utilizada com o objetivo de reduzir a dispneia e o desconforto respiratório em pacientes submetidos aos cuidados paliativos, desde que não haja prolongamento do sofrimento.

- O modo ventilatório a ser utilizado deve ser preferencialmente o *bilevel*, porém a escolha pode ser baseada no modo a que o paciente melhor se adaptar.

Estratégia de desmame

O processo de descontinuação da assistência ventilatória invasiva deve levar em consideração o risco de complicações devido a atrasos desnecessários na extubação e o risco devido à interrupção prematura e à necessidade de reintubação.

As taxas de reintubação variam entre 13-19%, aumentando assim a morbimortalidade desses pacientes.

A estratégia de ventilação não invasiva durante o processo de desmame é conceituada como:

1. VNI facilitadora: recomenda-se o uso da VNI de forma a facilitar, reduzir o tempo, interromper a VM de forma precoce em pacientes portadores de DPOC mesmo naqueles que não passaram no teste de respiração espontânea (TRE), desde que sob adequada condição clínica. O ideal é que essa modalidade seja aplicada em centros com experiência no manejo dessa estratégia de VNI. Os resultados incluem redução da mortalidade, redução do risco de falência do desmame e redução da incidência de pneumonia associada à VM.

2. VNI preventiva: faz-se o uso da VNI para prevenir a falha de extubação, imediatamente após a retirada da via aérea artificial, em pacientes selecionados como de maior risco, especialmente nos hipercápnicos. São os apresentados na Tabela 2.

Os estudos mostram menor taxa de reintubação, mortalidade e melhora das variáveis fisiológicas quando a VNI é aplicada por pelo menos 8 horas ininterruptas, podendo chegar a 24 horas/dia duran-

TABELA 2 Pacientes considerados de risco para o desenvolvimento de insuficiência respiratória pós-extubação

Hipercapnia após extubação ($PaCO_2 > 45$ mmHg)
Insuficiência cardíaca
Tosse ineficaz
Secreções copiosas
Mais de uma falência consecutiva no desmame
Obstrução de vias aéreas superiores
Idade > 65 anos
Falência cardíaca como causa da intubação
Acute Physiology and Chronic Health Evaluation (Apache) > 12 no dia da extubação
Pacientes com mais de 72 horas de VM invasiva

te 2-3 dias. Estudos recentes apontam que associar a VNI ao cateter nasal de alto fluxo pode reduzir ainda mais as taxas de reintubação.

Falência respiratória De Novo

A falência respiratória denominada De Novo é um tipo de insuficiência respiratória aguda em pacientes sem doença pulmonar crônica prévia. A maior parte desses pacientes apresenta insuficiência respiratória do tipo hipoxêmica (p.ex., síndrome do desconforto respiratório agudo – SDRA). Há limitações quanto ao uso da VNI nessa condição, em que a melhora do trabalho respiratório é menos evidente quando comparada à dos pacientes com insuficiência respiratória do tipo hipercápnica (p. ex., DPOC). Poucos estudos demonstraram a prevenção do uso de VNI em pacientes com SDRA leve. Portanto, com o aumentado risco de atraso na intubação, caso seja utilizada, a VNI deve atingir seus objetivos dentro da primeira hora. Caso contrário, a intubação traqueal é a estratégia mais segura para esses pacientes.

INDICADORES DE SUCESSO

O sucesso da VNI, quando bem indicada, está muito bem definido pela literatura científica. Vale ressaltar que seu uso indiscriminado pode atrasar a intubação traqueal, aumentando consideravelmente a mortalidade dos pacientes.

O sucesso pode ser avaliado nas primeiras 1-2 horas de início de uso da VNI, quando os objetivos propostos são atingidos. Caso não haja melhora dos níveis de O_2 e/ou CO_2 na gasometria arterial; dos parâmetros fisiológicos como frequência cardíaca, frequência respiratória e pressão arterial; do esforço respiratório e do nível de consciência, há necessidade de reavaliação da indicação, sendo possivelmente recomendado iniciar estratégias ventilatórias invasivas.

172 Fisioterapia respiratória aplicada ao paciente crítico: manual prático

BIBLIOGRAFIA

1. Barbas CS, Ísola AM, Farias AM, Cavalcanti AB, Gama AM, Duarte AC, et al. Recomendações Brasileiras de Ventilação Mecânica. Rev Bras Ter Intensiva. 2014;26(2):89-121.
2. Burns KEA, Meade MO, Premji A, Adhikari NKJ. Noninvasive ventilation as a weaning strategy for mechanical ventilation in adults with respiratory failure: a Cochrane systematic review. CMAJ. 2014;186(3):E112-E122.
3. Esteban A, Frutos-Vivar F, Ferguson ND, Arabi Y, Apezteguía C, González M, et al. Noninvasive positive-pressure ventilation for respiratory failure after extubation. N Engl J Med. 2004;12:2452-60.
4. Ferrer M, Valencia M, Nicolas JM, et al. Early noninvasive ventilation averts extubation failure in patients at risk: a randomized trial. Am J Respir Crit Care Med. 2006;173:164-70.
5. Hess DR. The growing role of noninvasive ventilation in patients requiring prolonged mechanical ventilation. Respir Care. 2012;57(6):900-18; discussion 918-20.
6. Mehta S, Hill NS. State of the art noninvasive ventilation. Am J Respir Crit Care Med. 2001;163(2):540-77.
7. Nava S, Gregoretti C, Fanfulla F et al. Noninvasive ventilation to prevent respiratory failure after extubation in high-risk patients. Critical Care Medicine. 2005;33(11):2465-70.
8. Ribeiro DC, Faria ID. Ventilação não invasiva: modos, interfaces e evidências. In: Associação Brasileira de Fisioterapia Cardiorrespiratória e Fisioterapia em Terapia Intensiva; Martins JA, Andrade FMD, Beraldo MA, orgs. PROFISIO: Programa de Atualização em Fisioterapia em Terapia Intensiva Adulto: Ciclo 7. Porto Alegre: Artmed Panamericana; 2016. p.131-58. (Sistema de Educação Continuada a Distância, v.1).
9. Rochwerg B, Brochard L, Elliot MW, et al. Official ERS/ATS clinical practice guidelines: noninvasive ventilation for acute respiratory failure. Eur Respir J. 2017;50:1602426.
10. Thille AW, Boissier F, Ben-Ghezala H, et al. Easily identified at-risk patients for extubation failure may benefit from noninvasive ventilation: a prospective before-after study. Critical Care. 2016;20(48).

Avaliação e treinamento muscular inspiratório aplicado ao paciente crítico

12

Alexandre Simões Dias
Elisa Corrêa Marson

FISIOPATOLOGIA DA FRAQUEZA MUSCULAR RESPIRATÓRIA

Os músculos respiratórios são responsáveis por modificar a mecânica respiratória, facilitando a entrada e a saída de ar dos pulmões, auxiliando na desobstrução das vias aéreas e também nas funções relacionadas com a fala. O diafragma é o principal músculo respiratório, e possui um papel essencial na ventilação. Durante a inspiração, a musculatura diafragmática contrai e puxa para baixo as superfícies inferiores do pulmão, contribuindo para que o ar entre nos pulmões, enquanto na expiração o diafragma apenas relaxa e a retração elástica dos pulmões, da parede torácica e das estruturas abdominais comprime os pulmões, fazendo que o ar seja expelido. Dessa maneira, quando essa musculatura, por algum motivo, está prejudicada, podem ocorrer sérias repercussões na saúde do indivíduo hospitalizado.

A fraqueza da musculatura inspiratória pode ser definida como uma incapacidade do diafragma para gerar níveis normais de força máxima. A prevalência de fraqueza na musculatura respiratória é grande em pacientes críticos internados em UTI, e ocorre devido a diversos fatores. Entre eles está o uso da ventilação mecânica invasiva (VMI), que tem como objetivo o repouso da musculatura respiratória, gerando consequentemente o desuso desta. Um tempo prolongado de VMI, além de gerar prejuízos à musculatura diafragmática, está relacionado com aumento no risco de morte, desfechos funcionais piores a longo prazo e custos médicos aumentados. Diversos estudos têm demonstrado que não é necessário um período longo para que ocorram prejuízos à musculatura. A partir de um período de 6 horas existe um acometimento da musculatura diafragmática, e após 6 dias de uso da VMI os pacientes apresentaram um decréscimo de 32% na capacidade de contração do diafragma. Segundo Dres et al. (2017), após um período prolongado de VMI, cerca de 80% dos pacientes acabam adquirindo a fraqueza da musculatura diafragmática. Esses fatos demonstram que curtos períodos de ventilação mecânica podem influenciar a musculatura inspiratória, acarretando prejuízos respiratórios e funcionais. Tal condição foi descrita por Vassilakopoulos e Petrof (2004) como disfunção diafragmática induzida pelo ventilador, e contribui expressivamente para o aumento no tempo de intubação traqueal e de internação hospitalar, bem como para o aumento da morbidade. Além disso, é uma das principais causas de falha no desmame e um dos principais fatores de risco para a diminuição da força da musculatura diafragmática.

A diminuição da força na musculatura respiratória no paciente ventilado mecanicamente pode ocorrer devido a mudanças e alterações no trajeto do centro respiratório até as fibras musculares. Um exemplo do primeiro caso seria decorrente da neuropatia do nervo frênico, que ocorre quando o tempo de condução desse nervo está aumentado, o que causaria uma diminuição na força muscular. Por outro lado, a fraqueza pode ser ocasionada pela perda de massa muscular, que por sua vez é causada por uma desregulação no balanço entre a síntese e a degradação proteica, e/ou disfunção de proteínas contráteis remanescentes. Esta última situação pode ser explicada pela diminuição na ativação da musculatura diafragmática durante o período em que o paciente esteve em ventilação mecânica, gerando um gatilho para a degradação de proteínas ativadas pela via da ubiquitina-proteassoma (uma das vias de proteólise). Os mecanismos e a fisiopatologia da disfunção muscular em pacientes ventilados mecanicamente ainda não estão completamente elucidados, sendo necessários mais estudos sobre o tema (Figura 1).

AVALIAÇÃO DA FORÇA MUSCULAR INSPIRATÓRIA

Manter o monitoramento da força da musculatura diafragmática é extremamente importante. No sistema respiratório, a força geralmente é mensurada com base na influência das pressões e dos volumes pulmonares, por isso a avaliação quantitativa dessa variável é realizada por meio da mensuração das pressões e volumes pulmonares.

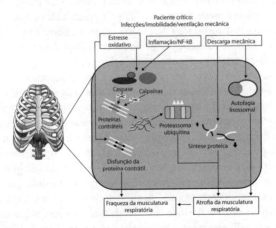

FIGURA 1 Fisiopatologia da fraqueza muscular respiratória. NF-kB: fator de transcrição nuclear kappa B.
Fonte: adaptada de Schellekens et al., 2019.

A avaliação da força muscular no paciente crítico pode ser realizada pelo método volitivo (que necessita de compreensão e colaboração do paciente), como a pressão inspiratória máxima, pressão inspiratória nasal durante o fungar e a pressão transdiafragmática, e pelo método não volitivo (que não necessita da compreensão e colaboração do paciente), como a estimulação elétrica e magnética do nervo frênico e a ultrassonografia diafragmática.

Pressão inspiratória máxima

A medida da pressão inspiratória máxima é uma maneira simples de mensurar a força da musculatura respiratória, tornando-se, por isso, um dos métodos mais utilizados. Ela toma como medida a pressão nas vias aéreas superiores (boca para paciente internados ou ambulatoriais e traqueia para pacientes intubados ou traqueostomizados) durante uma inspiração voluntária máxima. Essa pressão mensurada reflete a pressão desenvolvida pela musculatura inspiratória. As vantagens da utilização dessa técnica são o baixo custo, a facilidade e a rapidez com que o teste pode ser realizado, além dos valores de referência específicos para cada população.

Essa medida pode ser realizada com o manovacuômetro digital ou analógico, sendo mais interessante utilizar o analógico, uma vez que os maiores valores de pressão inspiratória ocorrem logo no início do teste e podem ser perdidos em um visor analógico. A mensuração é realizada com o paciente sentado, com ou sem o clipe nasal, com o paciente realizando a manobra em um bocal que tenha uma abertura de 2 mm de diâmetro para que o fechamento da glote e a pressão da musculatura da boca não aumentem a medida, gerando um viés. Habitualmente, pede-se que o paciente faça uma expiração até o volume residual e logo em seguida faça uma inspiração máxima, mantendo esse esforço por aproximadamente 2 segundos.

Em pacientes críticos, intubados e não colaborativos a medida da pressão inspiratória pode ser realizada através de uma válvula unidirecional. A técnica consiste em deixar o paciente em um breve período de ventilação espontânea, em seguida conectar o dispositivo na via aérea do paciente e, através da oclusão do fluxo inspiratório gerada pela válvula unidirecional, obter valores do esforço inspiratório gerado pelo paciente por aproximadamente 20 segundos.

Pressão inspiratória nasal durante o fungar

Devido ao fato de que a mensuração da pressão inspiratória máxima pode ser influenciada pela falta de motivação ou colaboração do paciente, um método alternativo foi criado. A sigla SNIP vem do termo em inglês *sniff nasal inspiratory pressure*, que avalia a pressão inspiratória medida na narina durante uma manobra inspiratória rápida e profunda, similar ao fungar. O método consiste em ocluir uma das narinas do paciente e pedir a ele ou ela que, após um período de respiração habitual, faça uma inspiração profunda e rápida com a boca fechada, a partir da capacidade residual funcional. O comando do avaliador deve ser incisivo e vigoroso, já que a manobra precisa ser realizada de forma curta e explosiva. Deve-se realizar no mínimo 10 manobras; porém, se os últimos valores sofrerem um aumento substancial, ou se os valores iniciais estiverem abaixo do predito, pode realizar-se até 20 manobras. Considera-se então o maior valor obtido dentre as tentativas realizadas.

Esse método tem como vantagem o fato da manobra realizada ser intuitiva, tornando mais fácil sua reprodução pelo paciente. Além disso, estudos eletromiográficos demonstraram que durante a execução do SNIP há uma contração seletiva dos músculos respiratórios, principalmente os acessórios inspiratórios, mostrando a especificidade do teste. No entanto, esse teste depende da colaboração do paciente e não pode ser realizado em pacientes com ventilação mecânica invasiva.

Pressão transdiafragmática

A pressão transdiafragmática (Pdi) é expressa pela diferença entre a pressão gástrica (Pga) e a pressão esofágica (Pes), logo Pdi =

Pga – Pes, e reproduz especificamente a força gerada pela musculatura diafragmática. Esse método é realizado de forma invasiva, através da passagem de cateteres por via nasal até o esôfago distal e o estômago.

Os cateteres podem ser preenchidos com líquido ou conter microtransdutores. Os que contêm microtransdutores possuem a vantagem de fazer a medida esofágica e gástrica com apenas um cateter e retratam medidas mais acuradas, pois são mais tolerados pelos pacientes, além de apresentar um tempo de resposta mais rápido. Os cateteres preenchidos com líquido são os mais comuns, e nesse caso um cateter é colocado no esôfago distal e outro no estômago. Para garantir que estão bem posicionados, o examinador deve observar as curvas de Pga e Pes; quando o paciente inspira a Pga fica positiva e a Pes fica negativa. Em seguida, o examinador compara a Pes com a pressão na via aérea proximal ocluída. Se a posição esofágica estiver correta, ela refletirá bem a pressão pleural. A variação da Pes será pelo menos 80% da variação da pressão na via aérea proximal. Esse teste para conferir a posição dos cateteres é validado e chamado de teste de Baydur.

A vantagem desse método é o fato de ele mensurar a força específica do diafragma, que é responsável por 60-70% do volume corrente inspirado em uma respiração habitual. Porém, trata-se de um método invasivo, que depende de materiais pouco disponíveis em hospitais assistenciais e também da experiência do examinador.

Estimulação elétrica e magnética do nervo frênico

Quando o paciente não possui uma boa compreensão, resultando em valores baixos, ou quando métodos volitivos não apresentam bons valores, opta-se pelos métodos não volitivos. É possível gerar uma contração máxima involuntária da musculatura inspiratória por meio de duas técnicas semelhantes: a estimulação elétrica do nervo frênico e a estimulação magnética (*twitch*) do nervo frênico.

A estimulação elétrica do nervo frênico é mais específica para o diafragma, porém é extremamente dolorosa e desconfortável para o paciente. Ela consiste na aplicação externa de eletrodos (posteriormente ao músculo esternocleidomastóideo, no nível da cartilagem cricoide) que induzem a despolarização de suas fibras. Os parâmetros utilizados são geralmente intensidades de 30-50 mA, com estímulos de 0,1 ms de duração e de intensidade modulada.

Por outro lado, a estimulação magnética do nervo frênico causa um desconforto mínimo e bem tolerado pelos pacientes. Os valores de pressão transdiafragmática obtidos com a estimulação elétrica e magnética são semelhantes; assim, devido à maior segurança e conforto, a estimulação magnética é mais indicada. Esse método consiste na utilização de bobinas em formato de 8 com 45 mm de diâmetro (posteriormente ao músculo esternocleidomastóideo, no nível da cartilagem cricoide) que formam um campo eletromagnético focado no nervo frênico. No momento em que a estimulação magnética está sendo realizada é possível realizar a medida da pressão transdiafragmática (descrita anteriormente). Porém, a técnica tem a desvantagem de ser invasiva e de ter um alto custo, por isso é mais comum ser utilizada em pesquisas.

Ultrassonografia diafragmática

A ultrassonografia (USG) diafragmática é um método simples e reprodutível para avaliação da mobilidade e espessura do diafragma. Essa técnica tem sido utilizada por apresentar vantagens como a ausência da radiação, o fato de não ser invasiva e de dar resultados em tempo real, porém tem como desvantagem a variabilidade interavaliadores. Dessa forma, a USG é cada vez mais reconhecida como método rápido, fácil e preciso na avaliação da função diafragmática à beira do leito, inclusive no paciente crítico.

A mobilidade da cúpula diafragmática é mensurada utilizando um transdutor de baixa frequência (3-5 MHz), colocado no ponto de avaliação na região mais elevada do diafragma (a cúpula diafragmática). O diafragma é visualizado em modo B, e seu movimento é mensurado no modo M, o que reduz a variabilidade interobservador. A mobilidade pode ser avaliada durante a respiração normal, inspirações profundas lentas e rápidas. Os valores de mobilidade diafragmática são aferidos em ambos os lados, porém as medidas à direita são mais fáceis pela presença do fígado, que cria uma janela acústica.

Já a espessura muscular é medida com o transdutor de alta frequência (7-10 MHz) posicionado na zona de aposição do diafragma sobre a linha axilar média. A medida será a distância entre as duas linhas hiperecogênicas, que representam suas bordas. Geralmente essa medida é feita na capacidade residual funcional e na capacidade pulmonar total, depois de uma inspiração máxima.

TREINAMENTO MUSCULAR INSPIRATÓRIO

É conhecido o fato de que a VMI causa efeitos deletérios sobre a musculatura diafragmática, gerando fraqueza muscular no paciente crítico. A atrofia da musculatura respiratória resulta em aumento no tempo de intubação traqueal, no tempo de internação na UTI e em morbidade, tornando extremamente importante o uso de intervenções para manter e/ou aumentar a força muscular desses pacientes. Atualmente, o treinamento muscular inspiratório (TMI) tem sido bem explorado e se mostra uma intervenção promissora para diminuir o tempo de intubação, aumentar o sucesso no desmame e a qualidade de vida em pacientes internados na UTI.

Métodos de treinamento muscular inspiratório

O TMI consiste em aplicar uma carga para o diafragma e para a musculatura inspiratória acessória durante a inspiração com o objetivo de aumentar sua força. As técnicas utilizadas para oferecer uma carga a essas musculaturas são os resistores de carga alinear, os resistores de carga linear e o ajuste da sensibilidade do ventilador. A diferença entre carga alinear e linear está no fato de que a carga alinear depende do fluxo gerado pelo paciente, tornando o treinamento de intensidade variável, dependendo do seu esforço. Em contraste, com carga linear, os pacientes devem gerar uma pressão predeterminada ao permitir o fluxo de ar em cada respiração; uma vez atingido esse limiar, o fluxo inspiratório não é dependente do esforço realizado pelo paciente. Assim, este último torna mais fácil padronizar e prescrever o treinamento muscular para pacientes críticos.

Para instituir carga nos músculos respiratórios, as ferramentas mais utilizadas são os resistores de carga linear. Entre eles estão o *Threshold IMT* (resistência variando entre 7-41 cmH$_2$O) e o *Power-Breathe* (resistência variando entre 10-274 cmH$_2$O). Além desses, existe o K5, que é um dispositivo eletrônico isocinético no qual a resistência varia entre 1-300 cmH$_2$O. Esse aparelho aplica uma carga mais elevada no início da inspiração (no nível do volume residual), e no final reduz a carga para que ocorra uma intensidade constante durante todo o ciclo inspiratório (Figura 2). Outra vantagem desse dispositivo são os *feedback* disponíveis no *software*, que possibilitam detectar precocemente os sinais de fadiga muscular.

Abordagens de treinamento muscular inspiratório

A maioria dos pacientes críticos internados em UTI não é capaz de manter uma inspiração resistida prolongada. Dessa maneira, o treinamento intervalado de alta intensidade seria a abordagem ideal para ser utilizada nessa população, devendo ser preferencialmente realizado com o paciente na posição sentada. Uma revisão sistemática demonstrou que essa abordagem com maior intensidade (mínimo 50% da pressão inspiratória máxima) é segura e eficaz em pacientes que estão na UTI e que preenchem os critérios para a realização do TMI. A prescrição do treinamento será diferenciada se o paciente estiver em VMI ou respirar. Os critérios para iniciar o TMI estão descritos na Tabela 1.

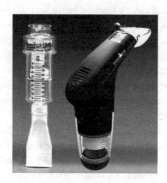

FIGURA 2   Resistores de carga linear para TMI. *Threshold IMT* (resistência variando de 7-41 cmH$_2$O) e *PowerBreathe* (resistência variando de 10-274 cmH$_2$O).
Fonte: adaptada de Silva et al., 2013.

TABELA 1   Critérios para iniciar o TMI

Pacientes críticos ventilados mecanicamente > 7 dias
Considerar treinamento muscular inspiratório se:

Ventilador-dependente
- Alerta e cooperativo
- PEEP ≤ 10 cmH$_2$O
- FiO$_2$ < 0,60
- FR < 25
- Capaz de disparar respirações espontâneas no ventilador

Desmame recente da ventilação invasiva
- Alerta e cooperativo
- Capaz de fazer uma vedação em torno do bocal ou ter traqueostomia
- FiO$_2$ < 0,60
- FR < 25

PEEP: *positive expiratory end pressure*; FiO$_2$: fração inspirada de oxigênio; FR: frequência respiratória. Fonte: adaptada de Bisset et al., 2019.

Treinamento muscular inspiratório no paciente ventilado mecanicamente

Um dos itens mais importantes é a compreensão do paciente, uma vez que ele precisa participar ativamente do processo de treinamento. Dessa forma, é recomendável o mínimo de sedação possível. A via aérea artificial não exclui a realização do treinamento, exceto em pacientes que necessitem de altos níveis de pressão expiratória ao final da expiração (PEEP), pois a desconexão da VM pode diminuir o recrutamento alveolar e propiciar o desenvolvimento de atelectasia.

Para realizar o TMI, o dispositivo de carga linear deverá ser conectado ao tubo endotraqueal ou na traqueostomia por meio de um conector (Figura 3). No TMI devem ser enfatizadas as altas intensidades e o baixo número de repetições. Assim, o recomendado seria a realização de 6 repetições com intensidade de no mínimo 50% da pressão inspiratória máxima e um descanso de cerca de 2 minutos entre as séries. É importante que o paciente seja reconectado à VM no descanso entre as séries. Assim que o paciente apresentar melhora clínica, a intensidade pode ser aumentada progressivamente.

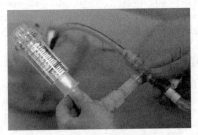

FIGURA 3 Dispositivo de treinamento muscular inspiratório conectado ao tubo endotraqueal.
Fonte: adaptada de Bisset et al., 2019.

Treinamento muscular inspiratório no paciente respirando espontaneamente

Muitos pacientes que obtiveram sucesso no desmame da VM apresentam típica fraqueza muscular inspiratória residual, que pode se manifestar pela dispneia em repouso ou durante o exercício. Isso geralmente ocorre em pacientes que ficaram em VMI por 7 dias ou mais. Esses indivíduos são candidatos ideais para realizar o TMI. Nos pacientes em respiração espontânea, a intensidade do TMI pode ser realizada na mais alta intensidade tolerável até que eles consigam realizar 6 respirações seguidas. À medida que a força aumenta, a intensidade deve ser incrementada a fim de que o estímulo permaneça adequado. Para que ocorram benefícios na qualidade de vida, o treinamento deve ser realizado por pelo menos 2 semanas.

CONSIDERAÇÕES FINAIS

O entendimento dos processos fisiopatológicos e a avaliação da força muscular respiratória em pacientes críticos é de fundamental importância para a prática do fisioterapeuta, pois o sucesso de retirada da VMI depende do esforço realizado pela musculatura. Um treinamento eficaz pode ser aplicado para que o paciente apresente maior independência funcional.

BIBLIOGRAFIA

1. American Thoracic Society/European Respiratory Society. ATS/ERS Statement on respiratory muscle testing. Am J Respir Crit Care Med. 2002;15;166(4):518-624.
2. Bisset BM, Leditschke IA, Green M, Marzano V, Collins S, Van Haren F. Inspiratory muscle training for intensive care patients: a multidisciplinary practical guide for clinicians. Aust Crit Care. 2019a;32(3):249-55.

3. Bisset BM, Wang J, Neeman T, Leditschke IA, Boots R, Paratz J. Which ICU patients benefit most from inspiratory muscle training? Retrospective analysis of a randomized trial. Physiother Theory Pract. 2019;9:1-6. doi: 10.1080/095939 85.2019.1571144.

4. Bissett B, Leditschke IA, Green M. Specific inspiratory muscle training is safe in selected patients who are ventilator-dependent: a case series. Intensive Crit Care Nurs. 2012 Apr; 28(2):98-104. doi: 10.1016/j.iccn.2012.01.003.

5. Bonnevie T, Villiot-Danger JC, Gravier FE, Dupuis J, Prieur G, Médrinal G. Inspiratory muscle training is used in some intensive care units, but many training methods have uncertain efficacy: a survey of French physiotherapists. J Physiother. 2015;61(4):204-9. doi: 10.1016/j.jphys.2015.08.003.

6. Cader SA, Vale RG, Castro JC, Bacelar SC, Biehl C, Cabrer WE, et al. Inspiratory muscle training improves maximal inspiratory pressure and may assist weaning in older intubated patients: a randomised trial. J Physiother. 2010;56(3):171-7.

7. Cardenas LZ, Caruso P, Santana P, Carvalho CRR, Albuquerque ALP. Diaphragmatic ultrasound correlates with inspiratory muscle strength and pulmonary function in healthy subjects. Ultrasound Med Biol. 2018;44(4):786-93. doi: 10.1016/j.ultrasmedbio.2017.11.020.

8. Caruso P, Denari SD, Ruiz SA, Bernal KG, Manfrin GM, Friedrich C, Deheinzelin D, et al. Inspiratory muscle training is ineffective in mechanically ventilated critically ill patients. Clinics (Sao Paulo). 2005;60(6):479-84.

9. Caruso P, et al. Métodos diagnósticos para avaliação da força muscular inspiratória e expiratória. J Bras Pneumol. 2015;41(2):110-23. http://dx.doi.org/10.1590/S1806-37132015000004474.

10. Condessa RL, Brauner JS, Saul AL, Baptista M, Silva AC, Vieira SR. Inspiratory muscle training did not accelerate weaning from mechanical ventilation but did improve tidal volume and maximal respiratory pressures: a randomised trial. J Physiother. 2013;59(2):101-7. doi: 10.1016/S1836-9553(13)70162-0.

11. Dot I, Pérez-Teran P, Samper M-A, Masclans J-R. Disfunción diafragmática: una realidad en el paciente ventilado mecánicamente. Arch Bronconeumol. 2017;53(3):150-6.

12. Dres M, Dubé BP, Mayaux J, Delemazure J, Reuter D, Brochard L, et al. Coexistence and impact of limb muscle and diaphragm weakness at time of liberation from mechanical ventilation in medical intensive care unit patients. Am J Respir Crit Care Med. 2017;1;195(1):57-66. doi: 10.1164/rccm.201602-0367OC.

13. Dres M, Goligher EC, Heunks LMA, Brochard LJ, et al. Critical illness-associated diaphragm weakness. Intensive Care Med. 2017;43:1441-52. doi: 10.1007/s00134-017-4928-4.

14. Elkins M, Dentice R. Inspiratory muscle training facilitates weaning from mechanical ventilation among patients in the intensive care unit: a systematic review. J Physiother. 2015;61(3):125-34. doi: 10.1016/j.jphys.2015.05.016.

15. Goligher EC, Dres M, Fan E, Rubenfed GD, Scales DC, Herridge MS, et al. Mechanical ventilation–induced diaphragm atrophy strongly impacts clinical outcomes. Am J Respir Crit Care Med. 2018;15;197(2):204-13. doi: 10.1164/rccm.201703-0536OC.

16. Goligher EC, Fan E, Herridge MS, Murray A, Vorona S, Brace D, et al. Evolution of diaphragm thickness during mechanical ventilation: impact of inspiratory effort. Am J Respir Crit Care Med. 2015;1;192(9):1080-8. doi: 10.1164/rccm.201503-0620OC.

17. Guimarães FS, Alves FF, Constantino SS, Dias CM, Menezes SLS. Avaliação da pressão inspiratória máxima em pacientes críticos não colaborativos: comparação entre dois métodos. Rev Bras Fisioter. 2007 May/Jun;11(3):233-8, São Paulo.

18. Heritier F, Rahm F, Pasche P, Fitting JW. Sniff nasal inspiratory pressure: a noninvasive assessment of inspiratory muscle strength. Am J Respir Crit Care Med. 1994;50(6 Pt 1):1678-83.

19. Hermans G, Aften A, Testelmans D, Decramer M, Gayan-Ramirez G. Increased duration of mechanical ventilation is associated with decreased diaphragmatic force: a prospective observational study. Crit Care. 2010;14(4):R127. doi: 10.1186/cc9094.

20. Jaber S, Petrof BJ, Jung B, Chanques G, Berthet JP, Rabuel C, et al. Rapidly progressive diaphragmatic weakness and injury during mechanical ventilation in humans. Am J Respir Crit Care Med. 2011;183(3):364-71. doi: 10.1164/rccm.201004-0670OC.

21. Jansen D, Jonkman AH, Gadgil S, van der Hoeve JG, Scheffer G-J, et al. Estimation of the diaphragm neuromuscular efficiency index in mechanically ventilated critically ill patients. Crit Care. 2018;27;22(1):238. doi: 10.1186/s13054-018-2172-0.

22. Jung B, Moury PH, Mahul M, de Jong A, Galia F, Prades A, et al. Diaphragmatic dysfunction in patients with ICU-acquired weakness and its impact on extubation failure. Intensive Care Med. 2016;42(5):853-61. doi: 10.1007/s00134-015-4125-2.

23. Liu YY, Li LF. Ventilator-induced diaphragm dysfunction in critical illness. Exp Biol Med (Maywood). 2018;243(17-18):1329-37. doi: 10.1177/1535370218811950.

24. Magalhães PAF, Camillo CA, Langer D, Andrade LB, Duarte MDCMB, et al. Weaning failure and respiratory muscle function: what has been done and what can be improved? Respir Med. 2018;134:54-61. doi: 10.1016/j.rmed.2017.11.023.

25. Matamis D, Soilemezi E, Tsagourias M, Akoumianaki E, Dimassi S, Boroli F, et al. Sonographic evaluation of the diaphragm in critically ill patients: technique and clinical applications. Intensive Care Med. 2013;39(5):801-10. doi: 10.1007/s00134-013-2823-1.

26. Petrof BJ, Jaberb S, Mateckic S. Ventilator-induced diaphragmatic dysfunction. Curr Opin Crit Care. 2010;16(1):19-25. doi: 10.1097/MCC.0b013e328334b166.

27. Schellekens WJ, van Hees HWH, Doorduin J, Roesthuis LH, Scheffer GJ, van der Hoeven J, et al. Strategies to optimize respiratory muscle function in ICU patients. Crit Care. 2019;19;20(1):103. doi: 10.1186/s13054-016-1280-y.

28. Silva PE, et al. Avaliação da função muscular ventilatória. In: Associação Brasileira de Fisioterapia Cardiorrespiratória e Fisioterapia em Terapia Intensiva; Martins JA, Karsten M, Dal Corso S, orgs. PROFISIO: Programa de Atualização em Fisioterapia Cardiovascular e Respiratória: Ciclo 2. Porto Alegre: Artmed Panamericana; 2016. v.3. p.9-46.

29. Silva PE, Oliveira, FO, Luque A. Treinamento muscular respiratório do paciente em ventilação mecânica. In: PROFISIO: Fisioterapia em terapia intensiva adulto. 2013;3(4):77-122.

30. Supinski GS, Callahan LA. Diaphragm weakness in mechanically ventilated critically ill patients. Crit Care. 2013;20;17(3):R120. doi: 10.1186/cc12792.

31. Tonella RM, Ratti LDSR, Delazari LEB, Junior CF, Da Silva PL, Herran ARDS, et al. Inspiratory muscle training in the intensive care unit: a new perspective. J Clin Med Res. 2017;9(11):929-34. doi: 10.14740/jocmr3169w.

32. van der Berg M, Hooijman PE, Beishuizen A, de Waard MC, Paul MA, Hartemink KJ, et al. Diaphragm Atrophy and weakness in the absence of mitochondrial dysfunction in the critically ill. Am J Respir Crit Care Med. 2017;15;196(12):1544-58. doi: 10.1164/rccm.201703-0501OC.

33. Vassilakopoulos T, Petrof BJ. Ventilator-induced diaphragmatic dysfunction. Am J Respir Crit Care Med. 2004;1;169(3):336-41.

34. Vorona S, Sabatini U, Al-Maqbali S, Bertoni M, Dres M, Bissett B, et al. Inspiratory muscle rehabilitation in critically ill adults: a systematic review and meta-analysis. Ann Am Thorac Soc. 2018;15(6):735-44. doi: 10.1513/AnnalsATS.201712-961OC.

35. Zambon M, Greco M, Bocchino S, Cabrini L, Beccaria PF, Zangrillo A. Assessment of diaphragmatic dysfunction in the critically ill patient with ultrasound: a systematic review. Intensive Care Med. 2017;43(1):29-38. doi: 10.1007/s00134-016-4524-z.

13 Abordagem fisioterapêutica no paciente em insuficiência respiratória aguda

Luiza Martins Faria
Kelly Cattelan Bonorino
Felipe Moreira Mortimer

INTRODUÇÃO

Uma oferta de oxigênio adequada à demanda metabólica dos tecidos, assim como a manutenção de um pH normal, é fundamental para o funcionamento celular. Essa função resulta de interações complexas entre os sistemas respiratório, cardiovascular, SNC, o metabolismo celular e o transporte de gases no sangue.

A insuficiência respiratória aguda (IRpA) é definida como a incapacidade de o sistema respiratório manter a ventilação e/ou a oxigenação do organismo humano, ou seja, pode ser conceituada como uma incapacidade do sistema respiratório em captar oxigênio (PO_2) e/ou remover o gás carbônico (PCO_2) do sangue e dos tecidos do organismo.

Os vários tipos de insuficiência respiratória (IR) são associados a diferentes graus de hipoxemia e hipercapnia, dependendo do caso apresentado. Não há uma definição absoluta dos níveis de PO_2 e PCO_2 arteriais para a IR. Números frequentes citados são uma PaO_2 inferior a 60 mmHg ou uma PCO_2 superior a 50 mmHg. Na prática, o significado desses valores dependerá muito da história do paciente.

Várias condições podem levar à IR, sendo que a IRpA não é considerada uma doença, mas uma síndrome. Diversos fatores podem estar associados a sua presença, como disfunções do *drive* respiratório, disfunções neuromusculares e da caixa torácica, disfunções das vias aéreas e do parênquima pulmonar, assim como disfunções cardíacas, vasculares, entre outras. Isso se deve à própria complexidade do sistema respiratório e de seus vários componentes; a respiração requer o funcionamento harmônico entre diversos órgãos e aparelhos.

Os sinais e sintomas de IRpA ou crônica agudizada refletem o processo de doença associado a hipoxemia e a hipercapnia. Uma vez que os mecanismos etiológicos da IR são diversos, alguns sinais e sintomas podem ser comuns independentemente de qual tenha sido a forma de início desse processo.

Clinicamente, o paciente com IRpA poderá apresentar-se dispneico, com alterações da frequência respiratória, ativação da musculatura acessória, cianose, taquicardia, alterações do estado de consciência (sonolência ou agitação), entre outros.

Destaca-se que as emergências respiratórias, como a IRpA ou crônica agudizada, estão entre as causas mais frequentes de internação hospitalar. Dessa forma, é essencial o reconhecimento precoce para a realização de ações imediatas de tratamento. Assim, torna-se imprescindível a busca da causa da IRpA para o entendimento de sua fisiopatologia e a adequação da atuação terapêutica, na tentativa de reversão do quadro.

ETIOLOGIA E CLASSIFICAÇÃO DA INSUFICIÊNCIA RESPIRATÓRIA

A etiologia da IRpA pode ser multifatorial, e seu tratamento deve ser imediato. Para tanto, ratifica-se a importância da avaliação da história clínica, do exame físico e de exames complementares. A classificação da IR pode ser baseada tanto nas trocas gasosas (Tabela 1) como no curso clínico (Figura 1).

TABELA 1 Classificação da insuficiência respiratória baseada nas trocas gasosas

Classificação	Características	Mecanismos envolvidos	Principais causas
Tipo I ou hipóxêmica	Hipoxemia grave ($PaO_2 < 60$ mmHg) com PCO_2 normal ou diminuída Hipoxemia refratária à suplementação de O_2	Baixa pressão parcial de O_2 inspirado Comprometimento da difusão Relação V/Q alterada Derivação cardíaca da direita para esquerda	Pneumonia Broncoaspiração Síndrome do desconforto respiratório agudo Edema pulmonar Atelectasia Inalação de partículas tóxicas
Tipo II ou hipercápnica	Aumento da concentração de CO_2 no sangue arterial ($PaCO_2 > 50$ mmHg), podendo ser seguido de hipoxemia Redução da ventilação alveolar para determinada produção de CO_2	Aumento do trabalho respiratório por obstrução ao fluxo de ar Diminuição da complacência do sistema respiratório Diminuição da forma muscular respiratória	Asma grave aguda Obstrução das vias aéreas superiores Doença pulmonar obstrutiva crônica Bronquiectasia Apneia obstrutiva do sono Trauma torácico Doenças neuromusculares Redução do *drive* respiratório
Tipo III ou mista	Ocorrência simultânea dos mecanismos tipo I e tipo II	Deficiência de oxigenação e ventilação	Traumatismo cranioencefálico Contusão pulmonar Insuficiência respiratória tipo I associada à fadiga muscular respiratória

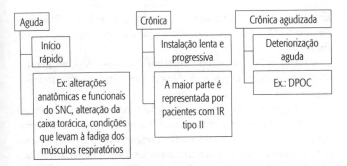

FIGURA 1 Classificação da insuficiência respiratória baseada no curso clínico.
DPOC: doença pulmonar obstrutiva crônica; IR: insuficiência respiratória; SNC: sistema nervoso central.

TRATAMENTO E SUPORTE

Os objetivos do tratamento de pacientes com IRpA incluem: alívio do desconforto respiratório com resolução dos sinais e sintomas relacionados à hipoxemia e/ou hipercapnia, reversão da acidose respiratória e da hipoxemia, além de uma oferta de oxigênio adequada aos tecidos. O tratamento é de suporte (pode-se utilizar oxigenoterapia, cateter nasal de alto fluxo e ventilação mecânica não invasiva e invasiva, nos casos mais graves) enquanto é buscada a causa da IRpA para correção do fator causal e a terapia da doença de base.

OXIGENOTERAPIA

Indicações de oxigenoterapia

A oxigenoterapia é indicada para corrigir a hipoxemia aguda, reduzir os sintomas associados à hipoxemia crônica e reduzir a carga de trabalho imposto pela hipóxia ao sistema cardiovascular. A hipoxemia em adultos é definida pela presença de uma $PO_2 < 60$ mmHg ou uma $SatO_2 < 90\%$, em indivíduos que estejam respirando em ar ambiente.

Outras indicações são traumatismos severos, IAM, angina instável, na recuperação pós-anestésica de procedimentos cirúrgicos e IRpA crônica.

A oxigenoterapia desempenha papel fundamental no tratamento da hipoxemia, especialmente na IR. Entretanto, os pacientes apresentam variabilidade considerável na resposta ao oxigênio, e vários riscos são associados à sua administração. Dessa maneira, é necessário um conhecimento claro dos princípios fisiológicos envolvidos na administração de oxigênio, com o objetivo de evitar abusos durante a utilização desse agente terapêutico.

Nesse sentido, um *guideline* foi publicado a fim de elucidar e trazer esclarecimentos sobre os melhores alvos da oxigenoterapia.

Os principais pontos são:

- Pacientes gravemente doentes que necessitam de oxigenoterapia suplementar devem manter os níveis periféricos de saturação capilar de oxigênio (SpO_2) em 96% ou menos (recomendação forte). Níveis mais altos têm sido associados a um risco elevado de mortalidade.
- Para pacientes com IAM ou AVC, não iniciar oxigenoterapia nos que apresentem $SpO_2 \geq 90\%$ (para $\geq 93\%$ de recomendação forte, para 90-92% de recomendação fraca).
- Uma faixa-alvo de SpO_2 de 90-94% parece razoável para a maioria dos pacientes, e 88-92% para pacientes com risco de IR hipercápnica; usar a quantidade mínima de oxigênio necessária.

Além disso, em algumas situações existe necessidade de alvos menores ou maiores de $SatO_2$. Destaca-se, ainda, que algumas condições específicas podem se beneficiar de limites de saturação de oxigênio maiores ou menores:

- Alvo inferior (como SpO_2 88-92%):
  - Pacientes com risco de insuficiência respiratória hipercápnica, por exemplo:
    - Doença pulmonar obstrutiva crônica.
    - Hipoventilação da obesidade.
    - Doenças respiratórias neuromusculares.
    - Apneia obstrutiva do sono.
    - Diminuição do *drive* respiratório central (como *overdose* sedativa, AVC, encefalite).
- Alvo mais alto (como SpO_2 se aproximando de 100%):
  - Envenenamento por monóxido de carbono.
  - Cefaleia em salvas.
  - Crise falcêmica.
  - Pneumotórax.

TABELA 2 Dispositivos para oxigenoterapia

Dispositivos de oxigenoterapia	FiO_2	Principais indicações
Cateter nasal de O_2	Cada L/min aumenta em 3-4% a FiO_2 Ex.: 3 L/min, FiO_2 de 30-34% Uso de baixos fluxos	Casos menos graves Qualquer IRpA sem *shunt* como mecanismo predominante
Máscara facial de Venturi	Mistura ar-oxigênio FiO_2 precisa (24-50%) Uso de altos fluxos	Necessidade de precisão de titulação de FiO_2 Maior demanda de O_2
Máscara facial	Combinações variáveis de O_2 e fluxos moderados	Qualquer IRpA hipoxêmica não refratária a O_2
Máscara facial com reservatório	Alta concentração (90-100%) de O_2 e altos fluxos	IRpA hipoxêmica com predomínio de *shunt* (p. ex., pneumonia grave)

A resposta à oxigenoterapia deve ser avaliada e interpretada visando estabelecer a causa predominante de hipoxemia (diferenciando *shunt* de desequilíbrio V/Q) e para determinação da gravidade nos casos de lesão pulmonar aguda. O indicador mais utilizado na prática é a relação PaO_2/FIO_2, e $SatO_2$ periférica. Outros índices podem ser utilizados, como a diferença alvéolo-arterial de oxigênio, calculada pela diferença entre a pressão parcial de oxigênio no alvéolo (PAO_2) e a pressão parcial de oxigênio no sangue arterial ($D[A - a\ O_2 = PAO_2 - PaO_2]$).

CATETER NASAL DE ALTO FLUXO NA INSUFICIÊNCIA RESPIRATÓRIA PULMONAR

A oxigenoterapia por meio de cânulas nasais de alto fluxo (CNAF) representa um importante avanço nas alternativas para o suporte ventilatório não invasivo em doentes com IRpA. Nesse sentido, muitos estudos evidenciam a CNAF como alternativa válida em indivíduos com IRpA. Essa técnica, inicialmente desenvolvida para populações neonatais com bons resultados de eficácia e segurança, tem ganhado cada vez mais espaço em adultos.

A CNAF é um dispositivo que fornece oxigênio aquecido e umidificado por meio de cânulas nasais a altas taxas de fluxo, podendo atingir até 60 litros por minuto (L/min). Essas taxas são projetadas para atender à demanda inspiratória do paciente e assim impedir que o paciente realize um trabalho respiratório para gerar seu próprio fluxo inspiratório e diluir a fração inspirada de oxigênio (FiO_2) do ar ambiente.

A concentração de oxigênio fornecida pode ser de até 100%. Em adição, o fluxo de ar aquecido e umidificado fornecido para o paciente torna o sistema mais confortável e bem tolerado por diversos pacientes. Assim, a CNAF é um dispositivo que atua com a combinação de uma alta taxa de fluxo inspiratório e suplementação de oxigênio, sendo capaz de:

- Fornecer baixos níveis de pressão positiva dinâmica nas vias aéreas superiores.
- Permitir ajustes na FiO_2.
- Reduzir o espaço morto anatômico, lavando o dióxido de carbono nasofaríngeo da parte superior da via aérea.

Dessa forma, melhora a oxigenação, atendendo às demandas de fluxo inspiratório do paciente, reduzindo a dispneia, os sinais e sintomas de desconforto respiratório e melhorando a depuração da secreção das vias aéreas.

Principais indicações e cuidados na utilização de CNAF

O CNAF pode ser utilizado com alguns benefícios:

- Em IRpA hipoxêmica sem falência de órgão extrapulmonar.
- Após extubação em pacientes de baixo risco.
- Em exacerbação aguda de DPOC.
- Em pacientes imunocomprometidos com IRpA.
- Na pré-oxigenação para intubação de pacientes hipoxêmicos.
- Após extubação em pacientes cirúrgicos.

Os últimos 4 itens necessitam de maiores elucidações e evidências.

O CNAF não pode ser utilizado em:

- IRpA hipoxêmica com critérios para intubação;
- IRpA hipoxêmica com falência de órgão extrapulmonar.

Oxigenoterapia × CNAF na IRpA

TABELA 3 Vantagens da terapia com CNAF comparada à oxigenoterapia convencional na IRpA

Os valores de FiO_2 são mais altos e mais estáveis
O espaço morto anatômico é diminuído por "lavagem" (efeito *washout*) de CO_2 do espaço morto nasofaríngeo
O fluxo entregue é maior que a demanda inspiratória espontânea, e a diferença entre a taxa de fluxo entregue e a vazão inspiratória do paciente é menor
O trabalho ventilatório diminui
A sincronia toracoabdominal melhora
Fornece taxas de fluxo que correspondem ao fluxo inspiratório do paciente e atenua acentuadamente a resistência inspiratória associada à nasofaringe, reduzindo assim o trabalho ventilatório
O gás entregue é aquecido e umidificado
O gás umidificado e aquecido melhora a função mucociliar, facilitando a depuração da secreção, diminuindo o risco de atelectasia e melhorando a relação ventilação/perfusão e oxigenação
O gás umidificado e aquecido está associado a melhor condutância e complacência pulmonar em comparação com gás seco e frio
A cânula nasal gera pressões positivas contínuas na faringe de até 8 cmH_2O, dependendo do fluxo e da abertura da boca
O volume pulmonar expiratório final é maior comparado à oxigenoterapia de baixo fluxo.

FiO_2: fração inspirada de oxigênio.

VENTILAÇÃO MECÂNICA NÃO INVASIVA

A ventilação mecânica não invasiva (VNI) é considerada um dos principais recursos disponíveis para o manejo da IR (aguda ou crônica agudizada), sendo indicada para os pacientes com incapacidade de manter a ventilação espontânea (volume minuto > 4 ipm, $PaCO_2$ < 50 mmHg e pH > 7,25).

A utilização criteriosa da VNI está associada à redução das taxas de intubação, diminuição de efeitos adversos e mortalidade associados à ventilação mecânica invasiva em diversas etiologias. Deve iniciar com 2 níveis de pressão, suficiente para manter um processo de ventilação adequada, visando impedir a progressão para fadiga muscular e/ou parada respiratória.

As principais indicações da VNI em situações de IRpA estão apresentadas na Tabela 4.

É essencial que o fisioterapeuta tenha conhecimento sobre as contraindicações da utilização da VNI e seu monitoramento. O uso de VNI deve ser monitorado por profissional da saúde à beira-leito de 0,5-2 horas, e o sucesso de sua utilização deve ser guiado pelos seguintes parâmetros:

- Redução da frequência respiratória.
- Aumento do volume corrente.
- Melhora do nível de consciência.
- Diminuição ou cessação do uso de musculatura acessória da respiração.
- Aumento da PaO_2 e/ou da SpO_2.
- Diminuição da $PaCO_2$.

Se os parâmetros de sucesso não forem observados, a intubação e a ventilação mecânica invasiva são recomendadas.

VENTILAÇÃO MECÂNICA INVASIVA

A ventilação mecânica invasiva (VMI) é realizada pela administração de suporte pressórico positivo por meio de uma prótese tra-

198 Fisioterapia respiratória aplicada ao paciente crítico: manual prático

TABELA 4 Indicações da ventilação não invasiva em situações de insuficiência respiratória aguda

DPOC agudizado com hipercapnia e acidose	*Bilevel*	Forte recomendação para utilização
Edema pulmonar cardiogênico	*Bilevel* ou CPAP	Forte recomendação para utilização
Crise de asma aguda	CPAP	Sem recomendação, incerteza das evidências
IRpA no pós-operatório	*Bilevel* ou CPAP	Recomendação condicional para utilização, certeza moderada de evidências
IRpA no cuidado paliativo	–	Recomendação condicional para utilização, certeza moderada de evidências
Trauma torácico	–	Recomendação condicional para utilização, certeza moderada de evidências
Doença viral pandêmica	–	Sem recomendação, incerteza das evidências
IRpA pós-extubação	–	Recomendação condicional para não utilização, certeza moderada de evidências

CPAP: *continuous positive airway pressure*; IRpA: insuficiência respiratória aguda.

queal. É o tratamento de escolha para os casos mais graves e refratários de IRpA e aqueles em que o tratamento inicial, seja com VNI ou oxigenoterapia, não foram eficazes, a fim de reduzir o trabalho respiratório e otimizar as trocas gasosas.

O objetivo da VMI é reduzir o trabalho respiratório, com repouso da musculatura ventilatória e melhora da troca gasosa. A indicação de VMI é bastante ampla na literatura, pois está relacionada às

TABELA 5 Indicações de ventilação mecânica invasiva em pacientes com insuficiência respiratória aguda

Parada cardiorrespiratória
Instabilidade hemodinâmica grave
Rebaixamento do nível de consciência (ECG ≤ 8)
Doença neuromuscular com capacidade vital < 15 mL/kg de peso
SDRA moderada e grave
Falha no tratamento com VNI e/ou oxigenoterapia
Fadiga muscular ventilatória
Drive ventilatório reduzido

ECG: escala de coma de Glasgow; SDRA: síndrome do desconforto respiratório agudo.

diversas causas de IRpA. Na Tabela 5 apresentam-se as principais situações em que ela é empregada.

A definição dos ajustes ventilatórios iniciais após a instalação da VMI necessita da avaliação criteriosa do doente. Os modos de escolha mais comumente utilizados e recomendados são: assisto-controlado a pressão (PCV) e assisto-controlado a volume (VCV). Não há evidência na literatura de superioridade de um em relação ao outro, mas devem ser levados em consideração a doença de base e a experiência da equipe.

Os parâmetros ajustados devem ser os necessários para manter uma SpO_2 entre 90-93% e um volume corrente em torno de 6 mL/kg de peso corporal predito. A monitorização do paciente à beira do leito é essencial para o sucesso da terapia com avaliação periódica da gasometria arterial, mecânica ventilatória, estado hemodinâmico, radiografia de tórax e das assincronias ventilatórias.

A VMI deve ser mantida por tempo suficiente para que haja a resolução do quadro que causou a IRpA. Tão logo haja essa melhora, deve-se iniciar os protocolos de desmame ventilatório com o intuito de reestabelecer a ventilação espontânea.

RESUMO DAS PRINCIPAIS TERAPIAS UTILIZADAS PARA IRPA

TABELA 6   Principais vantagens e desvantagens de terapias para inspiração respiratória aguda: oxigenoterapia convencional, CNAF, VNI, VMI

Modalidades	Benefícios	Limitações
Oxigenoterapia convencional	• Várias interfaces adaptadas ao grau de IRpA e ao fluxo de O_2 fornecido (cânulas nasais, máscara de Venturi, máscara com reservatório) • Fácil utilização pelo profissional de saúde	• Baixa eficácia na inspiração respiratória aguda grave • Não fornece suporte ventilatório • Fluxo máximo limitado a 15 L/min • Imprevisibilidade de FiO_2 fornecido
CNAF (cânula nasal de alto fluxo)	• Permite conforto e tolerabilidade, com poucos efeitos adversos • Fornece O_2 em alto fluxo Sistema simples, com rápida curva de aprendizagem pelos profissionais de saúde • Permite ingesta hídrica e de alimentos, sem interromper a técnica	• Não substitui a necessidade de intubação orotraqueal/ventilação mecânica invasiva em casos de inspiração respiratória aguda grave • Elevada tolerabilidade pode atrasar o início de ventilação mecânica invasiva
VNI (ventilação mecânica não invasiva)	• Proporciona suporte ventilatório não invasivo • Recomendada em situações especiais de IRpA (exacerbação de DPOC e edema agudo do pulmão, por exemplo)	• Necessita de equipe multidisciplinar experiente e monitorização adequada.
VMI (ventilação mecânica invasiva)	• Indicada em situações de inspiração respiratória aguda grave e falência de outras terapias • Proporciona suporte ventilatório com controle de volume, pressões e FiO_2 fornecido	• Risco de barotrauma ou volutrauma, atelectotrauma e biotrauma • Complicações infecciosas frequentes (pneumonia associada à ventilação mecânica – PAV) • Necessita de admissão em UTI e monitorização permanente

DPOC: doença pulmonar obstrutiva crônica; FiO_2: fração inspirada de oxigênio.

- Importante: na utilização de terapias para IRpA como CNAF e VNI, é necessário identificar os possíveis fatores preditores de falência para evitar mortalidade e morbidade.

Os profissionais devem estar conscientes dos cuidados que devem ser adotados quanto à utilização de CNAF e VNI. Muitas vezes a utilização desses recursos pode "mascarar" a piora do paciente e, consequentemente, retardar a intubação.

Alguns indicadores de falha são a frequência respiratória que não diminui ou a PaO_2/FiO_2 que não aumenta ao fim de 1 hora. Outros indicadores importantes são índices de gravidade (Apache II, SAPS II ou SOFA) mais elevados, o uso de vasopressores, a incapacidade de melhorar a oxigenação ou os parâmetros hemodinâmicos nas primeiras horas – fatores preditores de maior risco de falência da utilização dessas terapias.

BIBLIOGRAFIA

1. Bram R, et al. Official ERS/ATS clinical practice guidelines: noninvasive ventilation for acute respiratory failure. Eur Respir J. 2017;50:1602426.
2. Chacko B, Peter JV, Tharyan P, John G, Jeyaseelan L. Pressure-controlled versus volume-controlled ventilation for acute respiratory failure due to acute lung injury (ALI) or acute respiratory distress syndrome (ARDS). Cochrane Database of Systematic Reviews. 2015; issue 1.
3. Chu DK, Kim LH, Young PJ, Zamiri N, Almenawer SA, Jaeschke R, et al. Mortality and morbidity in acutely ill adults treated with liberal versus conservative oxygen therapy (IOTA): a systematic review and meta-analysis. Lancet. 2018;391(10131):1693-705.
4. Diretrizes Brasileiras de Ventilação Mecânica 2013. Disponível em: http://itarget.com.br/newclients/sbpt.org.br/2011/downloads/arquivos/Dir_VM_2013/Diretrizes_VM2013_SBPT_AMIB.pdf.
5. Knobel E. Condutas no paciente grave. 4.ed. São Paulo: Atheneu; 2016. v.1.
6. Neves LMT, José A, Santos MCS, Rocha RSB. Insuficiência respiratória: conceitos e implicações em fisioterapia em terapia intensiva. In: Associação Brasileira de Fisioterapia Cardiorrespiratória e Fisioterapia em Terapia Intensiva;

Martins JA, Reis LFF, Andrade FMD, orgs. PROFISIO: Programa de Atualização em Fisioterapia em Terapia Intensiva Adulto: Ciclo 9. Porto Alegre: Panamericana; 2019. p.11-44. (Sistema de Educação Continuada a Distância, v.4).

7. Nishimura M. High-flow nasal cannula oxygen therapy in adults: physiological benefits, indication, clinical benefits, and adverse effects. Respiratory Care. 2016;61(4):529-41.

8. Papazian L, Corley A, Hess D, Fraser JF, Frat JP, Guitton C, et al. Use of high-flow nasal cannula oxygenation in ICU adults: a narrative review. Intensive Care Medicine. 2016;42(9):1336-49.

9. Parke RL, Eccleston ML, McGuinness SP. The effects of flow on airway pressure during nasal high-flow oxygen therapy. Respiratory Care. 2011;56(8):1151-5.

10. Phan T, Brochard LJ, Slutsky AS. Mechanical ventilation: state of the art. Mayo Clin Proc. 2017;92(9):1382-400.

11. Siemieniuk RAC, Chu DK, Kim LH, Güell-Rous MR, Alhazzani W, et al. Oxygen therapy for acutely ill medical patients: a clinical practice guideline. BMJ. 2018 Oct 24.

Cuidados com vias aéreas artificiais | 14

Fabrício Olinda de Souza Mesquita
Pollianna Tavares de Barros
Thaís Ferreira Lopes Diniz Maia

INTRODUÇÃO

A via aérea artificial consiste na inserção por via aérea nasal, oral ou transtraqueal de um tubo flexível e resistente que possibilite a passagem dos gases, permitindo a troca gasosa. As vias aéreas mais utilizadas nas UTI são os tubos endotraqueais ou cânulas de traqueostomia.

Após a colocação de uma via aérea artificial, recomenda-se fixar o tubo para evitar a remoção acidental ou a migração não intencional, e facilitar o monitoramento da posição do tubo, a manutenção da permeabilidade, a regulação adequada da pressão do *cuff*, a umidificação e o aquecimento. Tanto a extubação não planejada como a intubação seletiva têm consequências graves, incluindo barotrauma, aspiração, lesão das vias aéreas e morte. Diante da incapacidade do paciente de manter sua via aérea patente, os profissionais de saúde devem proceder ao controle artificial desta, evitando, assim, as complicações decorrentes de sua falha. Entre as agressões causadas pela hipóxia tecidual ou inadequação de técnica encontram-se: lesão neurológica, aspiração de conteúdo gástrico, trauma de vias aéreas, pressões intracranianas aumentadas, intubação esofágica, hipotensão ou hipertensão, arritmia e parada cardíaca.

INDICAÇÃO

As vias aéreas artificiais têm 4 finalidades:

1. Estabelecimento de uma via aérea pérvia.
2. Proteção da via aérea com o balão insuflado.
3. Provisão de assistência ventilatória contínua.
4. Facilitação da limpeza das vias aéreas.

PRINCIPAIS TIPOS DE VIAS AÉREAS

São eles:

- Máscara laríngea.
- Dispositivo orofaríngeo (guedel).
- Combitube.
- Tubo orotraqueal/nasotraqueal.
- Traqueostomia.

INTUBAÇÃO TRAQUEAL

A intubação traqueal é um procedimento invasivo, necessário em pacientes com situações de dificuldade em manter a ventilação pulmonar e as vias aéreas pérvias. Essa técnica consiste na introdução de tubo endotraqueal, na orofaringe ou nasofaringe, a uma profundidade apropriada dentro da traqueia, e permite a ventilação pulmonar por pressão positiva.

A intubação orotraqueal (IOT) é a técnica mais comumente utilizada na rotina clínica. Diferentemente, a intubação nasotraqueal geralmente é indicada durante procedimentos cirúrgicos da cabeça e pescoço. Entretanto, o principal determinante para a escolha da técnica a ser utilizada é a experiência do médico.

Apesar de ser uma manobra considerada simples e comumente realizada nas rotinas hospitalares, se executada inadequadamente, por exemplo, se o tubo ficar instalado no esôfago, pode acarretar complicações graves para o paciente. Estima-se que aproximadamente 40% das intubações traqueais realizadas na UTI podem cursar com hipoxemia, podendo culminar em parada cardíaca e óbito.

Em relação ao correto posicionamento do tubo na traqueia, a técnica adequada consiste em introduzir a ponta distal do tubo e deixá-la 4 cm acima da carina.

Diversos sinais clínicos e técnicos são descritos na literatura com o objetivo de verificar a adequada localização do tubo (Tabela 1).

Apesar de o procedimento de intubação ser realizado exclusivamente por profissionais médicos, nas UTI, o fisioterapeuta pode auxiliar na assistência ao procedimento juntamente com os demais profissionais da equipe multiprofissional. Algumas das funções que

TABELA 1 Sinais e testes utilizados para avaliar o adequado posicionamento do tubo endotraqueal

Sinais clínicos	
Ausculta dos sons pulmonares	Observação e palpação dos movimentos torácicos
Ausculta epigástrica	Observação de distensão abdominal
Testes baseados em diferenças anatômicas	
Radiografia de tórax	Manobra de *cuff* e palpação cervical
Uso de broncoscópios flexíveis de fibra óptica	Iluminação transtraqueal
Dispositivos detectores esofágicos	
Testes baseados em diferenças fisiológicas	
Oximetria de pulso e presença de cianose	Identificação de gás inalável de dióxido de carbono (capnografia)

podem ser realizadas pelos fisioterapeutas durante o procedimento de intubação estão citadas na Tabela 2.

TRAQUEOSTOMIA

A traqueostomia é um procedimento cirúrgico que permite o acesso à via área por meio da abertura artificial da traqueia. A utilização do traqueóstomo pode ser temporária ou permanente, de acordo com a condição clínica do paciente. Assim, enquanto alguns podem utilizá-la apenas durante o período em que estão internados no hospital, outros podem conviver com a traqueostomia para o resto da vida.

Essa técnica proporciona importantes benefícios para o pacientes como redução do trabalho respiratório, menor necessidade de sedação, redução do risco de pneumonia associada à ventilação mecânica, diminuição do tempo de internação em UTI e da mortalidade, redução da taxa de autoextubação, viabilidade de fonação e ingestão oral e melhor realização da higiene oral.

Entretanto, apesar de ser considerado um procedimento de baixo risco e de proporcionar diversos benefícios, a traqueostomia pode acarretar complicações para o paciente crítico, entre elas a presença de hemorragia, enfisema subcutâneo, infecção de estoma, pneumomediastino e pneumotórax.

TABELA 2 Assistência fisioterapêutica durante a intubação endotraqueal

Atuação do fisioterapeuta durante o procedimento de intubação endotraqueal	
Teste do *cuff* do tubo a ser utilizado	Insuflação do *cuff* após a inserção do tubo na traqueia. Monitorização da pressão de *cuff* (manter entre 20-30 cmH$_2$O)
Ventilação pulmonar com auxílio do hiperinsuflador manual pós-intubação	Inspeção e ausculta pulmonar para averiguar o correto posicionamento do tubo no sistema respiratório

14 Cuidados com vias aéreas artificiais 207

TABELA 3 Fatores que indicam a necessidade de traqueostomia

Condições clínicas congênitas	
Estenoses glóticas ou subglóticas	Estenose de traqueia superior
Cistos laríngeos	Hemangioma de laringe
Infecções	
Epiglote aguda e laringotraqueobronquite recorrente	Tumores avançados de laringe, tonsilas, faringe ou traqueia superior com estridor e colapsos mecânicos
Disfunções laríngeas	
Paralisia abdutora das cordas vocais	
Traumas	
Lesões maxilofaciais graves	Fraturas ou transecções da laringe ou traqueia
Lesões cervicais	Lacerações traqueais
Suporte ventilatório	
Ventilação mecânica prolongada ≥ 14 dias	Traqueomalácia
Proteção de vias aéreas	
Estado de coma	Cirurgia de vias aéreas, pescoço e cavidade oral

De acordo com o tempo de uso de ventilação mecânica (VM), a traqueostomia pode ser realizada de forma precoce, até o terceiro dia de VM, ou eletiva, em período ≥ 14 dias.

A traqueostomia é realizada por equipe de cirurgiões capacitados e em locais que permitam segurança em situações de possíveis emergências intraoperatórias. Na literatura, duas técnicas são descritas: cirurgia convencional, a mais comumente realizada, e traqueostomia percutânea.

Na cirurgia convencional, a realização da incisão é iniciada pela pele e subcutâneo e posteriormente pelo músculo platisma até se localizar geralmente entre o primeiro e segundo anel da traqueia. Em seguida, após ultrapassar o istmo, a fáscia pré-traqueal é rompida e os anéis traqueais são visualizados. De maneira diferente, na técnica percutânea, a inserção do traqueóstomo é realizada por dilatação mediante técnica minimamente invasiva, rápida execução e melhor estética. Entretanto, não há relato de superioridade de uma técnica em relação à outra, por isso o sucesso da realização do procedimento depende da experiência do profissional e serviço.

CUIDADOS COM AS VIAS AÉREAS

Umidificação e aquecimento

O nariz, a faringe e a traqueia possuem funções de aquecimento e umidificação do ar inspirado. Ademais, devido a sua superfície irregular, essas estruturas exercem a função de filtro, impedindo que partículas maiores que 5 μm cheguem à traqueia.

Em pacientes ventilados mecanicamente, por meio de tubo endotraqueal ou traqueostomia, é imprescindível garantir a umidificação e o aquecimento dos gases.

Devido ao uso da via aérea artificial, o tecido epitelial que reveste as vias aéreas superiores fica isolado, não contribuindo dessa forma com a troca de calor natural e umidade no processo de inspiração dos gases. Esses gases, se não condicionados, são aquecidos e umidificados pelas vias aéreas inferiores, porém sofrendo perdas importantes de aquecimento e umidificação da mucosa respiratória. Isso cursa em danos graves para o epitélio respiratório e mudanças nas funções respiratórias.

O uso de dispositivo externo com o intuito de realizar o condicionamento dos gases administrados é necessário, portanto, em tratamentos com o uso de gases medicinais, mesmo que em curto prazo, pois esses gases são frios e secos.

Diante disso, os principais dispositivos umidificadores relatados na literatura em pacientes com vias aéreas artificiais são filtros trocadores de calor e umidade, umidificadores aquosos e nariz artificial. Suas principais vantagens e desvantagens são descritas a seguir.

Filtros trocadores de calor e umidade

Vantagens:

- Menor custo.
- Simplicidade no uso.
- Maior aquecimento e umidificação (2-4 mgH$_2$O/L).

Desvantagens:

- Não permitem monitorização da temperatura.
- Maior resistência.
- Potencial para oclusão.

Umidificador aquecido

Vantagens:

- Aplicação em adultos e neonatos.
- Possibilidade de ajustar temperatura e umidificação.
- Monitorização da temperatura.
- Maior segurança.
- Eliminação do condensado com o fio aquecido no circuito.

Desvantagens:

- Custo elevado.
- Cuidado para a reposição de água.
- Possibilidade de maior formação de água.
- Superaquecimento.
- Maior incidência de colonização do circuito.

Nariz artificial

Vantagens:

- Custo acessível.
- Uso simples.
- Portabilidade.
- Eliminação do condensado.

Desvantagens:

- Maior espaço morto.
- Não possui aplicabilidade para todos os pacientes.
- Maior resistência.
- Elevado potencial para oclusão.

Os umidificadores podem ainda ser classificados em passivos e ativos. Os dispositivos de umidificadores passivos retêm calor e umidade durante a expiração e são responsáveis por devolver aproximadamente 70% ao gás inalado durante a inspiração seguinte. Diferentemente, os umidificadores ativos consistem em um aquecedor elétrico que é colocado em um invólucro de plástico e base metálica. Ao aquecer a base, a temperatura da água aumenta por convecção.

De acordo com a Associação Americana de Cuidados Respiratórios, independentemente do dispositivo elegido para substituir a função da via aérea superior, ele deverá cumprir os requisitos mínimos necessários:

1. 30 mg/L de umidade absoluta, 34°C e 100% de umidade relativa para o filtro trocador de calor e umidade.
2. 33 a 44 mg/L de umidade absoluta, entre 34-41°C e 100% de umidade relativa para os umidificadores ativos (umidificadores aquecidos).

Lembrar: a troca dos umidificadores passivos deve ser realizada de acordo com as seguintes recomendações:

1. Presença de condensação excessiva que possibilita o aumento da resistência.
2. Presença visível de secreção traqueal ou outros fluidos.
3. A cada 48 horas em pacientes com presença de doença pulmonar obstrutiva crônica.
4. A cada 96 horas nos demais pacientes.

Pressão balonete

Uma vez que os pacientes que fazem uso de ventilação mecânica invasiva utilizam prótese traqueal artificial, o tubo endotraqueal e a cânula de traqueostomia são os mais comuns. Esses tipos de próteses possuem em sua parte distal um balonete, também chamado de *cuff*, que tem como função selar a via aérea, evitando o escape de ar ao redor do tubo e permitindo, assim, uma ventilação adequada, além de impedir a aspiração de secreção das vias aéreas superiores ou de conteúdo gástrico.

A pressão do *cuff* é transmitida de forma direta para a mucosa. Dessa forma, para evitar lesões na mucosa da traqueia, deve-se observar o grau de pressão transmitido para a parede da traqueia. A pressão de perfusão sanguínea situa-se entre 25-35 mmHg ou entre 20-30 cmH$_2$O. Esses valores são considerados seguros. Quando ultrapassados, podem causar estenose de traqueia, isquemia dos vasos, necrose da cartilagem traqueal e traqueomalácia; quando reduzidos, podem aumentar o risco de broncoaspiração, que pode deixar o paciente suscetível a quadros de infecções.

Diante dos efeitos negativos supracitados da hiperinsuflação ou hipoinsuflação do balonete, torna-se necessário que a pressão do *cuff* seja monitorizada e mantida adequada (de acordo com a pressão de perfusão sanguínea) por meio de um equipamento específico para esse fim denominado cafômetro (Figura 1).

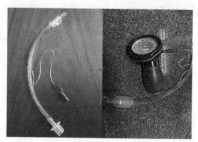

FIGURA 1 Insuflação do *cuff*.
Fonte: arquivo do autor.

Aspiração

É um procedimento que visa manter as vias aéreas pérvias e remover de forma mecânica as secreções pulmonares acumuladas, sobretudo em pacientes com via aérea artificial. Ainda pode ser definida como a remoção de secreções, por meio de sucção, das vias aéreas inferiores e superiores.

A técnica é indicada para pacientes impossibilitados de remover e eliminar secreções por fatores como alteração do nível de consciência, falência da musculatura diafragmática e intercostal, tosse ineficaz, quadro de caquexia e em pacientes em uso de via aérea artificial.

O objetivo é impedir que a luz da via aérea seja obstruída e, assim, resulte em aumento do trabalho respiratório, atelectasia e infecções pulmonares, o que pode dificultar a oxigenação adequada ao doente crítico.

As seguintes observações devem ser realizadas para a tomada de decisão quanto ao procedimento: presença de ruídos na ausculta pul-

14 Cuidados com vias aéreas artificiais 213

monar, aumento da pressão de pico, redução do volume corrente, padrão denteado na curva fluxo-volume, secreção visível na via aérea artificial, presença de esforço respiratório, queda de saturação periférica de oxigênio e assincronia com a ventilação mecânica.

A instilação de solução fisiológica (2-5 mL) antes da introdução da sonda de aspiração é um procedimento rotineiro nas UTI com o objetivo de fluidificar, estimular a tosse e ajudar na remoção de secreção. Porém, alguns estudos relatam que esse procedimento não aumenta a quantidade de secreção aspirada e não melhora a oxigenação arterial. Outro efeito refere-se ao possível deslocamento de bactérias do biofilme presentes na via aérea artificial para o trato respiratório inferior, o que pode aumentar o risco de infecção. Os estudos ainda precisam aperfeiçoar a qualidade metodológica, e há necessidade de ensaios clínicos randomizados para que os efeitos da solução fisiológica na aspiração sejam mais precisos e evidenciados. Assim, sua aplicação deve ser avaliada de forma individualizada, conforme a condição clínica do paciente e o aspecto da secreção brônquica, especialmente em indivíduos com risco de formação de rolhas de secreção.

Existem dois métodos de aspiração endotraqueal: aberto e fechado. No sistema aberto, para realizar o procedimento é necessário desconectar o paciente do respirador e são utilizadas luvas estéreis e sonda traqueal. Já no sistema fechado, não é preciso essa desconexão. Faz-se o acoplamento de cateter estéril entre a via aérea artificial e o circuito do respirador, o que permite a passagem da sonda sem desacoplar o paciente da ventilação mecânica.

Em função da escassez de evidências que demonstrem a superioridade de um sistema em relação ao outro para prevenção de hipoxemia, repercussão hemodinâmica, remoção de secreção, incidência de pneumonia associada a ventilação mecânica e custo, a escolha do sistema de aspiração dependerá da gravidade do paciente, da experiência profissional e das rotinas dos serviços de terapia intensiva.

É importante ressaltar que o sistema fechado é mais indicado que o sistema aberto quando o paciente necessita de fração inspirada de oxigênio alta e pressão positiva expiratória final maior, uma vez que a desconexão do paciente do respirador favorece a hipoxemia, queda de volume e despressuriza o sistema de forma brusca.

Em relação à hiperoxigenação antes e após o procedimento, seja por sistema aberto ou fechado, estudos apresentaram que essa técnica contribui para a redução da chance de hipóxia no paciente durante a aspiração, minimizando complicações do procedimento. Um ensaio clínico randomizado evidenciou que a hiperoxigenação com elevação das frações inspiradas de oxigênio (FiO_2) 50% acima da basal pode ser utilizada para prevenir a hipoxemia durante a aspiração em pacientes adultos e estáveis em ventilação mecânica, principalmente aqueles ventilados com valores de pressão positiva expiratória final reduzidos.

Apesar de a aspiração endotraqueal ser uma terapêutica necessária, pode ocasionar complicações como lesão na mucosa traqueal, dor, desconforto, infecção, alteração dos parâmetros hemodinâmicos e dos gases arteriais, broncoconstrição, atelectasia, aumento da pressão intracraniana e alterações do fluxo sanguíneo cerebral.

Considerando a complexidade da conduta, torna-se indispensável a avaliação prévia da necessidade de aspiração, pois se trata de procedimento invasivo e complexo que deve ser realizado mediante indicação criteriosa, uma vez que pode causar agravos ao paciente.

INTUBAÇÃO PROLONGADA

Como visto, a intubação por período extenso aumenta a suscetibilidade de ocorrer extubação acidental e de o paciente desenvolver pneumonia associada à ventilação mecânica. Além disso, pode causar lesões em função da presença por maior tempo da cânula na via aérea e da pressão do balonete. Tais lesões estão relacionadas com o surgimento de úlceras no epitélio laríngeo, com a possibilidade de formar granulomas nas pregas vocais, responsáveis por posterior disfonia de difícil resolução cirúrgica. A mucosa traqueal está sujeita a lesões isquêmicas, principalmente na área do *cuff* insuflado, com consequente dilatação traqueal e cicatrização com estenose. A estenose de traqueia é determinada quando há uma diminuição do seu lúmen em 10% ou mais; o tempo de intubação é um indicador importante para o seu desenvolvimento. Entretanto, reconhece-se também a participação de outros fatores no desenvolvimento das estenoses traqueais. Pacientes com estenose discreta podem evoluir com dispneia progressiva aos exercícios e pneumonia recorrente. O aumento do grau da estenose pode levar ao aparecimento de chiado ou estridor aos mínimos esforços (aparece quando o lúmen da traqueia é menor que 5 mm); a cianose aparece tardiamente.

Destarte, algumas das complicações relacionadas ao período prolongado da IOT mencionadas poderiam ser prevenidas com a realização da extubação programada ou da traqueostomia.

Sabe-se que a ventilação mecânica é uma terapêutica que apresenta riscos; portanto, deve ser suspensa assim que o paciente apresentar condições suficientes para ventilar espontaneamente de forma eficiente. A literatura documenta os benefícios da realização de traqueostomia nos pacientes que requerem ventilação por tempo prolongado, facilitando o desmame da ventilação e reduzindo o tempo de internação na UTI.

Nesses casos, a traqueostomia está indicada para proteção de vias aéreas e para aumentar o conforto ventilatório, por reduzir em torno de 10-50% o espaço morto anatômico fisiológico, o que diminui a resistência e favorece a demanda ventilatória de pacientes com pouca reserva pulmonar, facilitando, assim, o desmame da ventilação mecânica. Isso além de reduzir o índice de complicações laringotraqueais, provocadas pela longa permanência do tubo orotraqueal.

Porém, tanto os pacientes intubados como os traqueostomizados podem desenvolver lesões decorrentes do prejuízo ao condicionamento do ar inalado, por se tratar de um ar frio e seco, destacando-se danos ao epitélio, com edema da mucosa das vias aéreas, discinesia ciliar e estase de secreções.

TRAQUEOSTOMIA PROLONGADA

Contudo, a presença da traqueostomia causa broncorreia, alterações no mecanismo de deglutição, aumenta o risco de infecções e sangramentos das vias aéreas e dificulta a vocalização. As complicações tardias são diagnosticadas em 65% dos pacientes, sendo o granuloma a mais frequente, seguido de lesões com grande morbimortalidade como traqueomalácia, estenose, fístulas vasculares e esofágicas. A análise para retirada da cânula por vezes é negligenciada, e o paciente pode evoluir com os efeitos deletérios supracitados. Assim, para evitar essas complicações, a decanulação deve ser analisada e realizada o mais precocemente possível quando o paciente for elegível. A avaliação clínica multidisciplinar criteriosa associada à avaliação anatômica e fisiológica da laringe e traqueia contribui para selecionar com maior chance de êxito os pacientes que podem ser decanulados. A decisão deve ser um consenso entre a equipe médica, o fisioterapeuta e o fonoaudiólogo.

A decanulação é indicada quando houver resolução da condição de base que levou à realização da traqueostomia, resolução do distúrbio de deglutição, sem haver necessidade de ventilação mecânica invasiva e recuperação do nível de consciência. O procedimento geralmente ocorre nas enfermarias e ambulatorialmente; dificilmente é realizado nas UTI.

Diversos protocolos são documentados na literatura sobre o processo de decanulação. A redução progressiva do diâmetro é o método mais prolongado, mas de maior experiência entre os profissionais.

Os maiores obstáculos encontrados são a incidência aumentada de infecções e o desconforto na substituição frequente de cânulas. A oclusão progressiva da cânula é um método frequente na maioria dos casos dos pacientes hospitalizados. O paciente deve ser acompanhado pelo fisioterapeuta e pelo fonoaudiólogo na tolerância à oclusão. A utilização de videofluoroscopia está em ascensão por favorecer a precocidade e a segurança na decanulação. Alguns empecilhos são enfrentados, como indisponibilidade do exame, inexperiência dos profissionais em sua indicação e custo elevado.

Algumas alternativas estão disponíveis em casos de insucesso da decanulação. Há cirurgias para implantação de próteses endotraqueais (tubo de Montgomery) e a utilização de VNI para pacientes que toleram máscaras e dependem de ventilação mecânica.

EXTUBAÇÃO ACIDENTAL

Apesar de a intubação endotraqueal ser considerada uma prática segura, sua manutenção exige cuidados. Há riscos de eventos adversos, a exemplo da extubação acidental, que consiste na retirada da via aérea artificial de forma prematura e não programada durante o período de internação.

Entre as causas do evento estão: agitação do paciente, problemas de insuflação do *cuff* (balonete hipoinsuflado que facilita o deslocamento da prótese), manejo da equipe de saúde (transporte, mudança de decúbito, banho no leito, aspiração, posicionamento inadequado do paciente ou fixação inadequada do tubo endotraqueal), e também pode vir a acontecer pela autoextubação, em que o próprio paciente retira o dispositivo ventilatório.

Apesar de a ventilação mecânica ser uma forma de tratamento terapêutico, seu uso prolongado pode trazer danos ao paciente, sendo necessário sempre avaliar a retirada do suporte ventilatório de forma planejada.

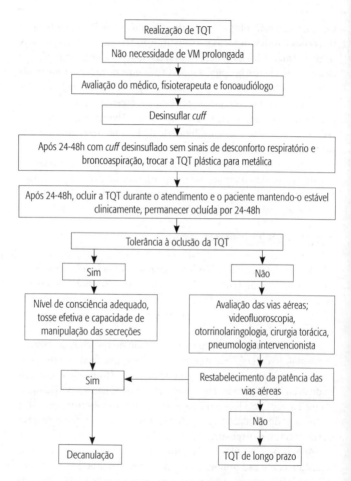

FIGURA 2 Protocolo de decanulação. TQT: traqueostomia.
Fonte: adaptada de O'Connor e White (2010) e Mendes et al. (2013).

A prevenção das complicações associadas com o tubo endotraqueal (como disfagia, estridor), o risco de gerar trauma pelo aumento de pressão intrapulmonar, pneumonia associada à ventilação mecânica, desconforto do paciente, alteração do mecanismo de defesa das vias aéreas são fatores que fazem programar a retirada da via aérea artificial assim que possível.

O desmame da ventilação mecânica é um procedimento delicado, que precisa ser conduzido por profissionais capacitados com base em evidências científicas, buscando maiores índices de sucesso na retomada da respiração espontânea. Atualmente, sabe-se que o empirismo é insuficiente e inadequado para a condução desse processo, necessitando-se, assim, da padronização do desmame com baixa morbimortalidade por meio de uso de protocolos.

A extubação acidental não perpassa por esse processo planejado de desmame como indicado na literatura. É considerada, portanto, um incidente que precisa de maior atenção, devido aos danos que podem agravar o quadro clínico do paciente crítico e aumentar os custos de reparo do agravo.

Algumas vezes o paciente ainda não se reestabeleceu da causa que levou à intubação endotraqueal. Complicações maiores podem ocorrer, principalmente quando a retirada do dispositivo ventilatório ocorre em pacientes com estímulo respiratório diminuído, paciente sedado ou com lesões neurológicas, por levar à rápida retenção de gás carbônico e diminuição de oxigênio. Os transtornos gerados nesses casos, em virtude do comprometimento neurológico dos pacientes, podem ser ainda maiores: lesões do trato respiratório superior, aspiração de substâncias gástricas ou traqueais e hipóxia grave consequente de insuficiência respiratória, sendo sempre necessária a reintubação.

A necessidade de nova intubação deve ser evitada, pois poderá trazer graves desfechos ao paciente, como aumento do tempo de ventilação mecânica, tempo de internação na UTI, aumento do risco de hipoxemia, atelectasia, pneumonia associada à ventilação mecânica, trauma de vias aéreas, instabilidade hemodinâmica, arritmias, parada cardiorrespiratória ou até mesmo a morte. Diante desses agravos, é importante investir na segurança do paciente, uma vez que a extubação acidental é um incidente evitável.

É necessário, também, levar em consideração que eventos adversos devem ser compreendidos em sua magnitude, em um olhar mais amplo: conhecer o que existe além de sua ocorrência, ou seja, sobrecargas de trabalho, falta de conhecimento dos profissionais, falta de comunicação, infraestrutura institucional precária, falhas no processo organizacional, entre outros.

BIBLIOGRAFIA

1. Alekar CR, Udy AA, Boots RJ, Lipman JC. Tracheal cuff pressure monitoring in the ICU: a literature review and survey of current practice in Queensland. Anaesth Intensive Care. 2014;42(6):761-70.
2. Associação de Medicina Intensiva Brasileira – Amib. Diretrizes Brasileiras de Ventilação Mecânica; 2013.
3. Ayhan H, Tastan S, Iyugun E, Akamca Y, Arikan E, Sevim Z. Normal saline instillation before endotracheaI suctioning: "What does the evidence say? What do the nurses think?": multimethod study. J Crit Care. 2015;30(4):762-7.
4. Branson RD, Gomaa D, Rodriquez Jr D. Management of the artificial airway. Respir Care. 2014;59(6):974-90.
5. Castellões TMFW, Silva LD. Ações de enfermagem para a prevenção da extubação acidental. Rev Bras Enferm. 2009;62(4):540-5.
6. El-Anwar WM, Nofal AA, Shawadfy MA, Maaty A, Khazbak AO. Tracheostomy in the intensive care unit: a university hospital in a developing country study. Int Arch Otorhinolaryngol. 2017;21(1):33-7.
7. Freitas EE, Saddy F, Amado V, Okamoto V. Desmame e interrupção da ventilação mecânica. J Bras Pneumol. 2007;33(Suppl2):128-36.
8. Harada N. Closed suctioning system: critical analysis for its use. Jpn J Nurs Sci. 2010 Jun;7(1):19-28.
9. Hu H, Zhang J, Wu F, Chen E. Application of the Montgomery T-tube in subglottic tracheal benign stenosis. J Thorac Dis. 2018;10(5):3070-7.

10. Lee TW, Hong JW, Yoo J-W, Ju S, Lee SH, Lee SJ, et al. Unplanned extubation in patients with mechanical ventilation: experience in the medical intensive care unit of a single tertiary hospital. Tuberculosis and Respiratory Diseases. 2015;78(4):336-40.

11. Mendes F, Ranea P, Oliveira ACT. Protocolo de desmame e decanulação de traqueostomia. Revista Unilus Ensino e Pesquisa. 2013;10(20).

12. Mota LAA, Carvalho GB, Brito VA. Complicações laríngeas por intubação orotraqueal: revisão da literatura. Int Arch Otorhinolaryngol. 2012;16(2):236-45.

13. O'Connor HH, White AC. Tracheostomy decanulation. Respir Care. 2010;55(8):1076-81.

14. Oliveira LRC, et al. Padronização do desmame da ventilação mecânica em unidade de terapia intensiva: resultados após um ano. Rev Bras Ter Intensiva. 2006;18:131-6.

15. Paiva MC, Paiva SAR, Bert HW. Eventos adversos: análise de um instrumento de notificação utilizado no gerenciamento de enfermagem. Rev Esc Enferm. 2010;44(2):287-94.

16. Roque KE, Tonini T, Melo ECP. Adverse events in the intensive care unit: impact on mortality and length of stay in a prospective study. Cadernos de Saúde Pública. 2016;32(10):1-14.

17. Schults J, Micthel ML, Cooke M, Schibler A. Efficacy and safety of normal saline instillation and paediatric endotracheal suction: an integrative review. Aust Crit Care. 2018;31(1):3-9.

18. Taniguchi C, Cazati DC, Timenetsky KT, Saghabi C, Azevedo CS, Correa NG, et al. Implementation of an educational program to decrease the tidal volume size in a general intensive care unit: a pilot study.Intensive Care Med. 2016;42(7):1185-6.

19. Thille AW, Arrois A, Schortgen F, Brun-Buisson C, Brochard L. Outcomes of extubation failure in medical intensive care unit patients. Crit Care Med. 2011;39(12):2612-8.

20. Wang CH, Tsai JC, Chen SF, Su CL, Chen L, et al. Normal saline instillation before suctioning: a meta-analysis of randomized controlled trials. Aust Crit Care. 2017;30(5):260-5.

15 | Cateter de alto fluxo aplicado ao paciente crítico

Karina Tavares Timenetsky
Eduardo Colucci

INTRODUÇÃO

O cateter nasal de alto fluxo (CNAF) é uma técnica que utiliza fluxos de oxigênio elevados oferecidos ao paciente por meio de uma cânula nasal. É considerada terapia de alto fluxo toda técnica que utiliza fluxos acima de 6 L/min, ou seja, sistemas como máscaras de Venturi e máscaras com e sem reservatório de oxigênio. Os sistemas de oxigenoterapia de alto fluxo convencionais conseguem fornecer aos pacientes frações inspiradas de oxigênio conhecidas de acordo com um fluxo predeterminado. No entanto, nesses sistemas convencionais não se garante o aquecimento e a umidificação do ar de forma adequada, o que pode gerar certo desconforto, principalmente pelo ressecamento das vias aéreas, aumentando os riscos de lesão relacionada ao preparo não adequado do ar.

Dessa forma, foram desenvolvidos equipamentos que, além de oferecer altos fluxos de oxigênio, como os sistemas convencionais, entregam o fluxo de ar adequadamente aquecido e umidificado, minimizando assim os riscos relacionados ao preparo não adequado do ar. Esses equipamentos permitem o ajuste individual de tais variáveis, o que torna a técnica bastante efetiva e muito bem tolerada pelos pacientes, além de permitir o ajuste da fração inspirada de oxigênio de maneira precisa, podendo variar de 21 a 100% independentemente do fluxo utilizado (Figura 1). É um dispositivo que proporciona suporte ventilatório com boa aceitação por parte dos pacientes por apresentar uma interface menor (cânula nasal) quando comparada às interfaces da ventilação não invasiva, sendo considerada bastante confortável e efetiva em muitos casos, por exemplo, os de insuficiência respiratória aguda.

MECANISMOS DE AÇÃO

A terapia com CNAF tem sido muito utilizada no tratamento de casos de insuficiência respiratória aguda de diferentes causas decorrentes de vários mecanismos de ação, dentre eles a oferta mais está-

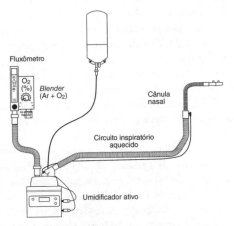

FIGURA 1 Exemplo de montagem básica para fornecimento do cateter nasal de alto fluxo. Um *blender* (misturador de gases) que permite FiO$_2$ de 21 a 100% e fluxo inspiratório até 60 L/min em alguns dispositivos.
Fonte: adaptada de Nishimura, 2019.

vel de uma fração inspirada de oxigênio, diminuição do espaço morto anatômico e pela geração de uma pressão positiva nas vias aéreas. Esses efeitos são os principais responsáveis pela diminuição do trabalho respiratório.

O trabalho respiratório pode ser definido conforme a equação a seguir:

$$\text{Trabalho respiratório} = \text{volume minuto} \times \frac{\text{resistência das vias aéreas}}{\text{complacência}}$$

O volume minuto é influenciado pelo volume corrente, espaço morto anatômico e frequência respiratória, todos diretamente relacionados à força e *endurance* dos músculos respiratórios. Sendo assim, para gerar maiores volumes correntes, menores valores de espaço morto e maiores frequências respiratórias, é necessária maior atividade dos músculos respiratórios, determinando maior trabalho. O CNAF, por meio dos elevados fluxos, é capaz de aumentar o volume corrente basal e diminuir o espaço morto anatômico, principalmente pela redução da reinalação do dióxido de carbono (CO_2) que ocorre em condições de insuficiência respiratória aguda. Esses efeitos resultam na redução da frequência respiratória total e consequentemente do volume minuto, mesmo com o aumento inicial do volume corrente.

Devido aos altos fluxos usados, é gerada uma pressão positiva contínua nas vias aéreas, bastante semelhante aos efeitos do CPAP, porém em magnitude menor. Esse efeito promove melhora no volume pulmonar expiratório final, melhorando assim a complacência pulmonar. Diversos estudos têm avaliado os níveis de pressão atingidos pelo CNAF de acordo com os fluxos utilizados. Sabe-se que níveis maiores de pressão são atingidos proporcionalmente a maiores valores de fluxo usados. Estima-se que para cada 10 L/min de aumento de fluxo possa ser gerado em torno de 0,69 cmH_2O nas vias aéreas, podendo ocorrer valores mais baixos, a depender, por exemplo, de uma respiração com a boca aberta. Outro componente que contribui para a diminuição do trabalho respiratório é a redução da resistência de vias aéreas.

A nasofaringe é uma região das vias aéreas responsável pelo preparo do ar em relação ao aquecimento e à umidificação. A depender da temperatura e da umidade do ar, essa região pode apresentar certa capacidade de distensão. Assim, ao inspirar uma quantidade de ar mais seco e frio, ocorre uma retração nessa região, aumentando a resistência das vias aéreas. Pelo fato de o CNAF oferecer o ar corretamente aquecido e umidificado, mesmo com um fluxo elevado, ele provoca maior distensibilidade dessa região, contribuindo para a redução da resistência das vias aéreas e menor trabalho respiratório. Outro fator que contribui para esse mesmo efeito é o fato de o fluxo inspiratório utilizado exceder ou pelo menos igualar o fluxo inspiratório gerado pelo esforço do paciente. Esse efeito na nasofaringe contribui para a menor resistência nessa região das vias aéreas. Existe ainda outro fator que pode contribuir para a diminuição da resistência das vias aéreas e do trabalho respiratório, aumentados pela presença de secreção. O aquecimento e, principalmente, a umidificação correta do ar aumentam a concentração de água presente no muco, o que favorece a remoção da secreção das vias aéreas, reduzindo sua resistência. Os efeitos finais do uso do CNAF podem ser visualizados na Figura 2.

Um último efeito bastante importante gerado pelo uso do CNAF é a manutenção constante da oferta de oxigênio inspirada (FiO_2). Isso ocorre pelo fato de o fluxo inspiratório fornecido pelo equipamento ser superior ao fluxo inspiratório gerado pelo paciente. Nos sistemas convencionais de alto fluxo, como as máscaras de Venturi ou as máscaras com reservatório, o fluxo necessário para gerar a FiO_2 proposta fica em torno de 15 L/min. Entretanto, em uma condição de aumento da demanda ventilatória como acontece nos casos de

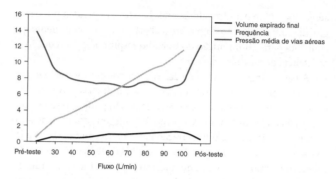

FIGURA 2 Aumento da pressão média de vias aéreas, redução da frequência respiratória e melhora do volume expirado final à medida que o fluxo é aumentado.
Fonte: Parke RL et al., 2015.

insuficiência respiratória aguda ou alguma atividade física, os valores de fluxo inspiratório gerados pelo paciente podem passar dos 50 L/min. Sendo assim, a diferença entre o fluxo inspiratório oferecido pelos sistemas de oxigenoterapia convencionais e o fluxo do paciente é composta de ar a 21%, reduzindo os valores finais de oferta do oxigênio (inclusive para valores não totalmente conhecidos). Ao oferecer um fluxo inspiratório acima dos valores gerados pelo paciente, garantimos que não ocorra mistura desse ar com o ar ambiente, os valores de FiO_2 estão assegurados e acima de tudo são totalmente conhecidos (Figura 3).

TIPOS DE EQUIPAMENTOS DISPONÍVEIS

Atualmente no mercado existem duas companhias principais que fabricam os equipamentos específicos para CNAF: Vapotherm® e Fisher Paykel®.

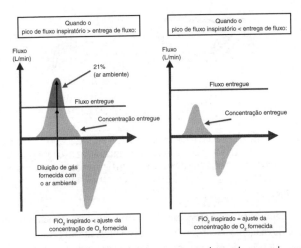

FIGURA 3 Esquema da mistura de gases que ocorre de acordo com a demanda ventilatória do paciente e o fluxo oferecido de forma insuficiente. Quando se oferece menos fluxo inspiratório de oxigênio em relação ao gerado pelo paciente, a FiO_2 oferecida se mistura com os 21% do ar ambiente, reduzindo a FiO_2 final oferecida (figura à esquerda). No exemplo da figura, à direita, o fluxo oferecido ao paciente pelo CNAF é superior ao gerado por ele, não havendo mistura dos gases e assegurando a FiO_2 desejada.
Fonte: Pilar, 2016.

A Vapotherm® possui um equipamento capaz de ofertar fluxos de até 40 L/min. A Fisher Paykel® possui o AIRVO 2, através do cateter nasal *Optiflow*, capaz de ofertar fluxo inspiratório de até 60 L/min.

Ambos os dispositivos fornecem cânulas de diversos tamanhos, permitindo seu uso desde neonatais até pacientes adultos. Essas cânulas devem vedar adequadamente a região do nariz com o objetivo de não permitir a entrada de ar ambiente ao redor da cânula, conforme acontece com as cânulas nasais convencionais (Figura 4).

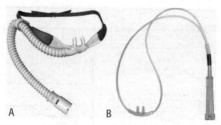

FIGURA 4 Tipos de cânula nasal disponíveis. A: *prong* nasal *Optiflow* e circuito inspiratório com diâmetro maior. B: sistema de insuflação nasal de alta velocidade (Hi-VNI; Vapotherm®) utiliza uma cânula nasal mais fina similar a uma cânula nasal convencional.
Fonte: Nishimura, 2019.

Alguns ventiladores mecânicos permitem o fornecimento de alto fluxo de oxigênio, alcançando valores de fluxo até 80 L/min. No entanto, há necessidade de acoplar os dispositivos de cânula nasal específico da Fisher Paykel® (*Optiflow*) na saída do ventilador e na caneca de aquecimento.

INDICAÇÕES

A oferta de oxigênio através do CNAF tem sido utilizada em diversas situações clínicas. No entanto, as indicações até o momento são baseadas em seus benefícios subjetivos e fisiológicos, além da controvérsia em relação a desfechos como mortalidade, taxa de intubação e tempo de permanência.

Apesar da limitação e contraindicação nos estudos, o CNAF é utilizado com frequência na prática clínica em diversos cenários, conforme descrito a seguir:

- Pacientes com insuficiência respiratória aguda hipoxêmica (pressão parcial de oxigênio [PaO_2] < 60 mmHg; saturação de pulso de oxigênio [SpO_2] < 90%; relação da PaO_2 com a fração inspirada de oxigênio [PaO_2/FiO_2] < 300).

- Como alternativa ao uso de sistemas de alto fluxo de oxigênio: Venturi, máscara de oxigênio de não reinalação.
- Como alternativa ao uso de ventilação não invasiva (VNI) ou até mesmo como forma de intercalar com a VNI nos pacientes dependentes de VNI em relação à necessidade de pressão positiva expiratória (algo que os outros dispositivos de oxigenoterapia de alto fluxo não conseguem garantir), ou intolerantes ao uso da máscara de VNI.

- Suporte pós-extubação: pacientes com risco de evoluir com insuficiência respiratória pós-extubação e de serem reintubados podem usar o CNAF como alternativa de suporte ventilatório logo após a extubação como alternativa à VNI, ou nos pacientes com contraindicação da VNI.

- Insuficiência respiratória no pós-operatório: pode ser utilizado como forma de tratamento ou prevenção da insuficiência respiratória no pós-operatório.

- Suporte durante a intubação: o uso de oxigenoterapia convencional (máscaras de alto fluxo de oxigênio, como a Venturi ou cânula nasal de baixo fluxo) e de ventilação através de máscara antes da intubação é comum. No entanto, durante a intubação esses dispositivos são removidos temporariamente, enquanto o CNAF poderia ofertar a oxigenação antes e durante a intubação. Outra vantagem do CNAF comparado à pré-oxigenação com ventilação e máscara seria o menor risco de refluxo e broncoaspiração.

- Outras possíveis indicações:
  - Durante o desmame de pacientes traqueostomizados, pois o CNAF é capaz de ofertar fluxos maiores do que o tubo T, que alcança no máximo 15 L/min.

– Durante procedimentos invasivos para suporte de oxigênio em pacientes hipoxêmicos, como a broncoscopia.

CONTRAINDICAÇÕES E COMPLICAÇÕES

As contraindicações e complicações associadas ao CNAF são raras. As contraindicações incluem:

- Anormalidades ou cirurgias de face, nariz e via aérea, que não permitem um ajuste adequado da cânula nasal.
- No pós-operatório de cirurgia de via aérea superior, para evitar o risco da alta pressão gerada no local e precipitar o tromboembolismo venoso.

As complicações incluem:

- Distensão abdominal.
- Aspiração.
- Barotrauma (pneumotórax) – porém, raro de acontecer e com menor probabilidade quando comparado ao uso de VNI ou ventilação mecânica invasiva.

PERSPECTIVAS FUTURAS DO USO DO CNAF

Uma vez que os mecanismos de ação do CNAF e seus efeitos principalmente na redução do trabalho respiratório são bastante conhecidos, podemos começar a pensar em outras formas de aplicação nas quais exista aumento da demanda ventilatória semelhante aos encontrados nos casos de insuficiência respiratória aguda. Uma situação muito comum em que isso acontece é durante o exercício, como mostrado por inúmeros estudos fisiológicos que avaliaram o comportamento da mecânica respiratória e dos volumes pulmonares ao esforço. Se observarmos os valores de ventilação minuto, pico de fluxo inspiratório, entre outras variáveis ventilatórias durante testes de exercício, pode-se encontrar valores não muito distantes dos valores dessas mesmas variáveis durante a fase aguda da insuficiência respiratória. Sendo assim, conhecendo os efeitos do CNAF na insuficiência respiratória aguda, e sabendo que o comportamento ventilatório nessa fase é bastante semelhante ao do exercício, pode-se facilmente entender o quanto pode ser útil esse tipo de suporte ventilatório em tais atividades.

Diante desse raciocínio, seu uso poderia melhorar a *performance* de pacientes com doenças crônicas em ambientes como os de reabilitação cardiopulmonar. Alguns estudos publicados recentemente com o uso do CNAF em pacientes com doença pulmonar obstrutiva crônica (DPOC) durante a reabilitação pulmonar têm mostrado que esses pacientes são capazes de atingir maiores cargas de trabalho em testes de esforço progressivos, bem como maior tempo de *endurance* e menor sensação de dispneia e fadiga de membros inferiores. O CNAF também se mostrou uma ferramenta bastante confortável, reduzindo o incômodo relacionado aos principais dispositivos de diminuição da limitação ventilatória ao exercício utilizados atualmente.

BIBLIOGRAFIA

1. Barneche MFC, Dell'Era S, Roux N, Santos EG, Bykhovsky I, Gracia G, et al. High flow nasal cannula improves exercise capacity in COPD patients: crossover trial. Eur Respir J. 2018 Sep;52(Suppl.62).
2. Cirio S, Piran M, Vitacca M, Piaggi G, Ceriana P, Prazzoli M et al. Effects of heated and humidified high flow gases during high-intensity constant-load exercise on severe COPD patients with ventilatory limitation. Respir Med. 2016 Sep;118:128-32.
3. Helviz Y, Einav S. A systematic review of the high-flow nasal cannula for adult patients. Critical Care. 2018;22:71.

4. Ischaki E, Pantazopoulos I, Zakynthinos S. Nasal high flow therapy: a novel treatment rather than a more expensive oxygen device. Eur Respir Rev. 2017; 26:170028.
5. Nedel WL, Deutschendorf C, Moraes Rodrigues Filho E. High-flow nasal cannula in critically ill subjects with or at risk for respiratory failure: a systematic review and meta-analysis. Respir Care. 2017;62(1):123-32.
6. Nishimura M. High-flow nasal cannula oxygen therapy devices. Respir Care. 2019;64(6):735-42.
7. Parke RL, Bloch A, McGuinness SP. Effect of very-high-flow nasal therapy on airway pressure and end-expiratory lung impedance in healthy volunteers. Respir Care. 2015 Sep;1-7.
8. Pilar FJ, Fernandez YML. High-flow nasal cannula oxygen in acute respiratory post-extubation failure in pediatric patients: key practical topics and clinical implications. In: Esquinas A, ed. Noninvasive mechanical ventilation and difficult weaning in critical care. Springer, Cham; 2016.
9. Rochwerg B, Granton D, Wang DX, Helviz Y, Elnav S, Frat JP, et al. High flow nasal cannula compared with conventional oxygen therapy for acute hypoxemic respiratory failure: a systematic review and meta-analysis. Intensive Care Med. 2019;45(5):563-72.
10. Sklar MC, Mohammed A, Orchanian-Cheff A, Del Sorbo L, Mehta S, Munshi L. The impact of high-flow nasal oxygen in the immunocompromised critically ill: a systematic review and meta-analysis. Respir Care. 2018;63(12):1555-6.
11. Zhao H, Wang H, Sun F, Lyu S, An Y. High-flow nasal cannula oxygen therapy is superior to conventional oxygen therapy but not to noninvasive mechanical ventilation on intubation rate: a systematic review and meta-analysis. Crit Care. 2017;21(1):184.

Transporte de pacientes críticos | 16

Jocimar Avelar Martins
Júnea Pinto Fontes

INTRODUÇÃO

O transporte intra-hospitalar (TIH) pode ser definido como o deslocamento – temporário ou definitivo – de um paciente de um local físico para outro, dentro das dependências hospitalares, com objetivo diagnóstico ou terapêutico.

Configura uma atividade complexa, requerendo planejamento, principalmente quando envolve pacientes críticos. Infelizmente, na maioria das vezes é realizado de forma automática, favorecendo a ocorrência de eventos adversos, que podem ocasionar complicações no quadro clínico do paciente.

De acordo com a Assobrafir, o fisioterapeuta deve compor a equipe de TIH quando o paciente necessitar de suporte ventilatório mecânico invasivo ou não invasivo, devendo esse profissional ser exclusivo da equipe de transporte, sem que haja o deslocamento do fisioterapeuta que se encontra de plantão na UTI.

Não existem dados sobre a mortalidade resultante do TIH; porém, considerando as possíveis complicações decorrentes do TIH, é importante que esse transporte ocorra somente quando os benefícios superarem os riscos.

EVENTOS ADVERSOS E COMPLICAÇÕES DO TIH

Considera-se evento adverso qualquer episódio que ocasione alterações temporárias da estabilidade ou complicações no quadro clínico do paciente. Os eventos adversos podem ser classificados em: leves – produzem alterações temporárias e maiores que 20% nas variáveis fisiológicas, sem ou com danos mínimos; moderados – geram alterações duradouras, com agravamento da lesão prévia e/ou alterações do quadro clínico que requerem intervenção terapêutica; e graves – trazem risco de vida ao paciente e requerem intervenção terapêutica para suporte de vida ou cirúrgica/clínica de grande porte.

A incidência de complicações decorrentes dos eventos adversos associados ao TIH é variável, com média entre 60 e 70%. Estão relacionados primeiramente com alterações fisiológicas, seguidos de falhas nos equipamentos e/ou técnicas (humanas), e são em sua grande maioria de gravidade moderada.

A taxa reduz drasticamente para em torno de 8% se forem consideradas eventos adversos apenas as alterações dos sinais vitais, extubações não programadas ou paradas cardiorrespiratórias.

Independem do tempo da internação, mas possuem relação direta com a distância percorrida, a qualidade da assistência, o estado clínico do paciente, além do tempo total do transporte e o uso de sedativos e drogas vasoativas, além da ventilação mecânica.

Schwebel et al. (2013) e Gimenez et al. (2017) observaram uma associação entre a necessidade de TIH e pacientes com maior tempo de permanência na UTI, além da associação entre a ocorrência de eventos adversos e o aumento da mortalidade.

A Tabela 1 apresenta as possíveis complicações de um TIH.

TABELA 1 Complicações do TIH

Respiratórias

Hipoxemia
Atelectasia
Pneumotórax
Broncoespasmo
Tromboembolismo pulmonar
Pneumonia
Deslocamento da via aérea artificial ou extubação acidental

Hemodinâmicas

Hipotensão
Hipertensão
Taquicardia
Arritmia
Parada cardíaca
Agravamento da lesão prévia

Endócrinas

Hiperglicemia
Hipoglicemia
Distúrbios ácido-base
Hiponatremia

Complicações respiratórias

As complicações respiratórias no TIH apresentam relação direta com o uso de vias aéreas artificiais e com o equipamento utilizado para ventilação. Dessa forma, os pacientes internados no centro de tratamento intensivo (CTI), setores de emergência e blocos cirúrgicos possuem maior suscetibilidade, considerando a proporção relativamente alta do uso desses dispositivos.

Parmentier-Decruq et al. (2013) examinaram uma coorte de 262 pacientes ventilados mecanicamente que foram submetidos a TIH. Desses, 120 (45,8%) apresentaram eventos adversos, sendo que 0,4%

incluíram extubação acidental, 8,8% envolveram dessaturação de oxigênio e 17,6% foram incidentes envolvendo equipamentos relacionados às vias aéreas.

As complicações respiratórias mais frequentes nos pacientes submetidos ao TIH são o pneumotórax, a atelectasia, a extubação acidental e a pneumonia.

Uma das causas relacionadas às atelectasias e ao pneumotórax é o deslocamento da via aérea artificial durante o transporte, gerando hiper ou hipoinsuflação pulmonar local. A impossibilidade de aspiração traqueal, o funcionamento inadequado do ventilador de transporte ou o uso da ventilação manual com reanimador associado a seu manejo por um profissional não qualificado aumentam as possibilidades dessas complicações.

A ausência de monitorização da pressão inspiratória ofertada, as oscilações provocadas pelos desníveis do piso e a velocidade do deslocamento podem ocasionar grandes aumentos das pressões intrapulmonares, principalmente durante a ventilação manual, provocando pneumotórax.

A presença de profissionais qualificados, como o fisioterapeuta especialista em terapia intensiva, para o manejo da via aérea artificial e dos materiais de oxigenoterapia e ventilação está relacionada à diminuição dos eventos adversos respiratórios. Supõe-se que essa redução esteja associada à maior familiaridade com os equipamentos e a capacidade de antecipar possíveis complicações.

A extubação acidental é pouco frequente – correspondendo em média a 1% dos eventos adversos –, porém possui desfecho de maior gravidade, já que o risco de morte é alto. Por isso, sua prevenção requer grande atenção. A presença de equipe experiente, apta para a realização de intubação das vias aéreas, o fornecimento de ventilação e o preparo prévio do paciente para o transporte, incluindo a checagem da via aérea artificial e da sua fixação, minimiza não somente a incidência das extubações acidentais, mas de todas as complicações respiratórias.

O risco de pneumonia associada ao TIH possui resultados conflitantes na literatura, com aumento da chance de aquisição de quase 1,4 vez em pacientes com via aérea artificial e assistência ventilatória mecânica, contra nenhuma diferença encontrada. Durante o uso de rampas no trajeto do transporte, a cabeça do paciente deve ser posicionada sempre no lado mais alto, para diminuição do risco de broncoaspiração.

Complicações hemodinâmicas

As alterações hemodinâmicas, como a hipotensão e a hipertensão arterial, a taquicardia, as arritmias e a descompensação cardíaca, são complicações observadas no TIH e parecem ocorrer em uma população mais vulnerável, como os portadores de doenças coronarianas, os pacientes de pós-operatório imediato, vítimas de trauma e/ou com via aérea artificial e uso de ventilação mecânica com pressão positiva expiratória final (PEEP) elevada e uso de drogas vasoativas.

As mais frequentes são as alterações pressóricas e da frequência cardíaca. A parada cardíaca constitui a complicação hemodinâmica mais grave, com incidência variando entre 0,34 e 1,6%. Seu risco, como o das complicações respiratórias, também está aumentado na ausência de uma equipe experiente, associado ao monitoramento inadequado.

Agravamento da lesão prévia

O transporte de pacientes ortopédicos com fraturas de extremidades em uso de dispositivos de tração ou estabilização, ou pacientes neurocirúrgicos com lesões da coluna com dispositivos estabilizadores, requer atenção especial. Esses dispositivos de imobilização e estabilização não imobilizam totalmente as fraturas, possibilitando o deslocamento dos segmentos lesados, com consequente lesão secundária. Apesar da baixa probabilidade, o risco de agravamento da lesão deve ser considerado.

A segurança do transporte desse perfil de paciente envolve a presença de uma equipe multidisciplinar experiente, com atenção extrema às transferências, manipulações e reposicionamento.

Pacientes com lesões cerebrais com monitoramento da pressão intracraniana devem ser avaliados criteriosamente, pois não há consenso sobre a segurança do transporte. Picetti et al. (2013) acompanharam 288 pacientes com lesões cerebrais em transportes agendados e planejados, envolvendo equipe qualificada e equipamento adequado. Os eventos adversos ocorreram em 36% (103/288) dos transportes, incluindo hipertensão intracraniana, dessaturação, broncoespasmo, assincronia ventilatória e alterações hemodinâmicas.

Complicações endócrinas

Durante o transporte, hipoglicemias ou hiperglicemias podem ocorrer em decorrência da interrupção das infusões contínuas de insulina, com probabilidade 2 vezes maior quando comparado com pacientes não submetidos ao transporte. Para maior segurança, durante o transporte deve ser incluído o controle glicêmico no protocolo de TIH.

Como consequência de algumas dessas complicações (tipo ou falha no equipamento de ventilação, alterações na infusão de drogas vasoativas e fluidos intravenosos), associadas às alterações na dinâmica circulatória e à perfusão dos órgãos e tecidos corporais, pode ocorrer desequilíbrio ácido-base. O TIH pode ocasionar alterações não triviais nos valores de $PaCO_2$ e pH.

A necessidade ou limitação de muitos aparelhos de ventilação (somente fornecem oxigênio a 100%) pode ocasionar alcalose respiratória e consequente aumento do pH.

FATORES DE RISCO PARA COMPLICAÇÕES NO TIH

Os fatores de risco associados às complicações no TIH podem ser organizados e relacionados ao paciente, ao sistema e organização do transporte ou envolver aspectos técnicos. A ausência de uma avaliação clínica prévia do paciente ponderando os riscos e benefícios, e possibilitando a organização e o planejamento dos equipamentos e pessoal necessários para o transporte, a não observação do protocolo e a falta de um coordenador aumentam o número de eventos adversos relacionados ao paciente durante o transporte.

A Tabela 2 expõe os fatores que contribuem para o aumento do risco de complicações durante o transporte hospitalar.

TABELA 2 Fatores de risco para complicações durante o TIH

Fatores relacionados ao paciente
Estado clínico
Uso de PEEP > 6 cmH$_2$O
Doença coronariana
Pós-operatório imediato
Uso de drogas vasoativas/múltiplas/infusão contínua
Modificação do tratamento clínico para o transporte
Fatores associados ao sistema/organização do transporte
Distância entre a unidade de origem e a de destino
Falha na inspeção do equipamento de transporte
Ausência de *checklist*
Ventilação manual
Falta de procedimentos de segurança
Instalações e equipamentos inadequados
Fatores associados a questões técnicas (pessoas/equipe)
Equipe com treinamento inadequado
Equipe inexperiente e sem familiarização com o equipamento
Falta de pessoal
Ausência ou falha de comunicação entre as unidades de origem e de destino

Fonte: adaptada de Knight et al., 2015.

Fatores relacionados ao paciente

Considerando que as condições clínicas do paciente crítico podem variar entre o momento do planejamento, o início e durante o transporte, um processo de triagem clínica frequente é recomendado para avaliação do risco-benefício e da necessidade de cancelamento.

Fatores relacionados ao sistema e à organização do transporte

As falhas nos equipamentos e na monitoração são responsáveis por grande proporção das complicações no TIH. Muitas vezes somente são identificadas ao chegar ao local de destino. Choi et al. (2012) identificaram as principais falhas de equipamento durante o transporte: 23% na documentação do eletrocardiograma, 14% de falta de bateria do monitor, 10% na combinação desses dois, 9% na perda do acesso intravenoso ou 5% de desconexão da infusão de medicação e 3% de desconexões do ventilador.

A prevenção inclui a conferência dos materiais com o uso de checklist, a avaliação da logística, incluindo as condições do setor de destino, e a avaliação da necessidade de inclusão de materiais não padronizados no transporte. Nos casos, por exemplo, do transporte para o setor de RNM, é necessária a disponibilidade de ventiladores especiais sem componentes magneticamente sensíveis, ou o uso de ventiladores manuais.

É de extrema importância a verificação da disponibilidade e adequação de todos os equipamentos necessários para o transporte. O uso de materiais e aparelhos que não foram desenvolvidos especificamente para o transporte aumenta o risco de complicações e falhas.

A Resolução da Diretoria Colegiada (RDC) n. 7, publicada no *Diário Oficial da União* (DOU), de 24 de fevereiro de 2010, dispõe sobre a obrigatoriedade dos equipamentos específicos para transporte nas UTI.

Fatores relacionados às questões técnicas

Os eventos técnicos, relacionados à equipe, mais comumente identificados são as falhas de comunicação entre os setores de origem e destino, podendo chegar a 60%. Uma das grandes barreiras de comunicação é a falta de interação entre as equipes. A maioria dos profissionais não utiliza o tempo necessário para obter e/ou passar informações clínicas a respeito do paciente, gerando perda de dados e interferindo na capacidade de antecipação de possíveis complicações.

Outros fatores humanos, como falta de conhecimento, ausência de rotinas, imperícia e carência de protocolos, contribuem para os incidentes. Erros de julgamento, problemas para reconhecimento ou antecipação do problema, pressa, falta de atenção, preparação inadequada do paciente e dos equipamentos, podem ser agrupados como falta de conhecimento.

A equipe de transporte deve ser composta por no mínimo 2 pessoas, com variação do número de acordo com a gravidade e o número de equipamentos necessários para o TIH.

A presença de uma equipe capacitada e experiente, composta por médico fisioterapeuta intensivista e enfermeiro, diminui a ocorrência de eventos adversos. Beckmann et al. (2004) observaram que a equipe de enfermagem foi a primeira a detectar os eventos adversos (82%) e, juntamente com os outros profissionais da saúde, foi responsável por desencadear 22% deles, comparados com 26% desencadeados pela equipe médica. Veigas et al. (2019) encontraram uma taxa bem menor, de apenas 7,2%, e relacionaram esse resultado à presença de uma equipe treinada durante todo o transporte, refletindo na segurança do paciente.

Em estudo mais recente, foram identificados problemas relacionados à pouca cooperação da equipe e à falta de consciência afetiva em relação à situação do paciente. A inexistência de um coordenador/líder pode agravar ainda mais essa situação. Uma das barreiras para o trabalho em equipe é a indefinição dos papéis de cada membro. Considerando que as funções e responsabilidades podem variar conforme a composição da equipe, a presença de uma liderança torna-se crucial para a resolução dessa questão.

A prevenção das falhas está embasada no treinamento frequente da equipe, com ênfase na necessidade de verificação dos equipamentos e de monitoração constante antes, durante e após o transporte. Instituir estratégias visando antecipar problemas, como avaliar o nível ideal de sedação e a fixação do ventilador na maca, pode reduzir os incidentes.

Berubé et al. (2013) observaram uma redução de 20% dos acidentes relacionados ao TIH, após um programa preventivo interdisciplinar destinado a todos os membros da equipe da UTI envolvidos no transporte dos pacientes. As reduções significativas estavam relacionadas a fatores técnicos, de transferência e mobilização do paciente e de agravamento da lesão prévia.

A segurança do transporte com a prevenção de eventos adversos requer medidas que envolvam a elaboração de instrumentos contendo o planejamento (preparo do paciente, equipamentos e materiais), a transferência e o transporte propriamente dito, além do regresso do paciente.

PROTOCOLOS E/OU *CHECKLIST* PARA PROMOÇÃO DE UM TIH SEGURO

Os protocolos e/ou *checklist* têm como objetivo a padronização e a sistematização das equipes no planejamento e organização do transporte; nas condutas durante o transporte; e na regulamentação das responsabilidades dos profissionais envolvidos.

Cada instituição de saúde deve discutir e elaborar instrumentos de orientação para o transporte intra-hospitalar, com base em sua estrutura física, disponibilidade de equipamentos, profissionais e serviços. É importante notificar e registrar todos os eventos adversos ocorridos durante o transporte, para que ações corretivas possam ser discutidas e elaboradas, prevenindo novas ocorrências.

A equipe deve ser estimulada a participar do processo de elaboração, já que essa atividade estimula o estudo e a aquisição de conhecimento e a interação e comunicação interpessoal, proporcionando maior harmonia e sincronia nos cuidados ao paciente e favorecendo a coordenação da ação do transporte.

A Tabela 3 apresenta as principais medidas preventivas para complicações durante o TIH, com os respectivos níveis de recomendação e evidência, que podem ser usados pelas instituições como base para o desenvolvimento do protocolo e/ou *checklist* para TIH.

Em relação à equipe, a RCD n. 7 preconiza o acompanhamento contínuo de pelo menos um enfermeiro e um médico durante todo o transporte intra-hospitalar de paciente crítico, bem como a disponibilidade do prontuário do paciente durante esse procedimento. A presença de outros profissionais, como o fisioterapeuta, será imprescindível para a segurança de transportes que envolvam pacientes com quadro clínico grave e em ventilação mecânica.

A falta do conhecimento e a indefinição do papel de cada membro podem aumentar o risco de complicações. A responsabilidade de cada profissional envolvido no transporte irá variar conforme a composição da equipe, que é definida, na maioria dos protocolos, com base na gravidade clínica do paciente.

Nos transportes com a presença do fisioterapeuta, esse profissional assume, juntamente com o médico e enfermeiro, a responsabilidade pela avaliação prévia do paciente, e pelo cálculo da estimativa dos tempos de transporte e de permanência do cliente no local de destino. Durante o transporte ele é o responsável pela programação e instalação do ventilador de transporte, e pela avaliação frequente dos dados vitais, padrão respiratório e ausculta respiratória.

244 Fisioterapia respiratória aplicada ao paciente crítico: manual prático

Programas de melhoria da qualidade devem ser ofertados de forma contínua a toda a equipe hospitalar, com um trabalho paralelo de conscientização da importância das rotinas institucionais, garantindo a aderência dos profissionais e o sucesso do TIH.

TABELA 3 Estratégias de prevenção de eventos adversos nas fases do TIH, com nível de recomendação e evidência

Categoria	Planejamento	Transferências e transporte	Regresso pós-transporte
Comunicação	– Obter informações sobre o quadro clínico do paciente (NR/GE:1B) para: avaliação pelo médico do risco/ benefício do transporte (NR/GE: 2A); planejar os equipamentos necessários, considerando os equipamentos existentes no local de destino – Conhecer o trajeto, a existência de elevador ou rampa para estimar o tempo do transporte – Confirmar a chegada com o setor de destino	– Comunicação com a equipe das questões que devem receber maior atenção – Divisão das tarefas com a equipe (NR/GE: 2B)	– Avaliar, juntamente com a equipe, todo o procedimento do transporte, discutindo falhas e melhorias para o processo

(continua)

16 Transporte de pacientes críticos 245

TABELA 3 Estratégias de prevenção de eventos adversos nas fases do TIH, com nível de recomendação e evidência (*continuação*)

Categoria	Planejamento	Transferências e transporte	Regresso pós-transporte
Hemodinâmico	– Calibrar as linhas de mensuração da pressão arterial e pulmonar invasivas, ou escolher a braçadeira adequada do aparelho de pressão arterial manual – Monitorização eletrocardiográfica contínua – Desconectar todas as linhas de monitorização invasiva e não invasiva e reconectá-las no monitor portátil – Conferir se o monitor portátil é o adequado para o transporte e se a bateria está carregada	Avaliar de forma frequente e rotineira os dados vitais (NR/GE: 1A)	Reconectar as linhas de monitorização ao monitor do leito do paciente
Respiratórias	– Conferir a maleta de intubação (NR/GE:1B) – Conectar o sensor de oximetria ao paciente – Avaliar as condições de proteção das vias aéreas e realizar aspiração das vias aéreas artificiais – Conferir a fixação e a pressão do balonete da via aérea artificial	– Desconectar a via aérea do equipamento de ventilação para evitar deslocamento e autoextubação – Reconectar e fixar adequadamente a via aérea artificial e o circuito do ventilador	– Reconectar ao ventilador mecânico do leito e auscultar – Conferir o posicionamento da via aérea artificial, fixação e pressão do balonete

(continua)

246 Fisioterapia respiratória aplicada ao paciente crítico: manual prático

TABELA 3 Estratégias de prevenção de eventos adversos nas fases do TIH, com nível de recomendação e evidência (*continuação*)

Categoria	Planejamento	Transferências e transporte	Regresso pós-transporte
Respiratórias	– Conferir a pressão do cilindro de oxigênio suficiente para o tempo do transporte (NR/GE: 2 A) – Testar o ventilador de transporte e conferir se a bateria está carregada – Adaptar o paciente ao ventilador de transporte ou reanimador (ventilação manual)	– Avaliar continuamente o funcionamento do ventilador portátil ou ventilador manual e as condições respiratórias (NR/GE: 1A), incluindo o posicionamento da via aérea artificial	– Avaliar a necessidade de mudanças nos parâmetros ventilatórios
Gastrointestinal	– Fechar e proteger as sondas gastro ou entéricas – Respeitar o intervalo de 30 minutos da última dieta, e avaliar a necessidade de esvaziamento do conteúdo gástrico para evitar broncoaspiração – Garantir que os curativos, no caso de gastrostomia, estejam secos e firmes	– Conferir o posicionamento das sondas, ostomias	– Reconectar as sondas gastro ou entérica – Posicionamento adequado para o correto monitoramento
Geniturinário	– Conferir o posicionamento e a fixação das sondas urinárias ou coletores – Esvaziar e fixar o frasco coletor de urina na maca de transporte	– Conferir o posicionamento das sondas	– Posicionamento adequado para o correto monitoramento

(continua)

16 Transporte de pacientes críticos 247

TABELA 3 Estratégias de prevenção de eventos adversos nas fases do TIH, com nível de recomendação e evidência (*continuação*)

Categoria	Planejamento	Transferências e transporte	Regresso pós-transporte
Acessos venosos e medicações	– Transferir e fixar as bombas de infusão ou frascos para a maca de transporte (NR/GE: 2B) – Conferir a bateria das bombas de infusão – Avaliar as medicações que podem ser suspensas temporariamente, e a necessidade de sedação/ansiolítico/analgésico – Garantir e conferir medicação para reposição e para emergências (NR/GE: 1B)	– Atenção para que não ocorra tração nos acessos e consequente perda – Manter as linhas de infusão pérvias, avaliando a necessidade de "lavagem" frequente – Avaliar as doses dos medicamentos	– Restituir as infusões interrompidas e avaliar a suspensão das iniciadas para o transporte – Reposicionar as bombas de infusão ou frascos para o leito, conferindo seu funcionamento – Conferir a perviabilidade das linhas de infusão
Drenos	– Clampar somente no momento da transferência, posicionar e fixar na maca, num nível abaixo do ponto de inserção do dreno no tórax	– Prevenir o deslocamento	– Posicionar adequadamente para o correto monitoramento
Material de imobilização (colar cervical, fixadores ortopédicos)	– Manter a estabilidade durante a transferência para a maca	– Garantir a estabilidade	– Manter a estabilidade durante a transferência para o leito

(*continua*)

248 Fisioterapia respiratória aplicada ao paciente crítico: manual prático

TABELA 3 Estratégias de prevenção de eventos adversos nas fases do TIH, com nível de recomendação e evidência (*continuação*)

Categoria	Planejamento	Transferências e transporte	Regresso pós-transporte
Transferências	– Rever com a equipe a técnica de transferência a ser utilizada. No caso do uso de guindastes, testar previamente	– Auxiliar o paciente para que se sinta confortável durante o transporte	– Rever com a equipe a técnica de transferência a ser utilizada
Equipe	– Treinamento e aperfeiçoamento constante da equipe (NR/GE: 1A) – Manutenção periódica e programada (NR/GE:2C)		
Equipamentos	– Uso de macas convencionais, ventiladores manuais e capnógrafo (NR/GE: 2B) – Uso de macas de transporte, bombas de infusão e ventiladores de transporte (NR/GE:-1A)		

NR: níveis de recomendação; GE: graus de evidência.
Fonte: adaptada de Almeida et al., 2012; Brunsveld-Reinders et al., 2015; Knight, 2015; Martins, 2010.

BIBLIOGRAFIA

1. Almeida ACG, Neves ALD, Souza CLB, Garcia JH, Lopes JL, Barros ALBL. Transporte intra-hospitalar de pacientes adultos em estado crítico: complicações relacionadas à equipe, equipamentos e fatores fisiológicos. Acta Paul Enferm. 2012;25(3):471-6.

2. Associação Brasileira de Fisioterapia Cardiorrespiratória e Fisioterapia em Terapia Intensiva (Assobrafir). Parecer n. 001/2015. Ementa: Fisioterapia em Terapia Intensiva. Competência do Fisioterapeuta. Ventilação Mecânica. Assistência. Unidade de Terapia Intensiva. Atuação Profissional. Transporte Intra e Extra-Hospitalar. 2015.

3. Bach JA, Leskovan JJ, Scharschmidt T, Boulger CT, Papadimos TJ, Russell S, et al. The right team at the right time: multidisciplinary approach to multi-trauma patient with orthopedic injuries. OPUS 12 Scientist. 2012;6:6-10.

4. Bergman LM, Pettersson ME, Chaboyer WP, Carlström ED, Ringdal ML. Safety hazards during intrahospital transport: a prospective observational study. Crit Care Med. 2017;45:e1043-e1049.

5. Beckmann U, Gillies DM, Berenholtz SM, Wu AW, Pronovost P. Incidents relating to the intra-hospital transfer of critically ill patients: an analysis of the reports submitted to the Australian incident monitoring study in intensive care. Intensive Care Med. 2004;30:1579-85.

6. Bercault N, Wolf M, Runge I, Fleury JC, Boulain T. Intrahospital transport of critically ill ventilated patients: a risk factor for ventilator-associated pneumonia: a matched cohort study. Crit Care Med. 2005;33:2471-8.

7. Berube M, Bernard F, Marion H, Parent J, Thibault M, Williamson DR, et al. Impact of a preventive programme on the occurrence of incidents during the transport of critically ill patients. Intensive Crit Care Nurs. 2013;29(1):9-19.

8. Blakeman TC, Rodriquez D, Branson RD. Accuracy of the oxygen cylinder duration calculator of the LTV-1000 portable ventilator. Respir Care. 2009;54:1183-6.

9. Boutilier S. Leaving critical care: facilitating a smooth transition. Dimens Crit Care Nurs. 2007;26(4):137-42; quiz 143-4.

10. Brasil. Ministério da Saúde. Resolução-RDC n. 7, de 24 de fevereiro de 2010. Dispõe sobre os requisitos mínimos para funcionamento de Unidades de Terapia Intensiva e dá outras Providências. Diário Oficial da União. 25 fev. 2010. Seção 1:48. Disponível em: http://www.saude.mg.gov.br/images/documentos/RDC-7_ANVISA%20240210.pdf. Acesso em: 20 jun. 2019.

250 Fisioterapia respiratória aplicada ao paciente crítico: manual prático

11. Brunsveld-Reinders AH, Arbous MS, Kuiper GS, de Jonge E. A comprehensive method to develop a checklist to increase safety of intra-hospital transport of critically ill patients. Crit Care. 2015 May 7;19:214.

12. Choi HK, Shin SD, Ro YS, Kim do K, Shin SH, Kwak YH. A before- and after--intervention trial for reducing unexpected events during the intrahospital transport of emergency patients. Am J Emerg Med. 2012;30:1433-40.

13. Cipolla J, Baillie DR, Steinberg SM, Martin ND, Jaik NP, Lukaszczyk JJ, et al. Negative pressure wound therapy: unusual and innovative applications. OPUS 12 Scientist. 2008;2:15-29.

14. Conrad BP, Rossi GD, Horodyski MB, Prasarn ML, Alemi Y, Rechtine GR. Eliminating log rolling as a spine trauma order. SurgNeurolInt. 2012;3(Suppl3):188-97.

15. Day D. Keeping patients safe during intrahospital transport. Crit Care Nurs. 2010;30(4):18-32.

16. Damm C, Vandelet P, Petit J, Richard JC, Veber B, Bonmarchand G, et al. Complications during the intrahospital transport in critically ill patients. Ann Fr Anesth Reanim. 2005;24:24-30.

17. de Lassence A, Timsit JF, Tafflet M, Azoulay E, Jamali S, Vincent F, et al. Pneumothorax in the intensive care unit: incidence, risk factors, and outcome. Anesthesiology. 2006;104:5-13.

18. Fanara B, Manzon C, Barbot O, Desmettre T, Capellier G. Recommendations for the intrahospital transport of critically ill patients. Crit Care. 2010;14:R87.

19. Gillman L, Leslie G, Williams T, Fawcett K, Bell R, McGibbon V. Adverse events experienced while transferring the critically ill patient from the emergency department to the intensive care unit. Emerg Med J. 2006;23:858-61.

20. Gimenez FMP, Camargo WHB, Gomes ACB, Nihei TS, Andrade MWM, Valverde MLAFS. Analysis of adverse events during intrahospital transportation of critically ill patients. Critical Care Research and Practice. 2017:1-8.

21. Hospital de Clínicas da Universidade Federal do Triângulo Mineiro (HC--UFTM), administrado pela Empresa Brasileira de Serviços Hospitalares (Ebserh) – Ministério da Educação. Protocolo Assistencial Multiprofissional: Transporte intra-hospitalar de clientes, Uberaba: HCUFTM/Ebserh; 2017. Acesso em 1 jul 2019. Versão 3, 20 p.

22. Jia L, Wang H, Gao Y, Liu H, Yu K. High incidence of adverse events during intra-hospital transport of critically ill patients and new related risk factors: a prospective, multicenter study in China. Crit Care. 2016;20:12.

23. Knight PH, Maheshwari N, Hussain J, Scholl M, Hughes M, Papadimos TJ, et al. Complications during intrahospital transport of critically ill patients: focus on risk identification and prevention. Int J Crit Illn Inj Sci. 2015;5:256-64.

24. Kue R, Brown P, Ness C, Scheulen J. Adverse clinical events during intrahospital transport by a specialized team: a preliminary report. Am J Crit Care. 2011;20:153-61.

25. Lahner D, Nikolic A, Marhofer P, Koinig H, Germann P, Weinstal C, et al. Incidence of complications in intrahospital transport of critically ill patients: experience in an Austrian university hospital. Wien Klin Wochenschr. 2007;119:412-6.

26. Latzke M, Schiffinger M, Zellhofer D, Steyrer J. Soft factors, smooth transport? The role of safety climate and team processes in reducing adverse events during intrahospital transport in intensive care. Health Care Management Rev. 2017.

27. Jia L, Wang H, Gao Y, Liu H, Yu K. High incidence of adverse events during intra-hospital transport of critically ill patients and new related risk factors: a prospective, multicenter study in China. Crit Care. 2016;20:12.

28. Lovell MA, Mudaliar MY, Klineberg PL. Intrahospital transport of critically ill patients: complications and difficulties. Anaesth Intensive Care. 2001;29:400-5.

29. Martins JA. Transporte intra-hospitalar do paciente crítico. In: Martins JÁ, Reis LFF, Andrade FMD, orgs. PROFISIO: Programa de Atualização em Fisioterapia em Terapia Intensiva Adulto: Ciclo 1. Porto Alegre: Artmed Panamericana; 2010. p.153-75.

30. Marques A. Avoiding harm during intra- and inter-hospital transport. In: Chiche JD, Moreno R, Putensen C, Rhodes A, eds. Patient safety and quality of care in intensive care medecine. Berlin: Medizinisch Wissenschaftliche Verlagsgesellschaft; 2009. p.405-18.

31. Mazza BF, Amaral JL, Rosseti H, Carvalho RB, Senna AP, Guimarães HP, et al. Safety in intrahospital transportation: evaluation of respiratory and hemodynamic parameters: a prospective cohort study. São Paulo Med J. 2008;126:319-22.

32. Morais SA, Almeida LF. Por uma rotina no transporte intra-hospitalar: elementos fundamentais para a segurança do paciente crítico. Revista HUPE. 2013;12:138-46.

33. Nakamura T, Fujino Y, Uchiyama A, Mashimo T, Nishimura M. Intrahospital transport of critically ill patients using ventilator with patient-triggering function. Chest. 2003;123:159-64.

34. Nakayama DK, Lester SS, Rich DR, Weidner BC, Glenn JB, Shaker IJ. Quality improvement and patient care checklists in intrahospital transfers involving pediatric surgery patients. J Pediatr Surg. 2012;47:112-8.
35. Nogueira VO, Marin HF, Cunha ICKO. Online information about intrahospital transport of adults patients critical. Acta Paul Enferm. 2005;18(4):390-6.
36. Ong MS, Coiera E. Safety through redundancy: a case study of in-hospital patient transfers. Qual Saf Health Care. 2010;19(5):e32.
37. Pappada SM, Cameron BD, Tulman DB, Bourey RE, Borst MJ, Olorunto W, et al. Evaluation of a model for glycemic prediction in critically ill surgical patients. PloS One. 2013;8:e69475.
38. Parmentier-Decrucq E, Poissy J, Favory R, Nseir S, Onimus T, Guerry MJ, et al. Adverse events during intrahospital transport of critically ill patients: incidence and risk factors. Am Intensive Care. 2013;3:10.
39. Papson JPN, Russell KL, Taylor DM. Unexpected events during the intrahospital transport of critically ill patients. Acad Emerg Med. 2007;14:574-7.
40. Pereira Júnior G, Carvalho JB, Ponte Filho AD, Malzone DA, Pedersoli CE. Transporte intra-hospitalar do paciente crítico. Medicina. 2007;40:500-8.
41. Pesanka DA, Greenhouse PK, Rack LL, Delucia GA, Perret RW, Scholle CC, et al. Ticket to ride: reducing handoff risk during hospital patient transport. J Nurs Care Qual. 2009;24:109-15.
42. Picetti E, Antonini MV, Lucchetti MC, Pucciarelli S, Valente A, Rossi I, et al. Intra-hospital transport of brain-injured patients: a prospective, observational study. Neurocrit Care. 2013;18:298-304.
43. Pires OS, Gentil RC. Transporte de pacientes críticos. In: Padilha KG, Vattimo MFF, Silva SC, Kiamura M. Enfermagem em UTI: cuidando do paciente crítico. Barueri: Manole; 2010. p.917-43.
44. Schwebel C, Clec'h C, Magne S, Minet C, Garrouste-Orgeas M, Bonadona A, et al. Safety of intrahospital transport in ventilated critically ill patients: a multicenter cohort study. Crit Care Med. 2013;41:1919-28.
45. Meneguin S, Alegre PHC, Luppi CHB. Caracterização do transporte de pacientes críticos na modalidade intra-hospitalar. Acta Paul Enferm. 2014;27(2):115-9.
46. Stawicki SP, Gerlach AT. Polypharmacy and medication errors: stop, listen, look, and analyze. OPUS 12 Scientist. 2009;3:6-10.
47. Stawicki SP, Schuster D, Liu JF, Kamal J, Erdal S, Gerlach AT, et al. The glucogram: a new quantitative tool for glycemic analysis in the surgical intensive care unit. Int J CritIlln Inj Sci. 2011;1:5-12.

48. Taylor JO, Chulay, Landers CF, Hood W, Jr, Abelman WH. Monitoring high--risk cardiac patients during transportation in hospital. Lancet. 1970 Dec 12;2(7685):1205-8.
49. Venkategowda PM, Rao SM, Mutkule DP, Taggu AN. Unexpected events occurring during the intra-hospital transport of critically ill ICU patients. Indian J Crit Care Med. 2014;18:354-7.
50. Voigt LP, Pastores SM, Raoof ND, Thaler HT, Halpem NA. Review of a large clinical series: intrahospital transport of critically ill patients: outcomes, timing, and patterns. J Intensive Care Med. 2009;24:108-15.
51. Zuchelo LT, Chiavone PA. Intrahospital transport of patients on invasive ventilation: cardiorespiratory repercussions and adverse events. J Bras Pneumol. 2009;35(4):367-74.

17 | Atuação da fisioterapia na parada cardiorrespiratória

Daniel Lago Borges
Mayara Gabrielle Barbosa Borges
João Vyctor Silva Fortes

INTRODUÇÃO

A parada cardiorrespiratória (PCR) é definida como a cessação da atividade mecânica cardíaca, confirmada pela ausência de sinais de circulação. Na maioria dos casos, a PCR tem etiologia cardíaca, mas também pode ser decorrente de trauma, submersão, *overdose*, asfixia, hemorragia, dentre outras causas. Para garantir o reestabelecimento da circulação espontânea do paciente, devem ser realizadas as manobras de ressuscitação cardiopulmonar (RCP), de forma rápida, apropriada, coordenada e padronizada, para que se alcance o sucesso em sua reversão.

Durante a RCP é fundamental a identificação das causas da PCR para direcionar a estratégia terapêutica às causas reversíveis. Com esse objetivo, é fundamental que seja realizada a avaliação do paciente, além da obtenção de dados de prontuário e, se necessário e possível, conversa com os familiares. O diagnóstico diferencial nem sempre é simples, ainda que para um profissional treinado, tornando-se necessárias reavaliações frequentes.

Para facilitar, a maioria das causas da PCR está resumida na memorização mnemônica "cinco Hs e cinco Ts", conforme a Tabela 1.

TABELA 1 Causas de parada cardiorrespiratória: regra dos 5 Hs e 5 Ts

5 Hs	5 Ts
Hipovolemia	Tensão no tórax (pneumotórax)
Hipóxia	Tamponamento cardíaco
Hipocalemia (ou hipercalemia)	Tóxicos (drogas)
Hidrogênio (acidose)	Trombose pulmonar (embolia pulmonar)
	Trombose coronariana

Fonte: Gonzalez et al., 2013.

O diagnóstico da PCR é realizado na presença de inconsciência, ausência de pulso em grandes artérias e apneia ou respiração agônica (*gasping*). Na monitorização cardíaca por eletrocardiógrafo, observa-se um dos 4 seguintes ritmos: assistolia, atividade elétrica sem pulso (AESP), taquicardia ventricular sem pulso (TVSP) ou fibrilação ventricular (FV) (Figura 1). Destes, os dois últimos ritmos são chocáveis, ou seja, passíveis de reversão por meio da cardioversão elétrica.

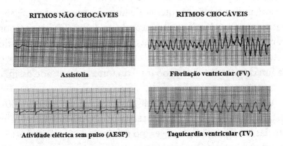

FIGURA 1 Ritmos da parada cardiorrespiratória. Fonte: *Advanced Life Support Group*, 2019.

A PCR é uma situação de emergência, com dados epidemiológicos distintos, conforme o ambiente de sua ocorrência, se extra ou intra-hospitalar. A incidência intra-hospitalar em adultos é de 1,6/1.000 admissões, e em 52% dos casos ocorre em UTI. A sobrevida geral é de 18,4%, variando entre 10,5%, em ritmos não chocáveis, e 49%, se o ritmo for chocável.

No cenário nacional, em estudo unicêntrico realizado em UTI, a assistolia/bradiarritmia foi o ritmo inicial mais frequentemente observado, com curto intervalo entre a PCR e a RCP, porém com desfibrilação tardia. Na amostra analisada, as mulheres apresentaram maior tempo de reanimação, e houve baixa taxa de sobrevida hospitalar.

COMPONENTES DAS MANOBRAS DE RESSUSCITAÇÃO CARDIOPULMONAR

Compressão torácica

A compressão torácica bem realizada é determinante para preservar a função neurológica e para o retorno da circulação espontânea (RCE). Para realizar as manobras de compressão torácica corretamente, o profissional deve se posicionar ao lado do paciente, posicionando a região hipotenar de uma das mãos sobre o esterno e a outra sobre a primeira, entrelaçando os dedos. Os braços, por sua vez, permanecem estendidos e posicionados a 90° logo acima do paciente. Vale ressaltar que se deve evitar o apoio total sobre o paciente, a fim de permitir o retorno total do tórax, garantindo assim o retorno venoso (Figura 2).

A frequência recomendada de compressões deve ser de 100-120/min. Além da frequência, outra recomendação é de que a profundidade das compressões deve ser, no mínimo, de 2 polegadas (5 cm), evitando excessos (6 cm), para que seja gerado um fluxo sanguíneo capaz de fornecer oxigênio para o coração e o cérebro.

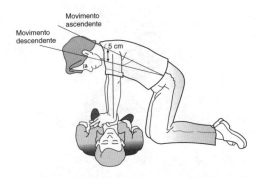

FIGURA 2 Posicionamento durante manobras de compressão torácica.
Fonte: adaptada de Gonzalez et al., 2013.

Durante a RCP, a checagem do pulso deve ser feita a cada 2 minutos entre ciclos de compressões torácicas, a checagem deve durar até 10 segundos e os principais pontos a serem palpados são o pulso carotídeo ou o femoral. Caso não seja detectado o pulso da vítima, deve-se reiniciar os ciclos de compressões e ventilação.

Ventilação

A ventilação deve ser iniciada imediatamente ao final de uma série de compressões, sendo a relação entre compressões e ventilação de 30 para 2, ou seja, 30 compressões para 2 ventilações, que devem durar 1 segundo cada. O ideal é que a quantidade de ar seja suficiente para elevar o tórax.

Após a instalação de uma via aérea avançada, como um tubo orotraqueal (TOT), recomenda-se que a ventilação por meio da bolsa-válvula-máscara (*Artificial Manual Breathing Unit* – Ambu) seja de 1 ventilação a cada 6 segundos, em um total de 10 ventilações por minuto, sem interrupção das compressões (Figura 3).

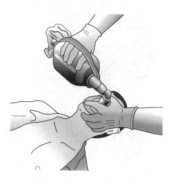

FIGURA 3 Demonstração da ventilação com bolsa-válvula-máscara.
Fonte: adaptada de Gonzalez et al., 2013.

Desfibrilação

A desfibrilação elétrica no coração é um tipo de descarga elétrica não sincronizada com o ritmo cardíaco aplicada diretamente no tórax do paciente. O principal objetivo da desfibrilação é aplicação do impulso elétrico monofásico (choque de 360 joules) ou bifásico (acima de 120 a 150 joules), a fim de que o miocárdio seja despolarizado como um todo e simultaneamente. Vale ressaltar que a desfibrilação deve ser realizada o mais precocemente possível, assim que o aparelho esteja disponível.

Existem dois tipos de desfibriladores:

- Manuais: o reconhecimento da arritmia e a administração do choque dependem do operador (exclusivamente o médico).
- Semiautomáticos ou desfibrilador externo automático (DEA): o próprio aparelho reconhece o ritmo e informa se o choque elétrico é a terapia mais recomendada, no entanto a decisão final de aplicar o choque ainda depende de quem está manuseando.

As únicas arritmias em que a desfibrilação será a principal forma de tratamento serão em FV e TVSP (ambas as arritmias são compatíveis com PCR), podendo ser realizadas tanto pelo desfibrilador manual como com o DEA, quando disponível.

As duas formas de posicionamento de pacientes mais utilizadas são: anterolateral, na qual as pás são instaladas na região do ápice cardíaco e abaixo da clavícula direita, ou anteroposterior. Não existe tamanho recomendado de pá, assim como não há preferência pelo uso de pás autocolantes ou posicionadas com as mãos.

Vale ressaltar que, ao usar o equipamento manual, deve-se colocar gel nas interfaces entre as pás e o tórax (desnudo) visando diminuir a resistência à passagem da corrente elétrica. No DEA, por sua vez, as pás são adesivas, dispensando a utilização de gel (Figura 4).

Medicações

Durante a PCR, a prioridade sempre será administrar manobras de compressão de boa qualidade e desfibrilação imediata, sendo a administração de drogas secundária. Diferentes intervenções medicamentosas são indicadas há algum tempo. As mais recomendadas estão apresentadas na Tabela 2.

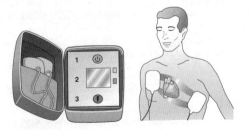

FIGURA 4 Desfibrilador externo automático e posicionamentos das pás.
Fonte: adaptada de Gonzalez et al., 2013.

TABELA 2 Medicamentos mais utilizados durante e após a parada cardiorrespiratória

Medicamentos	Recomendação
Antiarrítmicos	
Amiodarona	FV ou TVSP não responsivas às manobras de RCP, desfibrilação e terapia vasopressora
Lidocaína	Alternativa a amiodarona, com as mesmas indicações, podendo ser considerada imediatamente após o RCE em PCR por FV ou TVSP
Magnésio	Não recomendado na FV ou TVSP em pacientes adultos
Betabloqueador	Pode ser considerado precocemente, após hospitalização em PCR por FV ou TVSP
Vasopressores	
Epinefrina ou adrenalina	A dose-padrão (1 mg a cada 3-5 minutos) deve ser utilizada em pacientes com PCR, principalmente em ritmos não chocáveis
Vasopressina	Na PCR não oferece vantagem adicional em substituição à epinefrina
Corticosteroides	
Metilprednisolona	Em combinação com vasopressina e epinefrina, durante a PCR, pode ser considerada
Hidrocortisona	Pode ser utilizada pós-PCR
Anticolinérgicos	
Atropina	Não apresenta benefícios terapêuticos durante assistolia ou AESP

AESP: atividade elétrica sem pulso; FV: fibrilação ventricular; PCR: parada cardiorrespiratória; RCE: retorno da circulação espontânea; RCP: ressuscitação cardiopulmonar.

Posição do tubo orotraqueal

Após a instalação da via aérea artificial (tubo orotraqueal), podem ocorrer algumas complicações, como seu deslocamento ou obstrução, que comprometem a ventilação do paciente. A ausculta dos pulmões e no estômago é proposta para confirmação do correto posicionamento do TOT.

Capnografia

Recomendação atual durante todo o processo de RCP em pacientes intubados, tem como objetivo avaliar o correto posicionamento do tubo, a qualidade da RCP e detectar o retorno da circulação espontânea, por avaliação contínua do dióxido de carbono ao final da expiração.

Valores mais baixos de gás carbônico no final da expiração ($EtCO_2$) (< 10 mmHg) são correlacionados a compressões ineficazes e débito cardíaco.

TABELA 3 Valores de referência para gás carbônico no final da expiração ($EtCO_2$)

Monitorização do $EtCO_2$	
Valores (< 10 mmHg)	Associados a compressões torácicas ineficazes, baixo débito cardíaco ou nova PCR
Valores (> 40 mmHg)	Retorno da circulação espontânea e variabilidade espontânea na pressão arterial
Baixos valores após 20 minutos de PCR	Baixa probabilidade de retorno da circulação espontânea

$EtCO_2$: gás carbônico no final da expiração; PCR: parada cardiorrespiratória.

Pressão arterial invasiva

A pressão arterial média (PAM) ou pressão arterial invasiva (PAI) é a monitorização da pressão arterial de forma contínua, com mensuração das pressões sistólica, média e diastólica. Pode ser instalada nas artérias radial, femoral, braquial ou pediosa. Admite-se que uma pressão arterial média ideal seja de ≥ 65 mmHg.

A utilização desse dispositivo invasivo pode reduzir o tempo de interrupção da RCP com checagem de pulso, principalmente naqueles que possuem atividade elétrica organizada. Seus valores refletem a perfusão coronariana e o RCE.

Segundo Maurício et al., 2018, não há consenso sobre os valores ideais de PAM, no entanto é de grande importância a instalação dessa monitorização invasiva, pois permite um monitoramento rigoroso do RCE, a fim de evitar hipotensão constante.

CUIDADOS PÓS-PARADA CARDIOPULMONAR

A síndrome pós-PCR refere-se a um complexo processo fisiopatológico que se caracteriza por lesão tecidual secundária à isquemia, com injúria adicional de reperfusão.

Indivíduos que sobrevivem a uma PCR podem evoluir com disfunção múltipla de órgãos mesmo após a recuperação da circulação espontânea (RCE) precoce. A gravidade dessa disfunção depende de diversos fatores, como:

- Doença causadora.
- Estado de saúde pregresso.
- Duração da isquemia.

Após a ressuscitação cardíaca, a reperfusão contribui para a ocorrência tanto de isquemia quanto de edema cerebral. Ocorre a ativação de cascatas bioquímicas que ocasionam migração do cálcio intracelular, pela produção e liberação de radicais livres de oxigênio e aminoácidos excitatórios, especialmente o glutamato.

A maioria dos óbitos ocorre nas primeiras horas após a RCE, em virtude da apoptose desencadeada pelos mecanismos previamente descritos. O risco de isquemia se torna aumentado em função da produção de lactato e de trombose da microcirculação. Tais eventos ocorrem por aproximadamente 48 a 72 horas após a recuperação do ritmo cardíaco e da circulação.

Uma série de medidas deve ser adotada a fim de otimizar a perfusão de órgãos vitais e as funções cardiorrespiratórias e neurológicas, prevenindo e tratando a disfunção de múltiplos órgãos.

Após a PCR, os principais objetivos clínicos consistem em:

- Controle da temperatura (32 a 36°C por pelo menos 24h), objetivando a redução do dano neurológico.
- Diagnóstico e tratamento de isquemia miocárdica aguda, por meio de angiografia coronariana.
- Redução do risco de disfunção de múltiplos órgãos.
- Suporte respiratório com ventilação mecânica (VM), limitando a lesão pulmonar.
- Avaliação prognóstica de recuperação neurológica.
- Promoção de reabilitação aos sobreviventes.

SUPORTE VENTILATÓRIO PÓS-PARADA CARDIOPULMONAR

A condução adequada do suporte ventilatório mecânico pós-RCP pode determinar o desfecho clínico do paciente. Durante a primeira hora, a fração inspirada de oxigênio (FiO_2) deve ser ajustada para manter a saturação arterial de oxigênio entre 94 e 96%.

A hiperóxia deve ser evitada, pois promove aumento do estresse oxidativo, estando relacionada a pior prognóstico neurológico. Por outro lado, a hipoxemia pode aumentar o risco de novo episódio de PCR.

A hiperventilação, acarretando hipocapnia e alcalose respiratória, também não é recomendada pós-RCP, pois pode acarretar vasoconstricção cerebral, redução da perfusão global e isquemia. O volume minuto deve ser programado para manter níveis normais de pressão parcial de gás carbônico arterial ($PaCO_2$), entre 35 e 45 mmHg.

ASPECTOS ÉTICOS

As considerações éticas consistem em ponto importante em qualquer intervenção clínica, incluindo a decisão de fim de vida. Assim, torna-se fundamental que os profissionais de saúde compreendam os princípios éticos antes de se envolver em situações em que decisões sobre ressuscitação devam ser tomadas.

Considerações éticas relacionadas a decisões de fim de vida objetivam os melhores resultados para pacientes, familiares e sociedade. Os pontos-chave da ética aplicada à saúde são:

- Autonomia do paciente: refere-se ao dever do profissional de atender as preferências do paciente e tomar decisões que estão de acordo com suas vontades, crenças e valores.
- Beneficência: toda intervenção clínica deve beneficiar o paciente, considerando os riscos e benefícios, sendo baseadas em diretrizes clínicas e evidências científicas.
- Não maleficência: no caso da RCP, o respeito a esse princípio inclui a compreensão de que as manobras não devem ser realizadas em situações em que exista pequena chance de sucesso.
- Justiça e igualdade de acesso: os recursos de saúde devem ser designados de forma igualitária e justa, sem considerar a condição social do paciente.

Aspectos éticos relacionados à decisão sobre quando iniciar ou finalizar a RCP são complexas e variáveis de acordo com o local (intra ou extra-hospitalar), profissionais (conhecimento sobre suporte básico ou avançado de vida) e perfil do paciente (neonatal, pediátrico e adulto).

CONCLUSÃO

Conhecimento e experiência para atuar diante de situações clínicas como a PCR são fundamentais para o fisioterapeuta. O foco de sua atuação consiste na manutenção adequada da ventilação e oxigenação, além de poder realizar compressões torácicas e avaliar eventos adversos. A atuação deve ser estendida até os cuidados pós-RCP, a fim de otimizar e proporcionar melhor recuperação do estado clínico do paciente.

BIBLIOGRAFIA

1. Advanced Life Support Group [internet]. The management of cardiac arrest. Disponível em: https://www.alsg.org/en/files/Ch06_CA2006.pdf. Acesso em: 17 jun. 2019.
2. Bachur CK, Brunherotti MAA, Duarte MSZ. In: Sociedade Nacional de Fisioterapia Esportiva; Mendonça LM, Oliveira RR, orgs. Ressuscitação cardiorrespiratória. Associação Brasileira de Fisioterapia Esportiva e traumato-ortopédica: ciclo 4. Porto Alegre: Artmed Panamericana; 2012. p.25-56 (Sistema de educação continuada a distância, v.4).
3. Beauchamp TL, Childress JF. Principles of biomedical ethics. 6.ed. New York: Oxford University Press; 2009.
4. Borges DL, Borges MGB, Leitão AL, et al. Ressuscitação cardiopulmonar: atualidades e papel do fisioterapeuta. In: Associação Brasileira de Fisioterapia Cardiorrespiratória e Fisioterapia em Terapia Intensiva; Martins JÁ, Reis LFF, Andrade FMD, orgs. PROFISIO: programa de atualização em fisioterapia em terapia intensiva adulto: ciclo 7. Porto Alegre: Artmed Panamericana; 2017. p.31-69. (Sistema de educação continuada a distância, v.4).
5. Bossaert LL, Pearkins GD, Askitopoulou H, et al. European Resuscitation Council Guidelines for Resuscitation 2015 Section 11. The ethics of resuscitation and end-of-life decisions. Resuscitation. 2015 Oct;95(10):302-11.
6. British Medical Association. Medical ethics today: the BMA's handbook of ethics and law. 2.ed. London: BMJ Books; 2004.
7. Callaway CW, Donnino MW, Fink EL, et al. Part 8: post-cardiac arrest care. 2015. American Heart Association Guidelines Update for Cardiopulmonary

Resuscitation and Emergency Cardiovascular Care. Circulation. 2015;132(Suppl 2):S465-82.

8. Dias FS, Rezende E, Mendes CL, et al. Parte II: Monitorização hemodinâmica básica e cateter de artéria pulmonar. Rev Bras Ter Intensiva. 2006;18(1):63-77.

9. Gonzalez MM, Timerman S, Gianotto-Oliveira R, et al. I Diretriz de ressuscitação cardiopulmonar e cuidados cardiovasculares de emergência da Sociedade Brasileira de Cardiologia. Arq Bras Cardiol. 2013;101(2 Supl3):1-221.

10. Gonzalez MM, Timerman S, Oliveira RG, et al. I Guideline for cardiopulmonary resuscitation and emergency cardiovascular care – Brazilian Society of Cardiology: executive summary. Arq Bras Cardiol. 2013a;100(2):105-13.

11. Hazinsk MF, Nolan JP, Nadkarni VM, et al. International Consensus on Cardiopulmonary resuscitation and emergency cardiovascular care Science with treatment recommendations. Circ. 2015.132(Suppl 1):S1-S268.

12. Jacobs I, Nadkarni V, Bahr J, et al. International Liason Committee on Resusitation. Cardiac arrest and cardiopulmonary resuscitation outcome reports: update and simplification of the Utstein templates for resuscitation registries. A statement for healthcare professionals from a task force of the international liaison committee on resuscitation (American Heart Association, European Resuscitation Council, Australian Resuscitation Council, New Zealand Resuscitation Council, Heart and Stroke Foundation of Canada, InterAmerican Heart Foundation, Resuscitation Council of Southern Africa). Resuscitation. 2004;63(3):233-49.

13. Link MS, Berkow LC, Kudenchuk PJ, et al. Part 7: Adult Advanced Cardiovascular Life Support: 2015 American Heart Association Guidelines Update for Cardiopulmonary Resuscitation and Emergency Cardiovascular Care. Circulation. 2015;132(18 Suppl 2):S444-64.

14. Mancini ME, Diekema DS, Hoadley TA, et al. Part 3: Ethical Issues. 2015 American Heart Association Guidelines Update for Cardiopulmonary Resuscitation and Emergency Cardiovascular Care. Circulation. 2015 Nov;132(18 Suppl):S383-96.

15. Marco CA. Ethical issues of resuscitation: an American perspective. Postgrad Med J. 2005;81:608-12.

16. Maurício ECB, Lopes MCBT, Batista REA, et al. Resultados da implementação dos cuidados integrados pós-parada cardiorrespiratória em um hospital universitário. Rev Latin-Amer Enf. 2018;26:1-8.

17. Moura RH, Suassuna VAL. Parada cardiorrespiratória. In: Sarmento GJV, ed. Fisioterapia em emergência. Barueri: Manole; 2015. p.342-59.

18. Moura RH. Parada cardiorrespiratória. In: Sarmento GJV. Fisioterapia em cirurgia cardíaca: fase hospitalar. Barueri: Manole; 2013.

19. Mozaffarian D, Benjamin EJ, et al. Heart Disease and Stroke Statistics-2016 Update: A Report From the American Heart Association. Circulation. 2016;133(4):e38-360.

20. Nolan JP, Soar J, Smith GB, et al. Incidence and outcome of in-hospital cardiac arrest in the United Kingdom National Cardiac Arrest Audit. Resuscitation. 2014;85(8):987-92.

21. Olasveengen TM, Caen AR, Mancini ME, et al. 2017 International Consensus on Cardiopulmonary Resuscitation and Emergency Cardiovascular Care Science with Treatment Recommendations Summary. Circulation. 2017; 136:424-440.

22. Pereira JCRG. Abordagem do paciente reanimado, pós-parada cardiorrespiratória. Rev Bras Ter Intensiva. 2008;20(2):190-6.

23. Silva RM, Silva BA, Silva FJ, et al. Ressuscitação cardiopulmonar de adultos com parada cardíaca intra-hospitalar utilizando o estilo Utstein. Rev Bras Ter Intensiva. 2016;28(4):427-35.

24. Tallo FS, Moraes Júnior R, Guimarães HP et al. Atualização em reanimação cardiopulmonar: uma revisão para o clínico. Rev Bras Clin Med. 2012;10(3):194-200.

18 Abordagem fisioterapêutica no paciente com asma brônquica na unidade de terapia intensiva

José Aires de Araújo Neto
Gustavo Matos de Menezes

INTRODUÇÃO

A asma brônquica é uma doença inflamatória cujos principais sintomas são sibilos, dispneia, opressão torácica e tosse. Esses sintomas são mais frequentes à noite ou nas primeiras horas do dia.

O estreitamento brônquico promovido pela asma é desencadeado pela contração do músculo liso brônquico, por edema da mucosa e pela hipersecreção das vias aéreas.

Dos mediadores inflamatórios que participam do processo, os mais relevantes são as quimiocinas, as citocinas, os eicosanoides, a histamina e o óxido nítrico.

A forma crônica da doença, promovida por uma sucessão de acometimentos, altera as estruturas brônquicas de maneira irreversível.

Aproximadamente 235 milhões de pessoas são portadoras de asma no mundo, sendo que 10% desse número são brasileiros.

Com a distribuição gratuita de medicações para controle da asma pelo Sistema Único de Saúde (SUS) nas últimas décadas, houve uma redução significativa de internações. Mesmo assim, em 2013, 2.047 pessoas morreram de asma no Brasil.

18 Abordagem fisioterapêutica no paciente com asma brônquica na unidade de terapia intensiva

TABELA 1 Fatores desencadeantes (sem etiologia bem definida)

Ácaros
Fungos
Pólens
Animais de estimação
Fezes de baratas
Infecções virais
Fumaça de cigarro
Poluição ambiental
Exposição ao ar frio
Exposição ocupacional
Diagnóstico de eczema nos 3 primeiros anos de vida
Pai ou mãe com diagnóstico de asma
Rinite nos 3 primeiros anos de vida
Sibilância sem resfriado (virose)
Eosinofilia sanguínea > 3% na ausência de parasitose

DIAGNÓSTICO

1. Clínico: dispneia, tosse crônica, sibilância, opressão ou desconforto torácico.
2. Espirometria:
   - Diagnosticar.
   - Documentar a gravidade da obstrução.
   - Monitorar o curso da doença e a ação/funcionamento do tratamento.

VEF1 e a CVF são as medidas avaliadas.

A reversibilidade total ou parcial associada após o uso de broncodilatador é considerada significativa quando:

- 200 mL e 12% do seu valor pré-broncodilatador; ou
- 200 mL do seu valor pré-broncodilatador e 7% de seu valor predito.

3. Verificação da hiper-responsividade das vias aéreas: quando os sintomas persistem e o exame de espirometria acusa normalidade, o diagnóstico pode ser dado por meio da exposição a substâncias broncoconstritoras (p. ex.: metacolina, carbacol e histamina). Também pode ser exacerbada com broncoprovocação ao exercício.
4. Medidas seriadas do PFE:
   - Simples, porém de menor acurácia.
   - Medidas matinais e vespertinas durante 2 semanas.
   - Variações superiores a 20% positivas sugerem sinais de obstrução (asma).

PRINCIPAIS DIAGNÓSTICOS DIFERENCIAIS

- Rinossinusites.
- Doença pulmonar obstrutiva crônica (DPOC).
- Disfunção das cordas vocais.
- Discinesia de laringe.
- Refluxo gastroesofágico.
- Obstrução de vias aéreas superiores (corpo estranho ou neoplasia).
- Insuficiência cardíaca.
- Doença circulatória pulmonar (hipertensão ou embolia).
- Apneia obstrutiva do sono.
- Infecções virais ou bacterianas.
- Alveolite alérgica extrínseca.
- Bronquiolites.
- Bronquiectasia.
- Fibrose cística.
- Disfagia.

Tomografia computadorizada

A European Respiratory Society e a American Thoracic Society (ERS/ATS) indicam esse exame de alta resolução como ferramenta para descartar outras comorbidades que possam estar associadas, além de identificar alterações clássicas dos asmáticos, como o espessamento das vias aéreas (alterações estruturais).

CLASSIFICAÇÃO DO CONTROLE DA ASMA

Preferencialmente, os dados da Tabela 2 devem ser analisados nas últimas 4 semanas.

CLASSIFICAÇÃO DA GRAVIDADE DA ASMA E SUA ABORDAGEM MEDICAMENTOSA

O objetivo dessa classificação é estratificar o paciente e determinar o melhor tratamento para cada perfil.

TABELA 2 Classificação de controle da asma

	Controlada (todos os itens)	Parcialmente controlada (1 ou 2 dos itens)	Não controlada (três ou mais itens)
Sintomas durante o dia	Sem sintomas ou < 2x por semana	Três ou mais por semana	Três ou mais por semana
Limitações nas atividades	Sem limitações	Limitações presentes	Limitações presentes
Despertar noturno	Sem sintomas ou < 2x por semana	Três ou mais por semana	Limitações presentes
Alterações na PFE VEF1	> 80% predito ou normal	< 80% predito	< 80% predito
Necessidade de medicação	Nenhuma ou eventual (< 2x por semana)	Diária ou > 3x por semana	Diária > 3x por semana

Anteriormente, a gravidade da asma era classificada pelos sintomas, pelos dados da espirometria e do pico de fluxo expiratório. Hoje, o foco da classificação está em saber a quantidade de medicamento necessária para o controle dos sintomas para melhor caracterização da doença.

Vale ressaltar que a classificação só deve ser feita após a exclusão das causas que geraram a exacerbação ou descontrole.

Asma leve

É aconselhado iniciar o tratamento com corticoide inalatório de baixa dose. Caso o paciente não tolere a via inalatória, a alternativa é o uso de antileucotrieno via oral. Para alívio dos sintomas, o B2-agonista de curta ação por via inalatória é mais recomendado. Encontram-se nessa fase 60% dos pacientes.

Asma moderada

A escolha inicial do tratamento é associar o corticoide inalatório em baixa dose ao B2-agonista inalatório de longa ação. Como alternativas, temos: corticoide inalatório de dose média ou alta, corticoide inalatório em dose baixa e antileucotrieno, além do uso de corticoide em dose baixa + teofilina de liberação lenta (atualmente pouco utilizada). Para alívio dos sintomas, o B2-agonista de curta ação deve ser utilizado. Estão nessa fase 20 a 30% dos pacientes.

Asma grave

O uso do corticoide inalatório em média ou alta dose mais o B2-agonista de longa ação e uma terceira ou quarta droga (terceiras: antileucotrieno, teofilina de liberação lenta; para maiores de 12 anos o tiotrópio ou quartas: prednisona oral ou anti-IgE ou anti-IL5) são necessários para o controle da asma, sendo o B2-agonista de curta ação novamente o escolhido para alívio dos sintomas. Encontram-se nessa fase 5 a 10% dos pacientes.

18 Abordagem fisioterapêutica no paciente com asma brônquica na unidade de terapia intensiva 273

Quando essas etapas não são suficientes para o controle da doença ou a instalação dos sintomas ocorre de forma aguda (crise asmática), a transferência do paciente para a UTI deve ser imediata.

- Dos pacientes internados na UTI, 2% são portadores da asma em situação muito grave.
- Na UTI, torna-se necessária a identificação da asma pelos sintomas e uma boa anamnese (fatores desencadeantes).
- O uso do diagnóstico diferencial é de alta relevância para melhor orientação do tratamento adequado.
- Existem escalas e questionários específicos para a asma, sendo a *Asthma Control Scoring System* (ACSS) a mais completa, por avaliar os 3 domínios (clínico, fisiológico e inflamatório).
- Quando os pacientes chegam e são identificados com ausência de controle da asma ou exacerbação aguda, a insuficiência respiratória já pode estar instalada e o seguinte cenário é identificado, de acordo com a classificação da gravidade de crise asmática (Tabela 3).

ESTRATÉGIAS NÃO FARMACOLÓGICAS

Fisioterapia respiratória

Os pacientes com asma experimentam episódios de aumento da frequência respiratória, principalmente em momentos de piora da obstrução brônquica. Assim, os exercícios respiratórios que promovam redução na hiperventilação e, consequentemente, hipocapnia são estratégias interessantes.

As técnicas de higiene brônquica têm como objetivo eliminar a secreção das vias aéreas. Pacientes hipersecretivos com inabilidade de expectorar precisam ser auxiliados na higiene pulmonar.

De acordo com a fisiopatologia, comumente os pacientes com asma não apresentam hipersecreção pulmonar. Durante a exacerbação, na vigência de infecção pulmonar, há possibilidade de acúmulo

TABELA 3 Achados clínicos funcionais × classificação de gravidade da asma

Achados	Muito grave	Grave	Moderada/leve
Clínica	Cianose, sudorese e desconforto respiratório	Sem alterações	Sem alterações
Escala de coma de Glasgow	< 12	≥ 12	15
Dispneia	Intensa	Moderada	Leve ou sem dispneia
Musculatura acessória	Atividade inspiratória e expiratória ou em declínio (exaustão)	Atividade inspiratória acentuada	Discreta atividade inspiratória ou ausente
Sibilos	Ausentes com MV bem reduzidos	Difusos ou pontuais	MV presente sem achados ou com sibilos difusos discretos
Frequência respiratória	> 30 ipm	> 30 ipm	Normal ou < 30 ipm
Frequência cardíaca	> 140 bpm	> 110 bpm	≤ 110 bpm
Saturação periférica de oxigênio	< 90%	91 a 95%	> 95%
PaO_2	< 60 mmHg Hipoxemia	Entre 60%	Normal
$PaCO_2$	> 45 mmHg Hipercapnia	< 45 mmHg	< 40 mmHg
pH	< 7,3 acidose	Normal ou alcalino	Normal ou alcalino

MV: murmúrios vesiculares.

de secreção. Não há evidência científica que sustente a utilização de técnicas manuais de fisioterapia respiratória, como tapotagem, vibração e vibrocompressão, em pacientes adultos com doença obstrutiva internados por infecção pulmonar.

Técnicas de fisioterapia, como exercícios respiratórios, treinamento muscular inspiratório e treinamento físico podem ter efeitos benéficos nos pacientes asmáticos. É possível melhorar a qualidade de vida específica da doença, a aptidão cardiorrespiratória e a pressão inspiratória máxima, reduzindo os sintomas e o uso de medicamentos.

Ventilação não invasiva

As crises asmáticas correspondem a 2% das admissões em UTI. Desses pacientes, 50% evoluem para VM em 24 horas de internação, com mortalidade de 10%, em média.

O tratamento de escolha para a asma é o medicamentoso, porém, em grande parte das vezes, o suporte ventilatório invasivo ou não invasivo também faz parte do plano de tratamento. Sempre que houver necessidade de suporte ventilatório e não forem encontradas contraindicações para uso da ventilação não invasiva (VNI), ela deve ser o suporte de escolha. O tratamento deve ser iniciado na unidade de emergência, de maneira adequada e o mais rápido possível.

O suporte ventilatório está indicado para os casos de maior comprometimento das trocas gasosas:

- Hipoventilação: hipercapnia com pressão arterial de gás carbônico ($PaCO_2$ > 50 mmHg).
- Hipoxemia: pressão parcial de oxigênio no sangue arterial (PaO_2 < 60 mmHg).

O objetivo da aplicação da VNI é reduzir o esforço respiratório, além de melhorar a obstrução do fluxo aéreo em pacientes, reduzindo assim as complicações inerentes à VMI, que causam aumento no tempo de internação na UTI e na taxa de mortalidade.

A escolha do modo ventilatório é importante para a adaptação e o desfecho no tratamento do quadro de insuficiência ventilatória. A aplicação da pressão positiva no estado de mal asmático deve ser realizada com a modalidade de dois níveis de pressão – pressão positiva inspiratória na via aérea (IPAP) e pressão positiva expiratória na via aérea (EPAP). Nessa modalidade, a ciclagem é realizada a fluxo, permitindo um ciclo respiratório mais fisiológico, com liberdade ao paciente para geração do fluxo respiratório necessário para sua própria demanda.

Outro fator determinante para o sucesso da aplicação da VNI é a escolha adequada da interface, que deve permitir melhor adaptação e maior eficiência clínica, favorecendo a aplicação por períodos mais prolongados.

A titulação de parâmetros deve levar em consideração as necessidades de cada paciente. A titulação da IPAP deve ser suficiente para gerar VC de aproximadamente 6 mL/kg e adequar a $PaCO_2$ e os sinais de redução do trabalho respiratório. Já a EPAP deve ser titulada em níveis adequados para o combate à PEEP intrínseca e melhora da oxigenação (aumento da SpO_2). Valores reduzidos de EPAP e IPAP podem contribuir para uma ventilação prejudicada.

O quadro clínico precisa ser monitorado constantemente em relação a parâmetros como volume corrente (VC), FR e SpO_2.

A VNI vem ganhando espaço no tratamento de diversas causas de insuficiência respiratória, incluindo a asma. Seu papel nessa afecção é importante, visto que propicia a possibilidade de suporte ventilatório associado à medicação inalatória.

No componente hipercápnico da condição do mal asmático, há melhora da ventilação por redução da fadiga dos músculos respiratórios e, no componente de broncoconstrição, além da efetividade medicamentosa auxiliada, há influência da PEEP, anulando a PEEP intrínseca exacerbada na condição.

Estudos mostram que a VNI em pacientes asmáticos pode ser favorável na melhoria dos valores de VEF1 nas primeiras horas, além da redução dos níveis de medicação, assim como a redução do tempo de internação. Esses resultados se mostraram encorajadores em razão da melhora do fluxo aéreo, provocada pelo efeito broncodilatador da pressão positiva. Entretanto, por não ter sido suficientemente testada em estudos clínicos, institutos como Cochrane e a ERS/ATS consideram a VNI no tratamento da asma promissora, mas controversa.

Estratégias ventilatórias invasivas

A ventilação mecânica de pacientes asmáticos graves pode ser uma tarefa desafiante. Esses pacientes podem desenvolver sérias complicações, como hipotensão, disritmias, doenças pulmonares, barotrauma, laringoespasmo, agravamento do broncoespasmo, aspiração pulmonar e convulsões.

A ventilação mecânica invasiva (VMI) deve ser prontamente instituída para indivíduos com perfil de gravidade mais elevada ou nos casos de insucesso da VNI.

As indicações para a aplicação de VM em pacientes com asma grave incluem a presença de cianose, pressão parcial de oxigenação arterial (PaO_2) < 60 mmHg, apesar da administração de oxigênio de alto fluxo, aumento da $PaCO_2$ (hipercapnia), bradicardia, acidose persistente, diminuição dos níveis de consciência, sinais de exaustão, movimento toracoabdominal paradoxal, tórax silencioso e parada respiratória.

Dentre os objetivos da utilização da VM em pacientes asmáticos, destacam-se:

- Reduzir o trabalho respiratório ocasionado pelo aumento da resistência de vias aéreas e pelos níveis elevados de hiperinsuflação.
- Prevenir a ocorrência de barotrauma – por meio do manejo gentil da VM, alcançado pela hipoventilação controlada e pela hipercapnia permissiva, com consequente redução da mortalidade.

- Manter a estabilidade do paciente para permitir a ação do tratamento medicamentoso (broncodilatadores e corticoides) e, assim, possibilitar a melhora da resistência das vias aéreas e a consequente reversão da crise asmática.

A obstrução do fluxo aéreo, a diminuição do recuo elástico, o aumento da demanda ventilatória e o tempo expiratório diminuído são os principais responsáveis pelo aparecimento do aprisionamento aéreo e, consequentemente, pela hiperinsuflação dinâmica (HD).

A HD é a principal causa de aumento da pressão intratorácica e do trabalho ventilatório, da dependência de VM e da falha no desmame. Além disso, diminui o retorno venoso e, por compressão mecânica dos capilares pulmonares, ocasiona aumento da resistência vascular pulmonar, com consequente diminuição do débito cardíaco e da hipotensão. Daí a importância da monitorização dessa variável, que pode causar transtornos respiratórios e hemodinâmicos.

O manejo da VM deve ser realizado buscando-se a redução da hiperinsuflação pulmonar. Ao selecionar o modo de ventilação no paciente asmático, deve-se considerar o grau de resistência das vias aéreas subjacentes e a presença de aprisionamento de gás, hiperinsuflação alveolar e hipercapnia permissiva. Um pico de pressão inspiratória (PIP) elevado juntamente com um aumento no gradiente PIP para pressão de platô (Pplat) na análise da forma de onda do ventilador é indicativo da presença de resistência ao fluxo aéreo. Um PIP > 80 a 100 cmH_2O não é um achado incomum em pacientes ventilados mecanicamente com asma grave. Como a fisiopatologia da asma não envolve diretamente os alvéolos, espera-se que a Pplat (que é um reflexo da complacência pulmonar ou pressão alveolar) esteja dentro dos limites normais (< 20 cmH_2O). Portanto, um aumento na Pplat sugeriria a presença de um agravamento do broncoespasmo com aprisionamento gasoso associado ou um pneumotórax em expansão.

Embora não tenha havido diferenças gerais de resultado entre o modo de ventilação por volume controlado (VCV) e o modo de ventilação por pressão controlada (VPC), o modo VCV é preferido em pacientes com asma, já que tanto o PIP quanto o Pplat podem ser monitorados diretamente nesse modo. Deve ser lembrado, desde que o Pplat seja mantido abaixo de 30 cmH$_2$O, que mesmo níveis extremamente altos de PIP (que são uma característica da asma) não resultarão em lesões nos alvéolos (barotrauma).

Dessa forma, ao ventilar pacientes com asma, é essencial redefinir o limite de pressão superior para um valor acima do PIP intrínseco do paciente, já que a interrupção prematura da entrega de volume pode resultar em hipoventilação alveolar fatal.

Quanto ao manejo da ventilação pelo modo VPC, verifica-se que os níveis de PIP e Pplat não podem ser monitorados adequadamente, aumentando assim o risco de fornecer volumes correntes extremamente altos e prejudiciais ou inaceitavelmente baixos, que podem passar despercebidos se os limites de alarme não forem meticulosamente estabelecidos. Isso ocorre devido às flutuações no grau de broncoespasmo e a sua alteração associada na pressão de pico nas vias aéreas.

O aumento da resistência das vias aéreas ocasiona aumento no volume alveolar e o aprisionamento de ar no interior dos alvéolos, o que faz aparecer a PEEP intrínseca ou autoPEEP. O valor de autoPEEP deve ser < 15 cmH$_2$O, a fim de minimizar os riscos de barotrauma, fístula broncopleural e embolia gasosa. Outra consequência da autoPEEP é o disparo do ventilador. O paciente tem dificuldade de vencer a sensibilidade quando é regulada a pressão, podendo gerar assincronia com esforços do paciente que não são reconhecidos pelo ventilador. O esforço do paciente tem de superar a autoPEEP e gerar pressão negativa extra, a fim de vencer a sensibilidade e disparar o ventilador no próximo ciclo, acarretando maior desgaste da musculatura ventilatória a cada ciclo.

Como o broncoespasmo está associado ao lento esvaziamento dos alvéolos e ao prolongamento da constante de tempo dos alvéolos, o ajuste das configurações do ventilador para permitir um tempo expiratório mais longo forma as bases para minimizar o acúmulo de PEEPi. Estas são algumas intervenções que visam atingir tais objetivos:

- Reduzir o RR para 6 a 10 respirações por minuto.
- Diminuir a relação inalação:expiração (p. ex., 1:4 ou 1:5).
- Aumentar o fluxo inspiratório (p. ex., 80 a 100 L/min).
- Diminuir o tempo inspiratório.
- Diminuir o tempo de pausa inspiratória.
- Administrar volumes correntes mais baixos de 4 a 6 L/kg.

As manobras mencionadas são à custa da elevação do CO_2. Essa estratégia de hipercapnia permissiva mostra-se segura, desde que o pH seja mantido acima de 7,2, exceto em pacientes com pressão intracraniana elevada, a acidose hipercápnica é geralmente bem tolerada.

Os pacientes com asma grave podem necessitar de paralisia e sedação contínuas devido a níveis persistentemente perigosos de hipercapnia/hipoxemia arterial ou devido à dificuldade em controlar as assincronias ventilador-paciente. No entanto, sua duração de uso deve ser a mais curta possível, já que a combinação de um relaxante muscular não despolarizante associado a um glicocorticosteroide coloca pacientes com asma em risco particularmente alto de desenvolver miopatia por doença crítica. Um estudo demonstrou a incidência de 30% de miopatia aguda em pacientes com asma que haviam recebido um agente bloqueador neuromuscular, com o risco aumentado a cada dia adicional de relaxamento muscular recebido. Ao selecionar a droga apropriada para a manutenção da sedação, o uso de dexmedetomidina, propofol ou remifantanil foi associado a menor tempo de internação em UTI, menor tempo de VM e melhora dos resultados neurocognitivos em longo prazo quando comparado à classe de drogas benzodiazepínicas.

A literatura é bastante escassa no que diz respeito ao papel da ECMO no cenário da asma grave. Considerando que a fisiopatologia associada à asma aguda é totalmente reversível, o uso precoce de ECMO, especialmente no cenário de hipoxemia refratária ou grave e hipercapnia, mostra-se capaz de minimizar os efeitos adversos da VM, como hiperinsuflação dinâmica, barotrauma pulmonar e instabilidade hemodinâmica. Como a hipercapnia, e não a hipoxemia, é a principal anormalidade no *status* asmático, o uso de técnicas modificadas de ECMO, como a remoção extracorpórea de dióxido de carbono ($ECCO_2R$), também deve ser considerado.

A interrupção do suporte ventilatório deve ocorrer assim que houver melhora da HD e broncoespasmo. Protocolos mais agressivos são recomendados, uma vez que, nesses casos de asma agudizada, ocorre aumento da morbidade e mortalidade, com aumento dos dias em VM.

É recomendado o uso do modo PSV assim que possível e de VNI pós-extubação, a fim de manter o efeito da pressão positiva externa sobre a HD.

A traqueostomia precoce não tem evidência de aceleração do tempo de desmame nesses pacientes; entretanto, facilita a medida da mecânica respiratória.

CONCLUSÃO

A asma é definida como uma doença inflamatória crônica das vias aéreas cujos principais sintomas são paroxismos de sibilância, dispneia, desconforto torácico e tosse. Essa entidade clínica caracteriza-se pela hiper-reatividade da árvore traqueobrônquica a uma variedade de estímulos, e sua manifestação fisiológica primária é a limitação variável ao fluxo aéreo, que é geralmente reversível espontaneamente ou pelo tratamento.

A exacerbação – mal asmático – é um agravamento dos sintomas com piora da função pulmonar e do estado geral do paciente. Os principais sintomas são dispneia, sibilância e tosse. Nas crises, pode ocorrer tórax silencioso pelo grau de obstrução de vias aéreas, desconforto ventilatório e uso de musculatura acessória.

A abordagem fisioterapêutica no paciente com asma brônquica na UTI deve ser disponibilizada a todos os pacientes, com foco na realização de exercícios respiratórios, treinamento muscular inspiratório, treinamento físico, além da condução de suporte ventilatório, prioritariamente não invasivo, e quando não resolutivo o suporte ventilatório invasivo.

BIBLIOGRAFIA

1. Alcoforado L, Brandão S, Rattes C, Brandão D, Lima V, Ferreira Lima G, et al. Evaluation of lung function and deposition of aerosolized bronchodilators carried by heliox associated with positive expiratory pressure in stable asthmatics: a randomized clinical trial. Respir Med. 2013;107(8):1178-85.
2. AMIB/SBPT. Recomendações brasileiras de ventilação mecânica 2013. Parte I. J Bras Pneumol. 2014;40(4):327-63.
3. Athar M. Mechanical ventilation in patients with chronic obstructive pulmonary disease and bronchial asthma. Indian J Anaesth. 2015;59:589-98.
4. Barbas CS, et al. Diretrizes Brasileiras de Ventilação Mecânica 2013. Rev Bras Ter Intensiva. 2014;26(2):89-121.
5. Bruurs MLJ, van der Giessen LJ, Moed H. The effectiveness of physiotherapy in patients with asthma: a systematic review of the literature. Respir Med. 2013;107(4):483-94.
6. Chung KF, Wenzel SE, Brozek JL, et al. ERS/ATS guidelines on severe asthma. Eur Respir J. 2014;43:343-73.
7. Costa E, Melo JML, Aun MV, Bianchi Jr PFG, Boechat JL, Wandalsen GF, et al. Guia para o manejo da asma grave. BJAI. 2015;3(5):205-25.
8. Gina. The global initiative for asthma. Gina report, global strategy for asthma management and prevention. Updated 2019. Disponível em: www.ginasthma.org.

18 Abordagem fisioterapêutica no paciente com asma brônquica na unidade de terapia intensiva   283

9. Gupta D, Nath A, Behera D. A prospective randomized controlled trial on the controlled trial on the efficacy of noninvasive ventilation in severe acute asthma. Respir Care. 2010;55(5):536-43.

10. Hess DR. Noninvasive ventilation for acute respiratory failure. Respir Care. 2013;58(6):950-69.

11. Hill NS, Spoletini G, Schumaker G, Garpestad E. Noninvasive ventilatory support for acute hypercapnic respiratory failure. Respir Care. 2019 Jun;64(6):647-57.

12. Laher AE, Buchanan SK. Mechanically ventilating the severe asthmatic. J Intens Care Med. 2017;33(9):491-501.

13. Lanza FC, Dal Corso S. Fisioterapia no paciente com asma: intervenção baseada em evidências. Arq Asma Alerg Imunol. 2017;1(1):59-64.

14. Lim WJ, Mohammed Akram R, Carson KV, Mysore S, Labiszewski NA, Wedzicha JA, et al. Non-invasive positive pressure ventilation for treatment of respiratory failure due to severe acute exacerbations of asthma. Cochrane Database of Systematic Reviews. 2012; issue 12. Art. No.: CD004360. doi:10.1002/14651858.CD004360.pub4.

15. Murase K, Tomii K, Chin K, Tsuboi T, Sakurai A, Tachikawa R, et al. The use of non-invasive ventilation for life-threatening asthma attacks: changes in the need for intubation. Respirology. 2010;15(4):714-20.

16. Peters JI, Stupka JE, Singh H, Rossrucker J, Angel LF, Melo J, et al. Status asthmaticus in the medical intensive care unit: a 30-year experience. Respir Med. 2012;106(3):344-8.

17. Salgado Campo JC. Invasive mechanical ventilation in COPD and asthma. Med Intens. 2011;35(5):288-98.

18. Secombe P, Stewart, P, Singh S, et al. Clinical management practices of life--threatening asthma: an audit of practices in intensive care. Crit Care Resusc. 2019 Mar;21(1):53-62.

19. Sheikh M, Tiruvoipati R, Hurley JC. Non-invasive ventilation of patients with acute asthma. Internal Med J. 2019;49(2):262-4.

20. Sociedade Brasileira de Pneumologia e Tisiologia. Diretrizes da Sociedade Brasileira de Pneumologia e Tisiologia para o Manejo de Asma. J Bras Pneumol. 2012;38(Suppl.1):1-46.

21. Soroksky A, Stay D, Shpirer I. A pilot prospective, randomized, placebo-controlled trial of bilevel positive airway pressure in acute asthmatic attack. Chest. 2003;123(4):1018-25.

19 Ventilação mecânica na síndrome do desconforto respiratório agudo

Nadja Cristinne Silva Carvalho
Alysson Roncally Silva Carvalho

INTRODUÇÃO

A primeira descrição da síndrome do desconforto respiratório agudo (SDRA) data de 1967, quando Ashbaugh et al. descreveram casos de 12 pacientes com evolução clínica cursando com desconforto respiratório agudo, cianose refratária à administração de oxigênio, redução da complacência pulmonar e infiltrados difusos observados na radiografia de tórax.

A SDRA é uma condição de risco de vida causada por diversos insultos pulmonares (pneumonia, broncoaspiração) ou extrapulmonares (sepse, pancreatite, trauma), frequentemente fatal e considerada importante problema de saúde pública. Apesar dos avanços científicos e farmacológicos, as opções terapêuticas direcionadas ao processo patológico ainda são limitadas e a VM continua sendo a principal terapia de suporte aos pacientes com SDRA. Entretanto, a VM por si só pode causar ou potencializar a lesão pulmonar, processo conhecido como lesão pulmonar induzida ou associada pela ventilação (VILI/VALI, do inglês, *ventilator induced or associated lung injury*, respectivamente). O presente capítulo abordará os princípios gerais das estratégias ventilatórias mecânicas protetoras, incluindo o papel de diferentes variáveis ventilatórias, como volume corrente (Vt), pressão positiva ao final da expiração (PEEP) e pressão de distensão na otimização da oxigenação e redução dos riscos de VILI/VALI.

DEFINIÇÃO E CLASSIFICAÇÃO DA SÍNDROME DO DESCONFORTO RESPIRATÓRIO AGUDO

A síndrome do desconforto respiratório agudo (SDRA) é atualmente definida, de acordo com o consenso de Berlim, como a insuficiência respiratória de início agudo, com menos de 7 dias do evento clínico identificado ou a partir da piora do quadro respiratório, caracterizada por opacidades bilaterais à radiografia torácica frontal, não completamente explicadas por atelectasias, nódulos ou derrame pleural e hipoxemia (razão $PaO_2/FIO_2 \leq 300$ mmHg), sem evidência clínica de insuficiência cardíaca congestiva esquerda ou sobrecarga hídrica. A SDRA é classificada em três categorias:

1. Lesão pulmonar induzida ou associada pela ventilação grave: $PaO_2/FIO_2 \leq 100$ mmHg;
2. Lesão pulmonar induzida ou associada pela ventilação moderada: $100 < PaO_2/FIO_2 \leq 200$ mmHg;
3. Lesão pulmonar induzida ou associada pela ventilação leve: $PaO_2/FIO_2 \leq 300$ mmHg. Essas medidas realizadas usando a pressão positiva ao final da expiração (PEEP) ≥ 5 cmH$_2$O ou pressão positiva contínua nas vias aéreas (CPAP) ≥ 5 cmH$_2$O na SDRA leve.

No presente capítulo, as estratégias ventilatórias serão descritas considerando a atual definição da SDRA, suas categorias e as recomendações atuais conjuntas da *American Thoracic Society*, da *European Society of Intensive Care Medicine* e da *Society of Critical Care Medicine*.

VENTILAÇÃO MECÂNICA PROTETORA NA SDRA

A VM protetora consiste em um conjunto de estratégias que visam a mitigar os mecanismos da VILI/VALI, incluindo hiperdistensão alveolar, o colapso e a reabertura cíclica de unidades alveolares. De forma geral, as estratégias ventilatórias protetoras associam ventilação com baixo Vt (≤ 6 mL/kg), limitada pressão de platô (30 cmH_2O), enquanto permite hipercapnia do tipo permissivo.

Historicamente, a VM com alto Vt (10 a 15 mL/kg) era recomendada para portadores da SDRA com o objetivo de melhorar a troca gasosa. Esse conceito foi bem aceito até os anos 1980, quando foi proposto que o alto Vt seria um fator responsável pela lesão à estrutura pulmonar.

Esses achados foram confirmados em 2000 por meio de um estudo multicêntrico randomizado e controlado em pacientes com SDRA, no qual foi mostrado que pacientes ventilados com Vt ≤ 6 mL/kg de peso predito tiveram redução relativa de 25% da mortalidade hospitalar. Após esse estudo, a eficácia da ventilação com baixo Vt (≤ 6 mL/kg de peso predito) foi avaliada em diferentes ensaios clínicos randomizados e controlados e é hoje fortemente recomendada para todas as categorias da SDRA.

Apesar de essa estratégia protetora com baixo Vt ter trazido benefícios inquestionáveis, a mortalidade em pacientes com SDRA permanecia alta. Estudos com tomografia computadorizada demonstraram que o pulmão do paciente com SDRA é caracterizado pela não homogeneidade na distribuição da aeração pulmonar, em que áreas não aeradas, localizadas nas regiões mais inferiores e posteriores, coexistem com áreas hiperaeradas, localizadas nas regiões mais anterossuperiores, e com uma pequena área de parênquima normalmente aerada, proporcional em dimensões ao pulmão de um bebê (Figura 1). Esses achados sustentam o conceito de *baby lung* na SDRA, em que o pulmão funcional, ou seja, que efetivamente participa da

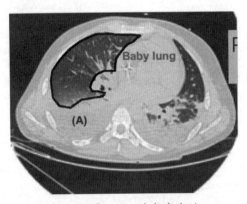

FIGURA 1 Imagem de tomografia computadorizada do tórax em um corte axial sem contraste de um paciente portador da SDRA. Observa-se a distribuição heterogênea dentro dos pulmões. O aumento da densidade do tecido pulmonar nas regiões dorsais (A) é causado por consolidação e atelectasia. As regiões aeradas e ventrais (*baby lung*, área em destaque) têm a mais alta complacência e tendem a se tornar excessivamente distendidas.

ventilação, é menor e receberia a maior parte do Vt, sendo portanto exposto a uma distensão excessiva.

Nesse cenário, a aplicação de estratégias com altas pressões inspiratórias nas vias aéreas, com o objetivo de reabrir unidades alveolares previamente colapsadas, poderiam diminuir as chances de VILI/VALI. Essa estratégia, conhecida como *open lung approach*, é associada ao recrutamento alveolar e ao uso de PEEP para obter (1) melhora da hipoxemia arterial a princípio pelo recrutamento de áreas pulmonares previamente colapsadas e consequente redução do *shunt* intrapulmonar; (2) ventilação pulmonar mais homogênea pelo aumento do número de unidades alveolares funcionais; e consequentemente (3) redução da VILI/VALI pela manutenção de alvéolos abertos, prevenindo a abertura e o fechamento cíclicos pela aplicação de um nível ótimo de PEEP.

O efeito da PEEP sobre a mortalidade foi avaliado em três grandes estudos, porém todos falharam em demonstrar redução significativa da mortalidade. Entretanto, considerando os desfechos secundários, esses estudos mostraram redução do uso de manobras de resgate (p. ex., posição prona) e redução do número de dias com disfunção de outros órgãos. Ao realizar uma metanálise com dados individuais desses estudos, mostrou-se que a PEEP alta reduziu a mortalidade, quando considerados apenas os pacientes com SDRA moderada a grave, sendo portanto recomendada exclusivamente para essa categoria de pacientes.

Apesar das recomendações, incertezas ainda existem em relação ao melhor método para ajustar a PEEP de pacientes com SDRA. Métodos como a tabela PEEP/FiO$_2$, apesar de ser facilmente implementada na prática clínica, não garantem necessariamente a individualização da PEEP. A titulação da PEEP guiada pela complacência do sistema respiratório (C$_{SR}$) ou pela pressão transpulmonar foi associada à melhora na oxigenação; entretanto, o impacto sobre a mortalidade ainda não é claro. Portanto, estudos ainda são necessários para avaliar o melhor método para ajustar a PEEP, considerando não apenas a melhora na oxigenação, mas também a redução da VILI/VALI, principalmente métodos para identificar quais pacientes seriam mais prováveis de se beneficiar com altos níveis de PEEP. Ademais, o uso de níveis inapropriados de PEEP pode reduzir o retorno venoso, as pré-cargas ventriculares direita e esquerda, causando redução no débito cardíaco, e pode ainda causar aumento na resistência vascular pulmonar e aumentar o espaço-morto alveolar.

A manobra de recrutamento alveolar (MRA), descrita como parte central do *open lung approach*, consiste na elevação temporária da pressão de platô das vias aéreas, com o objetivo de atingir as pressões críticas de abertura de um grande número de unidades alveolares previamente colapsadas. Usualmente, a MRA é seguida de uma estratégia de titulação de PEEP para manutenção dos benefícios alcançados. Apesar dos convincentes princípios fisiológicos dessa estratégia, o maior estudo prospectivo controlado e randomizado que investigou os efeitos da MRA e da titulação da PEEP em pacientes com SDRA mostrou maior taxa de mortalidade em pacientes com SDRA moderada-grave, que tenham recebido a MRA associada à titulação de PEEP. Apesar de essa estratégia ter sido aplicada a pacientes que teoricamente se beneficiariam da MRA e da PEEP alta, importantes considerações metodológicas sobre esse estudo tornam os resultados altamente questionáveis. Nele, as características de proteção pulmonar do grupo-controle podem ter compensado quaisquer potenciais vantagens fisiológicas do recrutamento pulmonar e da estratégia de titulação da PEEP. A estratégia do grupo-controle consistiu em Vt baixo (< 6 mL/kg) e uso de níveis mais baixos de PEEP. A adesão ao baixo Vt foi alcançada, com Vts menores do que aqueles observados no ARDSnet. Por outro lado, os valores de PEEP foram aproximadamente 3 cmH$_2$O superiores aos observados nos grupos-controle de estudos anteriores. Portanto, pode-se questionar se o aumento na taxa de mortalidade no grupo-tratamento foi consequência do uso de níveis de PEEP muito altos, considerando que o grupo-controle já recebia um nível de PEEP alto.

Entende-se que a eficiência da MRA é criticamente dependente da resposta individual do paciente ao emprego da PEEP. Um clássico estudo com tomografia computadorizada mostrou que a proporção de tecido pulmonar recrutado com o aumento da PEEP de 5 para 45 cmH$_2$O variou amplamente entre a população do estudo. Portanto, o uso de níveis elevados de PEEP em um pulmão não responsivo ao recrutamento pode significar hiperdistensão das regiões normalmente aeradas e exacerbação da VILI/VALI. Embora medidas simples de oxigenação em resposta ao uso de PEEP possam ser realizadas, a avaliação do potencial de recrutamento alveolar à beira-leito é atualmente desafiadora e não foi considerada em nenhum dos ensaios clínicos já realizados, o que poderia em parte explicar os resultados.

Portanto, a correta definição da população com SDRA que se beneficiaria dessa estratégia (SDRA grave ou moderada), o tempo correto para aplicação (SDRA precoce ou tardia) e o método correto para alcançar e manter o recrutamento alveolar sem causar danos estruturais aos pulmões ou comprometimento hemodinâmico são fatores indispensáveis para garantir o sucesso dessa estratégia. Entretanto, até o presente ainda são tópicos controversos.

Recentemente, uma metanálise em pacientes com SDRA sugeriu que a pressão de distensão (do inglês, *driving pressure*) está mais fortemente relacionada com a VILI/VALI do que o Vt. Define-se pressão de distensão inspiratória (delta-P) como o gradiente total de pressão aplicado ao sistema respiratório, medido como a diferença entre a pressão de platô e a PEEP total durante a ventilação controlada. Conceitualmente, equivale à razão entre o volume e a complacência do sistema respiratório (delta-P = delta-V/C_{SR}) e reflete a distribuição do Vt pelo compartimento funcional do pulmão e não em relação ao peso predito do paciente. Portanto, estratégias ventilatórias com um controle mais rigoroso sobre a pressão de distensão, mantendo-a < 16 cmH$_2$O, seria mais eficiente para minimizar a VILI/VALI de pacientes com SDRA.

Adicionalmente, foi sugerido que outras variáveis parecem ter um papel importante na formação da VILI/VALI, sendo esta resultante não apenas do Vt, mas do produto entre volume, pressão do platô e frequência respiratória. Assim, em teoria, a lesão pulmonar estaria relacionada com a frequência com a qual os pulmões são expostos a determinado estresse e tensão, mesmo na presença de Vt reduzido. Apesar da importância desse conceito, o efeito da frequência respiratória na ocorrência de VILI/VALI ou seu impacto em pacientes com SDRA ainda não foi avaliado.

TERAPIAS ADJUNTAS

Apesar dos avanços significativos em relação a estratégias ventilatórias protetoras, a mortalidade na SDRA permanece inaceitavelmente alta, principalmente em pacientes com SDRA grave. As terapias não convencionais, farmacológicas e não farmacológicas estão sendo amplamente estudadas na tentativa de reduzir VILI/VALI e melhorar a oxigenação desses pacientes. Algumas dessas terapias serão abordadas a seguir.

Posição prona

Descrita pela primeira vez em 1976, a ventilação mecânica em posição prona vem sendo associada à melhora na oxigenação e ao recrutamento pulmonar sem promover grandes efeitos adversos em pacientes com SDRA.

Na posição supina, o peso das regiões ventrais dos pulmões, do coração e das vísceras abdominais aumenta a pressão pleural e reduz a pressão transpulmonar nas regiões dorsais do pulmão, favorecendo o fechamento de unidades alveolares. Em um pulmão com SDRA, esse efeito é exacerbado pela presença do edema, levando ao aumento ainda maior do gradiente de pressão pleural ventrodorsal e, portanto, redução da ventilação nas regiões dorsais do pulmão (dependentes).

Na posição prona, o gradiente de pressão pleural de regiões não dependentes para dependentes é reduzido, há o recrutamento das regiões pulmonares dorsais (não dependentes, na posição prona) e consequentemente a aeração e a ventilação se tornam mais homogeneamente distribuídas nos pulmões. É importante ressaltar que, anatomicamente, a região dorsal é maior do que a região ventral, portanto o recrutamento nas regiões dorsais (não dependentes, na posição prona) tende a superar o desrecrutamento sofrido nas regiões ventrais (dependentes, na posição prona). Considerando a distribuição do fluxo sanguíneo pulmonar, a posição prona não parece ter impacto significativo. Assim, com padrões de perfusão relativamente constantes e a melhora acentuada da homogeneidade ventilatória na posição prona, a redução do *shunt* é esperada, promovendo melhora significativa na oxigenação. Estudos também mostraram que a posição prona, comparada à supina, além de promover o recrutamento, reduz as áreas hiperaeradas e a expressão de mediadores pró-inflamatórios na posição prona, incluindo neutrófilos que são responsáveis pela perpetuação da lesão pulmonar.

Atualmente, a posição prona por mais de 12 horas/dia é recomendada para pacientes adultos com SDRA grave. Entretanto, os riscos de efeitos adversos como úlceras de pressão e complicações associadas à obstrução do tubo orotraqueal devem ser considerados.

Ventilação oscilatória de alta frequência

A ventilação oscilatória de alta frequência permite a ventilação com volume corrente extremamente baixo (1 a 4 mL/kg), entregue ao paciente com frequência de 3 a 15 Hz, enquanto mantém a alta pressão de vias aéreas. Teoricamente, seria a estratégia ventilatória protetora ideal, por promover simultaneamente o recrutamento de unidades alveolares colapsadas pelos altos níveis de pressão nas vias aéreas, enquanto reduz a distensão alveolar excessiva em razão do baixo Vt. Entretanto, o uso em pacientes com SDRA ainda é controverso.

Apesar de alguns estudos clínicos randomizados e controlados mostrarem que a ventilação oscilatória de alta frequência promove melhora da oxigenação, nenhum estudo foi capaz de mostrar redução na mortalidade e, principalmente, a ventilação oscilatória de alta frequência foi associada ao aumento do risco de mortalidade e barotrauma e a complicações hemodinâmicas, provavelmente pela alta pressão das vias aéreas.

Idealmente, a ventilação oscilatória de alta frequência deve ocorrer dentro de uma zona segura da curva pressão-volume, evitando, portanto, o desrecrutamento ao final da expiração e a hiperdistensão durante a inspiração. Entretanto, a falta de um consenso sobre os ajustes ventilatórios seguros e a heterogeneidade do potencial de recrutamento alveolar de pacientes com SDRA comprometem o uso dessa modalidade ventilatória. Ademais, pelos relatos de danos significativos associados à ventilação oscilatória de alta frequência e à ausência de benefícios reportada nos estudos clínicos, a ventilação oscilatória de alta frequência ainda não é recomendada em pacientes com SDRA moderada-grave.

Ventilação não invasiva

Considerando os riscos das lesões associadas à ventilação mecânica invasiva, a complicações da intubação traqueal ou traqueostomia, a ventilação mecânica não invasiva (VNI) surge como uma estratégia que atrasa ou até evita o uso da ventilação invasiva. Durante a VNI, a pressão positiva é entregue ao paciente por meio de interfaces não invasivas, como máscaras e capacetes. Um ensaio clínico randomizado mostrou que a VNI com capacete reduziu a necessidade de intubação quando comparada à oxigenoterapia em 81 pacientes com SDRA, e melhorou a sobrevida quando comparada à máscara facial.

Apesar de a VNI ser uma modalidade de tratamento bem estabelecida para subgrupos de pacientes com falência respiratória, como portadores de doenças pulmonares obstrutivas crônicas (DPOCs) ou edema pulmonar cardiogênico, o uso em pacientes com SDRA ainda é controverso. A primeira metanálise especificando o papel da VNI em pacientes com SDRA fracassou em demonstrar as vantagens da VNI em relação ao número de intubações e sobrevida. Mais recentemente, foi mostrado que a VNI reduz o número de intubações, porém sem efeitos na mortalidade quando comparada à oxigenoterapia.

Os pontos cruciais para o sucesso na instituição da VNI consistem na seleção apropriada dos pacientes e no reconhecimento precoce dos sinais de fracasso da VI, já que o atraso na intubação está associado à piora no prognóstico. Após o início da VNI, a melhora rápida na condição do paciente deve ser observada, principalmente na PaO_2/FiO_2. Alguns estudos definiram que valores na PaO_2/FiO_2 entre 146 e 175 mmHg após 1 hora de VNI preveem o insucesso da VNI. Em relação à seleção dos pacientes, estudos apoiam o uso da VNI em SDRA leve e sugerem seu uso na SDRA moderada apenas quando a PaO_2/FiO_2 for maior do que 150 mmHg. Na SDRA grave, a VNI tem menor chance de sucesso e está associada à maior taxa de mortalidade quando comparada à ventilação invasiva e deve ser evitada.

Suporte respiratório extracorpóreo

O suporte respiratório extracorpóreo é um tipo de circulação extracorpórea que suporta os pulmões, realizando a troca gasosa através de um circuito extracorpóreo. Essa estratégia inclui a oxigenação extracorpórea por membrana (ECMO, do inglês *extracorporeal membrane oxygenation*) e a remoção extracorpórea do dióxido de carbono (ECCO$_2$R, do inglês *extracorporeal carbono dioxide removal*).

A hipercapnia é uma realidade em pacientes com SDRA grave e, apesar de ser tolerada como parte da estratégia ventilatória protetora, torna-se tolerável quando coexiste com situações específicas como hipertensão craniana. A utilização da ECCO$_2$R e da ECMO foi proposta para permitir a utilização de parâmetros ventilatórios menos lesivos, Vts menores que 6 mL/kg, isto é, VM ultraprotetora, enquanto promove o controle mais preciso da $PaCO_2$.

ECMO é um sistema em que o sangue é drenado do corpo por uma cânula, em uma configuração venovenosa ou venoarterial, passa por uma membrana em que ocorre a entrega de oxigênio e a remoção do CO_2 e é reinfundido no paciente. O uso da ECMO foi aprimorado e ampliado mais recentemente com o surto da influenza pandêmica (H1N1), quando foram gerados resultados otimistas em relação à mortalidade. Entretanto, no único estudo clínico randomizado com pacientes com SDRA, não foram observadas diferenças significativas na mortalidade e, portanto, não há evidências suficientes para recomendar ou não o uso de ECMO para pacientes com SDRA. Apesar disso, a ECMO pode ser indicada como uma terapia de resgate para pacientes SDRA grave com $PaO_2/FiO_2 < 80$ mmHg, hipercapnia não compensada com acidemia (pH < 7,15) ou altas Pplatô ao final da inspiração (>35 a 45 cmH_2O). Entretanto, é fortemente recomendado que a princípio sejam consideradas outras terapias de suporte na SDRA grave, cujos benefícios já tenham sido descritos, por exemplo, a posição prona.

O uso da $ECCO_2R$ foi descrito pela primeira vez na década de 1970 e tornou-se mais popular nos últimos anos com o reconhecimento da importância das estratégias ventilatórias protetoras. Diferentemente da ECMO, em que a população-alvo é de portadores da SDRA mais grave, o uso da $ECCO_2R$ tem ganhado interesse na população com SDRA menos grave, com o objetivo de otimizar as estratégias ventilatórias protetoras, incluindo Vt, pressão de platô e frequências respiratórias ainda mais baixas, mantendo o pH dentro de um intervalo clinicamente aceitável. Esse conceito de ventilação ultraprotetora (Vt < 6 mL/kg) com a $ECCO_2R$ foi associado à redução de mediadores inflamatórios, sugerindo redução da VILI/VALI. Porém, esses resultados não foram suportados por um estudo clínico seguinte, em que não houve diferença em relação aos dias livres de VM.

Até o momento, apesar do crescente entusiasmo em eliminar o ventilador mecânico inteiramente e usar a ECMO como o único suporte, estudos que comprovam a eficácia do suporte respiratório extracorpóreo de pacientes com SDRA ainda são extremamente limitados. Particular atenção deve ser dada a complicações associadas, que incluem hemorragias, trombose, hemólise, infecção, entre outros, para não trocar um conjunto de problemas relacionados com a VM por outros relativos ao suporte respiratório extracorpóreo.

Bloqueio neuromuscular

Agentes bloqueadores neuromusculares agem impedindo a transmissão na junção neuromuscular, causando a paralisia da musculatura esquelética. Usada com o objetivo de facilitar a VM, a infusão de agentes bloqueadores por um período de 48 horas em pacientes com SDRA foi associada à melhora na oxigenação e a tendência à menor mortalidade. Mais recentemente, em 2010, o uso do cisatracúrio por 48 horas no início do curso da SDRA grave, associado à VM protetora, aumentou o número de dias sem VM, diminuiu a incidência de barotrauma e aumentou a sobrevida. Os possíveis mecanismos que explicariam os benefícios encontrados ainda não foram completamente elucidados. Sugere-se que um breve período de paralisia muscular limita a ocorrência de fenômenos potencialmente lesivos durante a VM, como disparo reverso (contrações musculares diafragmáticas desencadeadas por insuflações), pendelluft (movimento de ar da região não dependente dos pulmões para a dependente, sem mudanças no Vt) e dissincronias entre o paciente e o ventilador mecânico, permitindo maior controle do Vt e das pressões ajustadas, favorecendo por sua vez uma VM mais protetora. Outro mecanismo possível envolve a redução da inflamação pulmonar ou sistêmica por meio da redução de marcadores de lesão epitelial e endotelial, assim como marcadores inflamatórios em pacientes com SDRA moderada-grave ($PaO_2/FiO_2 < 120$ mmHg).

Apesar dos potenciais benefícios, o uso em longo prazo de agentes bloqueadores neuromusculares está associado ao desenvolvimento de fraqueza neuromuscular. Adicionalmente, a adequação da dosagem e o tempo de uso ainda são incertos. Portanto, mais estudos ainda são necessários para que o uso de agentes neuromusculares seja incorporado à rotina clínica como uma terapia adjunta na SDRA.

CONCLUSÃO

A SDRA é um problema clínico comum de pacientes graves e está associada a alta morbimortalidade. A ventilação mecânica invasiva é necessária para a maioria dos pacientes com SDRA. Entretanto, pelo tamanho funcional do pulmão diminuído na SDRA, o risco de lesão pulmonar induzida pela ventilação é maior nesses pacientes. Dessa forma, a aplicação de uma ventilação protetora, isto é, que minimize a distensão pulmonar e a abertura e o fechamento cíclicos de unidades alveolares, é imprescindível para evitar a perpetuação da lesão pulmonar. De acordo com as recomendações, a ventilação com baixo volume corrente (6 a 8 mL/kg) e limitadas Pplatô (< 30 cmH$_2$O) deve ser considerada em todas as categorias da doença. Para portadores de SDRA moderada a grave, altos níveis de PEEP podem ser usados, enquanto na SDRA grave recomenda-se fortemente o uso da posição prona. Estratégias alternativas que complementam a ventilação protetora pulmonar podem ser necessárias, entretanto, apesar das evidências existentes sugerirem que alguns dos tratamentos não convencionais disponíveis possam ser eficazes para pacientes com SDRA grave, devem ser usados com cautela e de acordo com as recomendações.

BIBLIOGRAFIA

1. Amato MB, Meade MO, Slutsky AS, Brochard L, Costa EL, Schoenfeld DA, et al. Driving pressure and survival in the acute respiratory distress syndrome. N Engl Med. 2015;372(8):747-55.
2. Ashbaugh DG, Bigelow DB, Petty TL, Levine BE. Acute respiratory distress in adults. Lancet. 1967;2(7511):319-23.
3. Bein T, Aubron C, Papazian L. Focus on ECMO and ECCO2R in ARDS patients. Intensive Care Med.2017;43(9):1424-6.

4. Bellani G, Laffey JG, Pham T, Madotto F, Fan E, Brochard L, et al.; LUNG SAFE Investigators; ESICM Trials Group. Noninvasive Ventilation of Patients with Acute Respiratory Distress Syndrome. Insights from the LUNG SAFE Study. Am J Respir Crit Care Med. 2017;195(1):67-77.

5. Brambilla AM, Aliberti S, Prina E, Nicoli F, Del Forno M, Nava S, et al. Helmet CPAP vs. oxygen therapy in severe hypoxemic respiratory failure due to pneumonia. Intensive Care Med. 2014;40(7):942-9.

6. Briel M, Meade M, Mercat A, Brower RG, Talmor D, Walter SD, et al. Higher vs lower positive end-expiratory pressure in patients with acute lung injury and acute respiratory distress syndrome: systematic review and meta-analysis. JAMA. 2010;303(9):865-73.

7. Brochard L, Roudot-Thoraval F, Roupie E, Delclaux C, Chastre J, Fernandez--Mondéjar E, et al. Tidal volume reduction for prevention of ventilator-induced lung injury in acute respiratory distress syndrome. The Multicenter Trial Group on Tidal Volume reduction in ARDS. Am J Respir Crit Care Med. 1998;158(6):1831-8.

8. Brower RG, Lanken PN, MacIntyre N, Matthay MA, Morris A, Ancukiewicz M, et al.; National Heart, Lung, and Blood Institute ARDS Clinical Trials Network. Higher versus lower positive end-expiratory pressures in patients with the acute respiratory distress syndrome. N Engl J Med. 2004;351(4):327-36.

9. Delclaux C, L'Her E, Alberti C, Mancebo J, Abroug F, Conti G, et al. Treatment of acute hypoxemic nonhypercapnic respiratory insufficiency with continuous positive airway pressure delivered by a face mask: A randomized controlled trial. JAMA. 2000;284(18):2352-60.

10. Fan E, Del Sorbo L, Goligher EC, Hodgson CL, Munshi L, Walkey AJ, et al.; American Thoracic Society, European Society of Intensive Care Medicine, and Society of Critical Care Medicine. An official American Thoracic Society/European Society of intensive care medicine/society of critical care medicine clinical practice guideline: Mechanical ventilation in adult patients with acute respiratory distress syndrome. Am J Respir Crit Care Med. 2017;195(9):1253-63.

11. Gainnier M, Roch A, Forel JM, Thirion X, Arnal JM, Donati S, Papazian L. Effect of neuromuscular blocking agents on gas exchange in patients presenting with acute respiratory distress syndrome. Crit Care Med. 2004;32(1):113-9.

12. Gattinoni L, Caironi P, Cressoni M, Chiumello D, Ranieri VM, Quintel M, et al. Lung recruitment in patients with the acute respiratory distress syndrome. N Engl J Med. 2006;354(17):1775-86.

13. Gattinoni L, Pesenti A. The concept of "baby lung". Intensive Care Med. 2005;31(6):776-84.
14. Gattinoni L, Tonetti T, Cressoni M, Cadringher P, Herrmann P, Moerer O, et al. Ventilator-related causes of lung injury: the mechanical power. Intensive Care Med. 2016;42(10):1567-75.
15. Grassi A, Foti G, Laffey JG, Bellani G. Noninvasive mechanical ventilation in early acute respiratory distress syndrome. Pol Arch Intern Med. 2017;127(9):614-20.
16. Lachmann B. Open up the lung and keep the lung open. Intensive Care Med. 1992;18(6):319-21.
17. Mercat A, Richard JC, Vielle B, Jaber S, Osman D, Diehl JL, et al.; Expiratory Pressure (Express) Study Group. Positive end-expiratory pressure setting in adults with acute lung injury and acute respiratory distress syndrome. JAMA. 2008;299(6):646-55.
18. Papazian L, Forel JM, Gacouin A, Penot-Ragon C, Perrin G, Loundou A, et al.; ACURASYS Study Investigators. Neuromuscular blockers in early acute respiratory distress syndrome. N Engl J Med. 2010;363(12):1107-16.
19. Patel BK, Wolfe KS, Pohlman AS, Hall JB, Kress JP. Effect of noninvasive ventilation delivered by helmet vs face mask on the rate of endotracheal intubation in patients with acute respiratory distress syndrome. JAMA. 2016;315(22):2435-41.
20. Sahetya SK, Goligher EC, Brower RG. Setting positive end-expiratory pressure in acute respiratory distress syndrome. Am J Respir Crit Care Med. 2017;195(11):1429-38.
21. Scholten EL, Beitler JR, Prisk GK, Malhotra A. Treatment of ARDS With Prone Positioning. Chest. 2017;151(1):215-24.
22. Sottile PD, Albers D, Moss MM. Neuromuscular blockade is associated with the attenuation of biomarkers of epithelial and endothelial injury in patients with moderate-to-severe acute respiratory distress syndrome. Crit Care. 2018;22(1):63.
23. Stewart TE, Meade MO, Cook DJ, Granton JT, Hodder RV, Lapinsky SE, et al. Evaluation of a ventilation strategy to prevent barotrauma in patients at high risk for acute respiratory distress syndrome. Pressure- and Volume-Limited Ventilation Strategy Group. N Engl J Med. 1998;338(6):355-61.
24. The ARDS Definition Task Force. Ranieri VM, Rubenfeld GD, Thompson BT, Ferguson ND, Caldwell E, Fan E, et al. Acute Respiratory Distress Syndrome: The Berlin Definition of ARDS. JAMA. 2012;307(23):2526-33.

25. Thille AW, Contou D, Fragnoli C, Córdoba-Izquierdo A, Boissier F, Brun-Buisson C. Non-invasive ventilation for acute hypoxemic respiratory failure: intubation rate and risk factors. Crit Care. 2013;17(6):R269.
26. Ware LB, Matthay MA. The acute respiratory distress syndrome. N Engl J Med. 2000;342(18):1334-49.
27. Writing Group for the Alveolar Recruitment for Acute Respiratory Distress Syndrome Trial (ART) Investigators, Cavalcanti AB, Suzumura ÉA, Laranjeira LN, Paisani DM, Damiani LP, Guimarães HP, et al. Effect of lung recruitment and titrated positive end-expiratory pressure (PEEP) vs low PEEP on mortality in patients with acute respiratory distress syndrome. JAMA. 2017;318(14):1335-45.

Abordagem fisioterapêutica no paciente com doença pulmonar obstrutiva crônica na UTI

20

Wildberg Alencar Lima

INTRODUÇÃO

A doença pulmonar obstrutiva crônica (DPOC) é caracterizada pela destruição do tecido pulmonar e pela alteração de vias aéreas, o que acarreta alteração das variáveis da lei de Fick. Esses acometimentos influenciam sobremaneira a capacidade de troca gasosa, visto que há redução da área de difusão gasosa (diretamente proporcional à velocidade de difusão) e aumento da espessura da barreira alvéolo-capilar (inversamente proporcional à velocidade de difusão).

A lei de Fick rege principalmente a difusão do oxigênio (O_2), com a redução da área de troca e o aumento da espessura da barreira alvéolo-capilar.

$$V = \frac{A}{T} \times D \ (P_I - P_{II})$$

EQUAÇÃO 1 Lei de Fick. V: velocidade de difusão de um gás através de uma barreira; D: coeficiente de difusão do gás; PI: pressão parcial do gás em um lado da barreira; PII: pressão parcial do mesmo gás no outro lado da barreira; T: espessura da barreira.

Além do comprometimento na difusão gasosa, o paciente com DPOC apresenta aumento da resistência ao fluxo aéreo, principalmente na fase expiratória do ciclo ventilatório, isto é, secundário à redução do diâmetro das vias aéreas, que, por conta da destruição do tecido elástico pulmonar, um dos responsáveis por manter a arquitetura das vias, provoca instabilidade e colapso das vias aéreas.

$$R = \frac{8\eta L}{\pi r_4}$$

EQUAÇÃO 2 Resistência ao fluxo gasoso. R: resistência ao fluxo de gás; η: viscosidade do gás; L: comprimento da via aérea; π: pi; r: raio da via aérea.

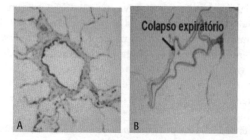

FIGURA 1 A: Corte histológico de uma via aérea normal. B: Corte histológico de uma via aérea com redução de diâmetro.

A redução do diâmetro das vias aéreas leva ao aprisionamento de gás nos pulmões, o que caracteriza a hiperinsuflação pulmonar, com redução da ventilação alveolar. Uma vez que o paciente não consegue exalar todo o gás que fisiologicamente deveria ter sido exalado, também não consegue inspirar o volume que deveria inspirar, visto que a eliminação do dióxido de carbono (CO_2) ocorre exatamente na exalação. Esse paciente cursará com hipercapnia nas formas mais graves da doença.

Tais comprometimentos resultam em alteração da mecânica ventilatória na DPOC. Pacientes mais graves com hiperinsuflação apresentam diminuição da curvatura diafragmática e redução da zona de aposição, deixando o músculo em desvantagem mecânica e reduzindo sua capacidade de gerar força, o que impacta na redução da variação do diâmetro craniocaudal com a diminuição do volume corrente gerado. Em um mecanismo compensatório, o paciente passa a usar mais intensamente a musculatura acessória da inspiração, principalmente os intercostais internos, escalenos e esternocleidomastóideos.

Diante das alterações difusionais e ventilatórias, o indivíduo portador de DPOC apresenta insuficiência respiratória crônica caracterizada por hipoxemia e hipercapnia, que será proporcional à evolução da doença.

A etiologia da DPOC está fortemente ligada ao tabagismo e é de caráter evolutivo e irreversível, acometendo não apenas o sistema respiratório; nas formas mais graves da doença, acomete principalmente:

- Coração – hipertrofia ventricular direita (*cor pulmonale*), resultado da pós-carga imposta pelo aumento da resistência vascular pulmonar.
- Sistema muscular – redução da força e resistência da musculatura periférica, resultante do desuso progressivo imposto pela limitação da doença.
- Redução da capacidade aeróbica – círculo vicioso pelo desuso da musculatura periférica.
- Redução da qualidade de vida – pelo acometimento progressivo, ocorre redução da qualidade de vida proporcional às condições mais graves da doença.

Associada a todos estes fatores o paciente apresenta redução dos mecanismos naturais de proteção de vias aéreas, como:

- Diminuição da mobilidade ciliar, com consequente comprometimento do funcionamento do tapete mucociliar e o *clearance* natural de secreção.
- Aumento do número de células caliciformes.
- Hipertrofia de células mucosas.
- Redução da atividade macrofágica.

Os fatores citados contribuem de forma significativa para a ocorrência de infecção respiratória, o que resulta em agudização da DPOC e não raramente é a causa de internação hospitalar. Quando o quadro infeccioso é acompanhado de agravamento da insuficiência respiratória, o paciente é internado na UTI, devido ao aumento no risco de falência respiratória e à necessidade de suporte ventilatório.

SUPORTE TERAPÊUTICO NA UTI

Oxigenoterapia

Geralmente o paciente internado na UTI com agudização da DPOC apresenta piora dos parâmetros gasométricos. Quando esse quadro não é acompanhado de aumento significativo do trabalho da musculatura respiratória, a conduta de escolha para reverter o quadro hipoxêmico é a oxigenoterapia.

A oferta de oxigênio para o paciente com DPOC deve ser criteriosa, uma vez que esse indivíduo apresenta também hipercapnia. A oxigenoterapia pode reverter a hipoxemia, com melhora da saturação periférica de oxigênio (SpO_2), mascarando dessa forma a insuficiência respiratória real, pois precisa ser considerada a presença de hipoventilação alveolar e consequentemente a hipercapnia existente. Nesses casos, a avaliação do nível de consciência e até mesmo gasomética deverá ser realizada para que se tenha o conhecimento do real quadro da insuficiência respiratória durante a administração de oxigênio.

Segundo a Sociedade Brasileira de Pneumologia e Tisiologia, a indicação dessa conduta se dá quando o paciente apresenta pressão parcial de O_2 no sangue arterial (PaO_2) $\leq$ 55 mmHg ou SpO_2 $\leq$ 88%. O objetivo da oxigenoterapia para esse perfil de paciente é manter $SpO_2 \geq$ 90% e $\leq$ 95%.

A Sociedade Torácica da Austrália e Nova Zelândia publicou um documento orientando sobre o uso agudo de oxigênio em adultos. Dentre os pontos mais importantes, podemos destacar:

A. O oxigênio deve ser considerado como uma droga, portanto sua administração deverá ser criteriosa.
B. O objetivo da oxigenoterapia é a reversão parcial ou total da hipoxemia e não da dispneia.
C. Em pacientes com $SpO_2 \geq$ 92%, o uso rotineiro de oxigênio não é recomendado.
D. Há riscos associados à hipoxemia, assim como também à hiperóxia.
E. O conceito de titulação de oxigênio dentro de alvos específicos se aplica a exacerbações da DPOC, além de outras situações clínicas.
F. A SpO_2 pode ter precisão variável em certas situações, devendo ser levada em consideração essa monitorização para o paciente com DPOC.
G. A SpO_2 deve ser considerada um sinal vital, portanto pode ser avaliada com outros marcadores.
H. O uso de oxigênio em altas concentrações pode causar potencial atraso no reconhecimento da deterioração clínica real do paciente e não priorizar o tratamento adicional.

Essas recomendações balizam o uso racional de oxigênio para o paciente com DPOC.

O uso inicial pode, de forma geral, ser seguido conforme a Figura 2.

Ventilação não invasiva (VNI)

Pacientes hospitalizados por DPOC podem apresentar piora clínica do quadro. Em torno de 20% deles desenvolvem insuficiência respiratória hipercápnica, com maior risco de mortalidade.

O suporte ventilatório não invasivo, administrado através de "interface" oronasal ou facial total, deve ser considerado para todos os

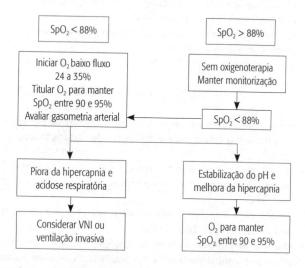

FIGURA 2 Proposta de administração de O_2.
SpO_2: saturação periférica de oxigênio; O_2: oxigênio; VNI: ventilação não invasiva.

20 Abordagem fisioterapêutica no paciente com doença pulmonar obstrutiva crônica na UTI 307

pacientes com DPOC, apresentando hipoxemia refratária ao uso de oxigênio, ou acompanhada de aumento do trabalho da musculatura respiratória ou até mesmo apenas o aumento do trabalho.

Quando se opta por iniciar a VNI para pacientes com DPOC, devem ser levados em consideração os objetivos da VNI diante do diagnóstico fisioterapêutico, que estará diretamente relacionado à fisiopatologia da doença e sua agudização, com a finalidade de estabelecer a melhor estratégia ventilatória, visando atingir os objetivos da terapêutica. Os principais objetivos a serem atingidos com a VNI são:

1. Redução do trabalho da musculatura respiratória: no período de agudização da DPOC, em sua fase inicial, ocorre aumento significativo do trabalho da musculatura respiratória, alteração que se dá por conta da redução da difusão gasosa principalmente do oxigênio. Uma vez não minimizado esse trabalho em excesso, o paciente poderá entrar em falência da bomba ventilatória, exigindo suporte ventilatório mecânico invasivo.

2. Aumento da ventilação alveolar: durante a agudização da DPOC, não raramente ocorre redução da ventilação alveolar, além da já apresentada por conta da doença. Essa redução está diretamente relacionada à piora da retenção de dióxido de carbono, que já é uma condição esperada na DPOC, e a piora agrava o quadro de acidose respiratória já presente.

3. Redução do ponto de igual pressão: o paciente com DPOC apresenta fechamento precoce das vias aéreas, levando ao aprisionamento aéreo distal a esse ponto com hiperinsuflação dinâmica e consequentemente surgimento de PEEP intrínseca. Esse mecanismo também é responsável pelo aumento da carga imposta à musculatura respiratória.

4. Reversibilidade da hipoxemia: a associação do declínio da área de difusão com o aumento da espessura na barreira alvéolo-ca-

pilar e a hipoventilação, que estão presentes na agudização da DPOC, é responsável pela piora da hipoxemia presente.

Nos principais cenários possíveis para o paciente com DPOC na UTI, podem ser vislumbradas três condições:

A. Pacientes com falência respiratória aguda hipercápnica, porém com pH > 7,3, caracterizando discreta acidemia por acidose respiratória.
B. Pacientes com exacerbação da DPOC associada a piora da hipercapnia e acidemia por acidose respiratória.
C. Pacientes com exacerbação da DPOC com aumento de trabalho da musculatura respiratória e risco de intubação.

As diretrizes publicadas, em 2017, pela *European Respiratory Society* tratam dessas três condições. Baseadas em evidências existentes na literatura até o momento da elaboração do documento, resultantes de revisão sistemática, suas recomendações são as seguintes:

1. Com o objetivo de prevenir a piora da acidose respiratória sem a presença de acidemia significativa (condição a) – os resultados existentes na literatura não demonstram redução de mortalidade ou na taxa de intubação para esse perfil de paciente com o uso da VNI, portanto a recomendação é de não utilizar a VNI apenas com esse objetivo.
2. O uso da VNI objetivando reverter a hipercápnica com acidemia e aumento do trabalho respiratório (condições b e c) – nessas condições os estudos relatam impacto significativo diante dos objetivos definidos. A VNI reduz a sensação de dispneia e o trabalho da musculatura respiratória, além de ser capaz de aumentar a ventilação alveolar com reversão terapêutica da hipercapnia e da variação do pH existente pela agudização. Grupos de

20 Abordagem fisioterapêutica no paciente com doença pulmonar obstrutiva crônica na UTI

pacientes tratados com VNI apresentaram menor tempo de internação na UTI, menos complicações, menor necessidade de oxigênio suplementar, menos episódios de pneumonia associada à ventilação mecânica, menor número de traqueostomia, por menor necessidade de intubação.

O modo ventilatório de primeira escolha do suporte não invasivo para o paciente com DPOC na UTI será utilizando dois níveis pressóricos. O ajuste dos parâmetros ventilatórios (pressão positiva inspiratória nas vias aéreas [IPAP] e pressão positiva expiratória nas vias aéreas [EPA]) está diretamente vinculado ao diagnóstico fisioterapêutico definido para o paciente com DPOC e, portanto, aos objetivos da VNI, como já discutido no início deste tópico.

A implementação da VNI deve ser monitorizada continuamente, para que se possa definir a possibilidade de sucesso ou insucesso da terapêutica. Parâmetros subjetivos como conforto do paciente, redução de uso da musculatura acessória, melhora da SpO_2 e do padrão respiratório podem ser avaliados nos primeiros 10 minutos da VNI para ajustes de imediato. Caso haja piora progressiva desses parâmetros na fase inicial, considerar a possibilidade de falha da VNI e necessidade de intubação eletiva. Existe a possibilidade de aplicar o escore HACOR para predizer falha na VNI durante a primeira hora de tratamento, porém vale lembrar que embora esse escore leve em consideração parâmetros relativos ao paciente com DPOC (frequência respiratória e pH), o ponto de corte preditor de falha está relacionado aos pacientes com falência respiratória hipoxêmica, o que não se aplica à DPOC. Relatos na literatura demonstram que pacientes que apresentam melhora progressiva do pH (aumento), associada a melhora progressiva da frequência respiratória (redução), na quarta hora de VNI, quando comparados com os valores de admissão, apresentam menor risco relativo de falha no suporte ventilatório não invasivo.

A Figura 3 sugere o ajuste de parâmetros de acordo com as alterações presentes, porém se deve levar em consideração que a clínica do paciente é soberana para qualquer ajuste de modos ventilatórios.

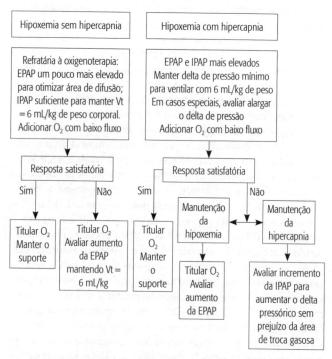

FIGURA 3 Sugestão de ajuste de parâmetros ventilatórios da VNI.

Suporte ventilatório mecânico invasivo

A indicação do suporte ventilatório mecânico invasivo se dá quando ocorre falha do suporte ventilatório não invasivo, ou em algumas destas condições específicas:

- Dispneia grave com uso de musculatura acessória e falência de bomba ventilatória.
- Depressão significativa do nível de consciência.
- Acidemia por acidose respiratória com pH < 7,1.
- Instabilidade hemodinâmica.

Esses critérios são avaliados de forma individual para casos específicos, levando em consideração a condição clínica geral do paciente e o risco de parada cardiorrespiratória.

De forma semelhante à VNI, o estabelecimento da estratégia ventilatória invasiva deve levar em consideração os aspectos definidos no diagnóstico fisioterapêutico, relacionado à fisiopatologia da DPOC.

Ajustes do suporte ventilatório invasivo para o paciente com DPOC:

- Modo ventilatório: não há relatos na literatura que definam o melhor modo ventilatório para o paciente com DPOC, porém podemos levar em consideração alguns aspectos na escolha do modo ventilatório:
  - O modo de ventilação com controle volumétrico (VCV) apresenta vantagem em garantir o Vt (volume corrente), o que é interessante para garantir a ventilação alveolar do paciente. Porém, as particularidades desse modo devem também ser ponto decisivo para a escolha, uma vez que não existe limite da pressão gerada nas vias aéreas, aumentando dessa forma o risco de barotrauma. O fluxo inspiratório é previamente definido e fixo; na agudização da DPOC a demanda de

fluxo pode sofrer variação a cada inspiração, diante de um fluxo único liberado pelo ventilador, podendo se desencadear assincronia de fluxo com imposição de maior carga e consequentemente aumento do trabalho ventilatório para o paciente.

– O modo de ventilação com controle pressórico (PCV) apresenta a vantagem de manter o fluxo livre de acordo com a demanda do paciente, o que reduz a possibilidade de assincronia de fluxo, assim como também a limitação da pressão, o que minimiza o risco de barotrauma. No entanto, o volume pode variar de acordo com a complacência e a resistência do sistema respiratório do paciente, o que aumenta o risco de hipoventilação.

Na prática clínica existe maior tendência a escolher o modo com controle pressórico, visto que minimiza um item importante que é a assincronia de fluxo. Para minimizar a possibilidade de hipoventilação com a escolha desse modo ventilatório, é necessária a monitorização constante dos parâmetros e gráficos ventilatórios.

Fração inspirada de oxigênio (FiO$_2$)

O ajuste da FiO$_2$ na ventilação mecânica invasiva deve obedecer aos mesmos princípios adotados na VNI ou na oxigenoterapia, com alvo na SpO$_2$. No início do suporte ventilatório, se houve grande redução da SpO$_2$ durante o procedimento de intubação, pode-se considerar a utilização de FiO$_2$ = 100% apenas durante a recuperação da SpO$_2$, o que geralmente ocorre nos 10 primeiros minutos, fazendo a titulação buscando manter a SpO$_2$ entre 92 e 95%.

Ajuste do tempo inspiratório

Como dito no início deste capítulo, o paciente com DPOC apresenta limitação marcada ao fluxo expiratório, fator decisivo para o ajuste do tempo inspiratório e a relação entre o tempo inspiratório e o expiratório (R I:E). Durante o ajuste do tempo inspiratório também se determina a R I:E, que em condições normais fica em torno de 1:2, o que significa que, para expirar sem aprisionamento aéreo, o indivíduo precisa de um tempo expiratório equivalente a 2 tempos inspiratórios. De acordo com as alterações presentes na DPOC, essa relação se modifica de maneira substancial, chegando a uma R I:E de 1:5 ou 1:6.

Geralmente o tempo inspiratório ajustado para o paciente com DPOC se situa em valores inferiores a 1 segundo, porém precisa ser levado em consideração que tal parâmetro também é um dos determinantes de forma diretamente proporcional do Vt, não podendo, portanto, ser muito baixo.

A monitorização do ajuste ideal do tempo inspiratório e da R I:E pode ser realizada através das curvas volume × tempo e fluxo × tempo, respectivamente. A observação da formação de platô na curva de volume × tempo denuncia um tempo maior que o necessário para o caso. A observação de fluxo expiratório final diferente de zero na curva fluxo tempo remete a tempo expiratório insuficiente para esvaziar de forma satisfatória os pulmões.

Volume corrente e pressão de pico

Quando utilizado o modo VCV, o ajuste do Vt se faz necessário, visto que esse é um dos parâmetros de ajuste fixo. Deve ser mantido esse parâmetro em 6 mL/kg de peso predito, o que é preconizado pela literatura, minimizando a possibilidade de lesão induzida pelo ventilador.

A opção por ventilar no modo PCV exige o ajuste do tempo inspiratório, como já discutido anteriormente, e da pressão de pico gerada nas vias aéreas. A combinação desses dois fatores determina, por parte do ventilador, o Vt gerado, além de também sofrer influência de características inerentes ao paciente (complacência e resistência do sistema respiratório e esforço realizado na inspiração). Com o objetivo de minimizar a lesão induzida pelo ventilador, o ajuste inicial da pressão de pico deve ser suficiente para gerar Vt = 6 mL/kg de peso predito, e em alguns casos pode-se avaliar a necessidade de valores maiores, porém a pressão platô deve ficar abaixo de 30 cmH$_2$O e o delta de pressão em torno de 15 cmH$_2$O.

Frequência respiratória (FR)

Para o ajuste da FR é preciso levar em consideração a correlação entre ela e o volume minuto e a R I:E. Existe uma relação diretamente proporcional entre a FR e o volume minuto na maioria dos equipamentos de ventilação invasiva, porém ocorrem variações nessa proporcionalidade em algumas máquinas, nas quais o ajuste da FR mantém fixa a R I:E. Dessa forma, é possível modificar o tempo inspiratório e a correlação com o volume minuto.

Inicialmente o ajuste da FR deve ficar próximo a valores fisiológicos, podendo ser modificado de acordo com a necessidade de aumentar a ventilação alveolar.

Rise time

O ajuste dessa variável é de extrema importância para os pacientes com elevada demanda de fluxo inicial, caso da DPOC. Essa variável determina o tempo necessário para que a pressão inspiratória ou o fluxo inspiratório atinjam o valor máximo ajustado.

Para ajustar de forma adequada essa variável, deve ser realizada a monitorização da curva de fluxo, nos casos de insuficiência respiratória aguda, utilizando o menor valor possível da variável. Assim, não se permite que exista um pico de fluxo (*overshoot*) e, logo em seguida, uma ligeira redução desse fluxo para uma parte de platô na curva fluxo × tempo. Assim, teremos o posicionamento mais vertical possível da fase de elevação de fluxo na curva mencionada.

Pressão positiva expiratória final (PEEP)

A PEEP pode trazer efeitos extremamente satisfatórios na evolução do paciente com DPOC, tais como:

- Aumento da área de difusão gasosa, com impacto positivo direto na hipoxemia.
- Efeito direto no ponto de igual pressão, que influencia no aprisionamento aéreo com redução da PEEP intrínseca e também na redução da grande variabilidade de pressão pleural com diminuição do trabalho respiratório.

Por outro lado, pode causar impactos negativos como:

- Aumento da resistência vascular pulmonar, impondo aumento da pós-carga ao ventrículo direito.
- Compressão de capilares alveolares, com redução da perfusão, prejudicando a difusão de gases com redução da SpO_2.

O ajuste inicial do valor da PEEP deve ser pautado pelo valor da PEEP intrínseca monitorizada. Assim, o valor ajustado da PEEP deve ficar em torno de 85% da PEEP intrínseca, valor suficiente para que ocorra a exalação do adequado Vt sem ocorrência de PEEP intrínseca.

Ajuste subsequente pode ser realizado no valor da PEEP com monitorização do volume expirado para nortear o valor ajustado. O valor ajustado para a PEEP que impacte em aumento do volume expirado pode ser interpretado como redução do ponto de igual pressão e menor aprisionamento aéreo. O aumento da pressão do platô secundário ao ajuste do valor da PEEP é um dado indesejado, pois reflete a redução da complacência do sistema respiratório por hiperdistensão alveolar.

A adequação do suporte ventilatório deverá ser continuamente monitorizada com base nas curvas ventilatórias, mecânica ventilatória e gasometria arterial. A análise desses parâmetros pode subsidiar dados para novos ajustes necessários visando à reversibilidade da insuficiência respiratória.

DESMAME DA VENTILAÇÃO MECÂNICA INVASIVA

O processo de desmame do suporte ventilatório mecânico em pacientes com DPOC pode ser prolongado em alguns casos, chegando a corresponder a 40% do tempo total de ventilação mecânica.

O desmame deve ser iniciado logo que houver reversibilidade total ou parcial do quadro que motivou o início do suporte ventilatório invasivo. Visto que, por todos os motivos já discutidos, o paciente com DPOC se beneficia da pressão positiva nas vias aéreas, o modo de escolha para realizar o desmame da ventilação mecânica deve ser a pressão de suporte ventilatório (PSV) + PEEP. De acordo com a experiência da equipe e o protocolo estabelecido no serviço de terapia intensiva, pode-se optar pela redução gradual do valor da PSV a cada 2 horas em patamar de 2 cmH_2O, sem aparecimento de sinais de intolerância, até o valor final da PSV em torno de 8 cmH_2O. Pode-se também optar por uma única redução abrupta da PSV para 8 cmH_2O, avaliando por 2 horas o surgimento de sinais de intolerância.

Além de fazer parte do arsenal terapêutico de escolha inicial para a agudização da DPOC, a VNI desempenha importante papel no processo de desmame do suporte ventilatório mecânico invasivo.

O uso da VNI durante o processo de desmame pode ser realizado de duas maneiras:

- VNI preventiva: recomendada para pacientes com risco aumentado para falência respiratória, destacando-se como fatores de risco a hipercapnia, mais de 72 horas de ventilação mecânica, idade > 65 anos, fatores estes que são comuns no paciente com DPOC.

- VNI facilitadora: recomendada para pacientes com DPOC e principalmente aqueles que não passaram no processo de desmame.

Para ambas as condições a ventilação não invasiva deverá ser mantida por períodos superiores a 8 horas, chegando a 24 horas de VNI de acordo com o protocolo estabelecido pelo hospital.

MOBILIZAÇÃO DO PACIENTE COM DPOC

De forma geral, o paciente com DPOC apresenta redução da atividade física, com consumo da musculatura periférica. Durante a internação na UTI, trata-se de um potencial candidato a desenvolver fraqueza muscular. A mobilização do paciente com DPOC é ponto crítico em sua recuperação, inclusive com impacto positivo no processo de desmame do suporte ventilatório mecânico invasivo.

O protocolo de mobilização deverá ser definido de acordo com a alteração muscular e funcional apresentada pelo paciente no momento da admissão na UTI; o protocolo deve englobar eletroestimulação, mobilização e alongamento passivo, mobilização ativa ajudada, mobilização ativa, cicloergômetro ativo e passivo, sedestação, treinamento de equilíbrio, bipedestação e treinamento de marcha.

A utilização da eletroestimulação de musculatura periférica é indicada principalmente para os pacientes com grau de força muscular < 2, definido pelo método de avaliação *Medical Research Council* (MRC), e para pacientes sedados incapazes de cooperar com a mobilização.

O uso da eletroestimulação está associado a melhora da força de quadríceps e isquiotibiais, da transferência da cama/cadeira mais rapidamente, aumento da distância de caminhada e aumento da área de seção transversa de fibra muscular do tipo II. O protocolo de eletroestimulação na maioria dos estudos segue estes parâmetros:

- Um atendimento diário.
- 5 a 7 dias por semana.
- Frequências variando de 35-100 Hz.
- Larguras de pulso entre 250 e 400 ms.
- Correntes bipolares e simétricas.
- Aplicação variando entre 30-60 minutos.

A mobilização do paciente com DPOC internado na UTI pode estar associada ao uso da ventilação não invasiva, impactando positivamente na atenuação do metaborreflexo e otimizando o processo de mobilização nas modalidades de mobilização ativa. O protocolo de mobilização pode estar pautado pela avaliação da força muscular de acordo com a Tabela 1, seguindo os resultados obtidos nessa avaliação, conforme a Tabela 2.

TABELA 1   Escore do *Medical Research Council* (MrC). Avaliação de 6 movimentos

Movimentos avaliados	Grau de força muscular
Abdução do ombro	0 = Sem contração visível
Flexão do cotovelo	1 = Contração visível sem movimento do segmento
Extensão do punho	2 = Movimento ativo sem ação da gravidade
Flexão do quadril	3 = Movimento ativo contra a gravidade
Extensão do joelho	4 = Movimento ativo contra a gravidade e resistência
Dorsiflexão do tornozelo	5 = Força muscular normal

Fonte: adaptada de De Jonghe et al., 2005.

20 Abordagem fisioterapêutica no paciente com doença pulmonar obstrutiva crônica na UTI 319

TABELA 2 Proposta de conduta terapêutica guiada pelo MRC

Estágio 1 Inconsciente	Estágio 2 Consciente	Estágio 3 Consciente	Estágio 4 Consciente	Estágio 5 Consciente
Alongamento passivo	Alongamento passivo	Alongamento passivo	Alongamento passivo	Alongamento passivo
Mobilização passiva	Mobilização ativa ajudada	Exercício ativo contra a gravidade	Exercício ativo com resistência adicional	Exercício ativo com resistência adicional
Posicionamento Eletroestimulação	Transferência deitado para sentado no leito	Sedestação	Cicloergometria membros inferiores	Cicloergometria membros inferiores
Abrir os olhos, direcionar olhar, protrair a língua Força grau II em MMSS		Cicloergometria membros inferiores	Transferência ativa para cadeira	Treinamento de equilíbrio
	Força > III em MMSS		Ostostatismo	Treinamento de marcha
		Força quadríceps > III		

Fonte: adaptada de Morris et al., 2008.

BIBLIOGRAFIA

1. Associação de Medicina Intensiva Brasileira. Diretrizes Brasileiras de Ventilação Mecânica 2013. São Paulo: AMIB; 2013.
2. Beasley R, Chien J, Douglas J, Eastlake L, Farah C, King G, et al. Thoracic Society of Australia and New Zealand oxygen guidelines for acute oxygen use in adults: Swimming between the flags. Respirology. 2015;20:1182-91.
3. Coleman III JM, Wolfe LF, Kalhan R. Noninvasive ventilation in chronic obstructive pulmonary disease. Ann Am Thorac Soc. 2019;16(9):1091-8.

4. De Jonghe B, Sharshar T, Lefaucheur JP, Outin H. Critical illness neuromyopathy. Clin Pulm Med. 2005;12(2):90-6.
5. Faverio P, Stainer A, Giacomi F, Messinesi G, Paolini V, Monzani A, et al. Noninvasive ventilation weaning in acute hypercapnic respiratory failure due to COPD exacerbation: a real-life observational study. Canadian Respir J. 2019; Article ID 3478968.
6. García Vicente E, Sandoval Almengor JC, Díaz Caballero LA, Salgado Campo JC. Invasive mechanical ventilation in COPD and asthma. Med Intensiva. 2011 Jun-Jul;35(5):288-98.
7. Global initiative for chronic obstructive lung disease. Global strategy for diagnosis, management, and prevention of COPD [internet]. Gold; 2014. Disponível em: http://www.goldcopd.org/guidelines-global-strategy-for-diagnosis-management.html. Acesso em: 10 abr. 2014.
8. Madkour AM, Adly NN. Predictors of in-hospital mortality and need for invasive mechanical ventilation in elderly COPD patients presenting with acute hypercapnic respiratory Failure. Egyptian J Chest Dis Tubercul. 2013 Jul;62(3):393-400.
9. Miranda EF, Malaguti C, Corso SD. Peripheral muscle dysfunction in COPD: lower limbs versus upper limbs. J Bras Pneumol. 2011 May-Jun;37(3):380-8.
10. Morris PE, Goad A, Thompson C, Taylor K, Harry B, Passmore L, Early et al. Intensive care unit mobility therapy in the treatment of acute respiratory failure. Crit Care Med. 2008 Aug;36(8):2238-43.
11. Rochwerg B, Brochard L, Elliott MW, Hess D, Hill NS, Nava S, et al. Official ERS/ATS clinical practice guidelines: noninvasive ventilation for acute respiratory failure. Eur Respir J. 2017;50:1602426.
12. Slutsky AS, Ranieri VM. Ventilator-induced lung injury. N Engl J Med. 2013 Nov;369(22):2126-36.

Abordagem fisioterapêutica no paciente com insuficiência cardíaca

21

Graziella França Bernardelli Cipriano
Marianne Lucena da Silva
Gerson Cipriano Júnior
Fabíola Maria Ferreira da Silva

PREVALÊNCIA DA INSUFICIÊNCIA CARDÍACA

A insuficiência cardíaca (IC) é caracterizada como um importante problema de saúde. Devido aos elevados índices de mortalidade e morbidade, é considerada uma nova epidemia, apesar dos avanços da terapêutica atual.

A *American Heart Association* (AHA) reportou uma prevalência de 5,1 milhões de indivíduos com IC somente nos EUA, no período de 2007-2012. Entretanto, projeções apontam um aumento de 46% na prevalência da IC no período de 2012-2030, resultando em mais de 8 milhões de pessoas acima dos 18 anos de idade com a doença. A prevalência ascendente está associada com o aumento da expectativa de vida, uma vez que a IC acomete de forma preponderante faixas etárias mais avançadas.

No Brasil, em 2007, as doenças cardiovasculares (DCV) foram a principal causa de morte e a terceira causa de internação. Anualmente, cerca de 190 mil brasileiros são internados por IC aguda. O primeiro registro brasileiro de IC aguda, o *Breathe*, demonstrou uma alta taxa de mortalidade intra-hospitalar, maior que a apontada pelos estudos internacionais de IC aguda.

DIAGNÓSTICO

O diagnóstico de IC aguda é baseado na história clínica, por meio da avaliação dos sintomas e da história prévia, a fim de detectar potenciais fatores de risco cardíacos ou não cardíacos, bem como da avaliação de sinais e sintomas de congestão pulmonar, sistêmica e a presença de hipoperfusão.

Além disso, o diagnóstico clínico é confirmado por exames apropriados de investigações adicionais, principalmente o eletrocardiograma (ECG), a radiografia de tórax, avaliação laboratorial (incluindo biomarcadores específicos) e a ecocardiografia (ECO).

FATORES DE DESCOMPENSAÇÃO DA IC AGUDA

A IC aguda pode ser classificada como IC crônica agudizada, para os pacientes que já possuem IC, e também como IC aguda nova, para os pacientes sem história prévia de IC ou doença cardíaca estrutural.

A diferenciação entre as duas formas de apresentação é relevante para o entendimento dos mecanismos fisiopatológicos envolvidos na descompensação da IC e consequentemente na definição da estratégia terapêutica adequada. Os fatores clínicos são os principais responsáveis pela descompensação da IC, por isso o quadro clínico pode ser o principal fator descompensado e não a IC aguda.

FISIOPATOLOGIA

A IC aguda é classificada de acordo com suas características clínicas, considerando 4 principais aspectos:

1. A síndrome clínica de apresentação (relacionada à insuficiência ventricular esquerda [VE], à IC congestiva, ao choque cardiogênico e ao edema agudo de pulmão [EAP]).

2. O tempo de evolução da doença.
3. O tipo de disfunção ventricular.
4. O modelo clínico-hemodinâmico, caracterizado pela presença de congestão e baixo débito cardíaco.

Na síndrome clínica de apresentação, o EAP é o mais frequente, sendo caracterizado pela falência do VE, com elevada pressão de enchimento, resultando em aumento da pressão no capilar pulmonar e em consequente extravasamento de líquido para o interstício e alvéolo, o que eleva a sobrecarga de absorção dos vasos linfáticos. O extravasamento de líquido para o interstício e alvéolo promove a di-

TABELA 1   Fatores de descompensação da insuficiência cardíaca aguda

- Medicamentos inadequados	- Endocardite
- Dieta inadequada	- Embolia pulmonar
- Estresse emocional/físico	- Diabetes não controlado
- Infarto agudo do miocárdio	- Anemia
- Taquiarritmias (fibrilação atrial, taquicardia ventricular)	- Doença da tireoide
- Marca-passo	- Drogas (substâncias inotrópicas negativas, corticoides, quimioterapêuticos cardiotóxicos)
- Insuficiência renal aguda	- Desnutrição
- Causas mecânicas agudas (complicações de ruptura miocárdica, trauma direto no tórax, intervenção cardíaca)	- Insuficiência mitral ou aórtica agudizada
- Excessivo aumento da pressão arterial	- Exacerbação de doenças obstrutivas crônicas
- Síndrome coronariana aguda	- Complicações cirúrgicas e pré--operatórias
- Infecção (pneumonia, endocardite infecciosa, sepse)	- Exacerbação do sistema simpático
- Sobrecarga de ingestão de fluido e sal	- Desarranjos hormonais e metabólicos (disfunção da tireoide, disfunção adrenorrenal, gestação de alto risco)

Fonte: adaptada de Arq Bras Cardiol. 2018.

324 Fisioterapia respiratória aplicada ao paciente crítico: manual prático

luição do surfactante, causando redução da complacência pulmonar e aumento do trabalho respiratório. O edema se acumula, especialmente nas porções mais inferiores dos pulmões, gerando aumento do *shunt* pulmonar, com piora da relação entre a ventilação e a perfusão pulmonar e tendo como possível consequência a hipoxemia e a hipóxia. A hipóxia favorece ainda mais o aumento do trabalho respiratório, produzindo um desequilíbrio acidobásico que pode resultar em um quadro de acidose metabólica e disfunção orgânica.

TRATAMENTO NÃO FARMACOLÓGICO DA IC AGUDA

No âmbito hospitalar, o tratamento inicial dos pacientes com IC aguda está direcionado à estabilização rápida das manifestações clínicas, cardiovasculares e respiratórias, por meio de terapia farmacológica e não farmacológica, fornecendo um melhor prognóstico intra e pós-hospitalar. Dentre as principais estratégias não farmacológicas, destaca-se o uso da oxigenoterapia e da ventilação não invasiva, com objetivo de reduzir o desconforto respiratório e aumentar a oferta de oxigênio aos tecidos.

OXIGENOTERAPIA

A oxigenoterapia é uma terapia que fornece suplemento de oxigênio ao ar inspirado através de uma interface, com o objetivo principal de aumentar a oxigenação nos tecidos. O oxigênio suplementar tem sido utilizado no manejo de pacientes com doença cardíaca e investigado há mais de um século. A justificativa para a oxigenoterapia suplementar nesses pacientes está na necessidade de melhorar a oxigenação do miocárdio, por meio de maior oferta de oxigênio aos tecidos.

Embora a maioria dos clínicos esteja preocupada com a hipoxemia e a hipóxia na IC aguda, atualmente as consequências da hiperoxigenação em pacientes normoxêmicos com IC também vêm sendo discutidas, o que sugere cautela em sua utilização. Estudos observacionais recentes têm apresentado dados preocupantes, segundo os quais a terapia de oxigênio suplementar é prescrita em pelo menos metade das pacientes com IC descompensada, de forma indiscriminada, independentemente do nível de saturação de oxigênio. Outros estudos sugerem a necessidade de evidências científicas para apoio à tomada de decisão clínica, e em relação aos efeitos positivos e adversos do oxigênio suplementar nos pacientes com IC.

Recomendações

A literatura recomenda o uso da oxigenoterapia apenas nos pacientes com IC descompensada com hipoxemia, caracterizada pela pressão parcial de oxigênio (PaO_2) abaixo de 60 mmHg ou pela saturação arterial de oxigênio (SaO_2) abaixo de 88%.

Orientações

- A oxigenoterapia pode ser ofertada por meio de cateter nasal, máscara facial e sistema de Venturi. O tipo de interface deverá ser escolhido de acordo com a necessidade de oxigênio, adaptação e conforto do paciente.
- A monitorização por meio da oximetria de pulso deve ser constante, realizada por meio da SaO_2 (%), que pode inferir valores estimados da PaO_2 (mmHg) (Tabela 2).

A *European Society of Cardiology* (ESC) recomenda que pacientes com IC aguda com $SaO_2 < 85$, devem iniciar o tratamento com oxigenoterapia por meio de máscara de reservatório; se associada a doença pulmonar obstrutiva crônica (DPOC), o oxigênio suplementar deverá ser o suficiente para manter a SaO_2 entre 88 e 92%.

Fisioterapia respiratória aplicada ao paciente crítico: manual prático

TABELA 2 Relação aproximada entre SaO_2 e PaO_2

Tensão arterial de O_2 (Kpa)	4	5	6	7	8	9	10
Tensão arterial de O_2 (mmHg)	30	37	45	52,5	60	67,5	75
Saturação arterial de O_2 (%)	57,4	71,4	80,7	86,8	90,7	93,2	94,9

Fonte: adaptada de O'Driscoll, et al.

A hiperóxia caracterizada pela PaO_2 acima de 100 mmHg pode trazer alguns efeitos deletérios aos pacientes com IC. Os efeitos cardiovasculares da hiperóxia ocorrem de duas formas: pela produção endotelial de células reativas às espécies de oxigênio (ERO) e pela vasoconstrição induzida por hiperóxia no sistema cerebral, coronariano e sistêmico, causando aumento da resistência vascular, com piora na distribuição do fluxo sanguíneo a esses locais (Tabela 3).

VENTILAÇÃO NÃO INVASIVA

A ventilação não invasiva (VNI) é definida como a aplicação de pressão positiva intratorácica em pacientes conscientes por meio de diferentes interfaces. A VNI é um dos tratamentos mais relevantes para a IC aguda e EAP, sendo recomendada por diferentes entidades científicas ao redor do mundo, incluindo a ATS, a ERS e a SBC, tanto para situações de emergência quanto para aumentar a tolerância ao exercício nessa população.

As evidências sugerem a VNI no tratamento do edema agudo de pulmão (EAP), entretanto o seu uso imediato ainda é subutilizado. Recentemente, Aliberti et al. mostraram que, na Itália, 1 em cada 5 pacientes com EAP ainda é tratado com oxigênio. Dos 1.293 pacientes tratados, 273 (21%) utilizaram inicialmente oxigênio, 788 (61%) CPAP e 232 (18%) PSV. Um em cada 4 pacientes que começaram com oxigênio foi posteriormente transferido para NIV, e o tratamen-

21 Abordagem fisioterapêutica no paciente com insuficiência cardíaca 327

TABELA 3 Efeito fisiológico da hipóxia e hiperóxia aguda

	Hipóxia		Hiperóxia	
	Efeitos	Riscos	Efeitos	Riscos
Sistema respiratório	↑ Ventilação Vasoconstrição pulmonar	Hipertensão pulmonar	↓ Ventilação	↓ V/Q Atelectasia por absorção Isquemia miocárdica
Sistema cardiovascular	Vasodilatação coronariana ↓ Resistência vascular periférica ↑ Débito cardíaco Taquicardia	Miocardite Infarto Hipotensão Arritmias		↓ Débito cardíaco ↓ Fluxo coronariano ↑ Pressão arterial ↑ Resistência periférica
Sistema metabólico	↑ 2,3 DGP ↑ CO_2 transportado	Acidose láctica	↓ 2,3 DGP ↓ CO_2 transportado	↑ ROS
Sistema neurológico	↑ Fluxo cerebral e vasodilatação	Contusão Delírio Coma	↓ Fluxo cerebral e vasodilatação	
Sistema renal	Ativação do eixo angiotensina-renina ↑ Produção de eritropoietina	Necrose tubular aguda		↓ Fluxo renal

↑ Aumento; ↓ Redução; 2,3 DGP: 2,3 difosfoglicerato.
Fonte: adaptada de O'Driscoll BR, 2017.

to inicial com oxigenoterapia teve uma razão de chance para falha do tratamento de 3,65 (IC 95%: 2,55-5,23, p < 0,001).

Em 2019, uma revisão sistemática da Cochrane analisou 24 estudos com 2.664 participantes usando VNI no tratamento do EAP. Os autores afirmam que a VNI pode reduzir a mortalidade hospitalar (RR 0,65, IC95% = 0,51-0,82), e tem um NNT de 17 (12-32). A VNI provavelmente reduz as taxas de ETI (RR 0,49, IC 95% = 0,38-0,62), com um NNT de 13 (11-18), concluindo que a VNI é efetiva no tratamento do EAP de origem cardiogênica, independentemente da modalidade, CPAP ou ventilação com dois níveis pressóricos (PSV/*Bilevel*).

VNI e resultados fisiológicos

A aplicação da pressão positiva ao final da expiração (PEEP) promove benefícios no sistema cardiorrespiratório na IC aguda e no EAP, melhorando o desempenho cardíaco. No quadro de insuficiência respiratória aguda (IRpA), o esforço ventilatório está aumentado, com consequente aumento da pressão pleural na fase inspiratória. Portanto, o aumento na variação da pressão pleural negativa promove o incremento do gradiente de pressão transmural do VE e aumento de sua pós-carga.

Estudos demonstram que a pressão positiva nas vias aéreas diminui as grandes variações de pressão pleural durante o esforço e, consequentemente, reduz a pós-carga do VE, melhorando o desempenho contrátil do coração. Outro mecanismo envolvido, com alterações no comportamento hemodinâmico durante a VNI, é a diminuição da pré-carga do VE.

Durante um ciclo de ventilação regular, dentro de dois níveis de pressão, o aumento da pressão intratorácica eleva a pressão atrial, que resulta em diminuição do retorno venoso, seguida de redução do enchimento do VE, melhorando o desempenho do VE em pacientes com IC. Portanto, sugere-se que as melhorias na função cardíaca com a aplicação da pressão positiva nas vias aéreas são o resultado do aumento do enchimento do VE e da diminuição da pós-carga de VE.

Dessa maneira, a aplicação da pressão positiva exerce alterações relevantes no sistema respiratório, pois a pressão positiva leva ao recrutamento alveolar, aumentando o volume pulmonar e consequentemente a complacência, melhorando a ventilação e a troca gasosa. Além disso, no sistema cardiovascular ocorre a redução do retorno venoso e da pós-carga do VE, com aumento expressivo do desempenho cardíaco (Figura 1).

Quanto às modalidade de VNI, em 2017, os *guidelines* da ERS e ATS recomendaram o uso desse tratamento para pacientes com IRA em decorrência do EAP cardiogênico, indicando a VNI com dois níveis pressóricos ou CPAP para pacientes com IRpA. A *European Society of Cardiology* (ESC) confirmou, em 2018, a equivalência das duas modalidades de VNI, sugerindo que o CPAP deve ser o tratamento de primeira linha, especialmente no cenário pré-hospitalar,

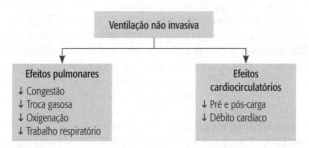

FIGURA 1 Efeitos da VNI nos sistemas pulmonar e cardiocirculatório em pacientes com IRpA.
↓ Redução.

330 Fisioterapia respiratória aplicada ao paciente crítico: manual prático

enquanto o PSV seria recomendado em pacientes com hipercapnia significativa.

Vale destacar que tanto a oxigenoterapia quanto a VNI são recursos extremamente relevantes para a melhora da oxigenação e ventilação pulmonar na IRpA, entretanto são consideradas tratamentos adjuvantes no EAP, sendo imprescindíveis diagnóstico e tratamento clínico específico para reversão da descompensação cardiorrespiratória.

MOBILIZAÇÃO PRECOCE

A imobilização no leito é um fator que contribui para o surgimento da fraqueza e hipotrofia muscular dos pacientes hospitalizados com IC. A literatura científica tem sugerido que pacientes acamados se beneficiam de atividades capazes de produzir contrações musculares, reduzindo a perda da massa muscular, que afeta significativamente a capacidade funcional e a qualidade de vida dessa população.

A estimulação elétrica neuromuscular (EENM) de baixa frequência tem demonstrado efeitos positivos na capacidade funcional e na adaptação musculoesquelética em pacientes com IC, principalmente para os que são incapazes de realizar movimentos ativos. Além disso, Iwatsu et al., 2015, demonstraram que a EENM pode ser utilizada de forma segura e eficaz como terapêutica complementar no pós-operatório imediato de cirurgia cardiovascular.

Zayed et al., em recente metanálise demonstraram ainda que a EENM em pacientes críticos apresentou resultados semelhantes ao cuidado usual em relação aos desfechos de força muscular, mortalidade em UTI, tempo de VM e tempo de permanência hospitalar. Em estudo recente com pacientes hospitalizados com IC aguda, a EENM foi capaz de proporcionar o aumento da tolerância ao exercício, além de reduzir o uso de inotrópicos intravenoso. Já Araújo et al., que utilizaram a EENM em pacientes com IC aguda durante todo o período de internação hospitalar, observaram um aumento na capacidade funcional, avaliada por meio do teste de caminhada de 6 minutos.

CONCLUSÃO

Os pacientes com IC aguda devem utilizar oxigenoterapia na vigência de hipoxemia. Além disso, o uso da VNI no tratamento do EAP está estabelecido na literatura, promovendo a melhora da troca gasosa e o desempenho cardíaco. A mobilização precoce é importante em pacientes com IC aguda, entretanto necessita de mais evidências científicas para sua consolidação.

BIBLIOGRAFIA

1. Albuquerque DC, David J, Neto DS, Bacal F, Eduardo L, Rohde P, et al. I Registro Brasileiro de Insuficiência Cardíaca: aspectos clínicos, qualidade assistencial e desfechos hospitalares; 2015.
2. Aliberti S, Rosti VD, Travierso C, Brambilla AM, Piffer F, Petrelli G, et al. A real life evaluation of non invasive ventilation in acute cardiogenic pulmonary edema: a multicenter, perspective, observational study for the ACPE SIMEU study group. BMC Emerg Med. 2018.
3. Atallah ÁN, Vital FMR, Saconato H, Ladeira MT, Sen A, Hawkes CA, et al. Non-invasive positive pressure ventilation (CPAP or bilevel NPPV) for cardiogenic pulmonary edema. Cochrane Database Syst Rev. 2008;(3).
4. Berbenetz N, Wang Y, Brown J, Godfrey C, Ahmad M, Vital FM, et al. Non-invasive positive pressure ventilation (CPAP or bilevel NPPV) for cardiogenic pulmonary oedema. Atallah ÁN, ed. Cochrane Database Syst Rev [Internet]. 2019 Apr 5;(3). Disponível em: http://doi.wiley.com/10.1002/14651858. CD005351.pub2.
5. Branson RD, Johannigman JA. Pre-hospital oxygen therapy. Respir Care. 2013;58(1):86-97.
6. Brasil. Ministério da Saúde. Datasus: Internações por insuficiência cardíaca. Brasília [Internet]. 2017. Disponível em: http://tabnet.datasus.gov.br/cgi/deftohtm.exe?sim/cnv/obt10uf.def.

332   Fisioterapia respiratória aplicada ao paciente crítico: manual prático

7. Cahalin LP. Exercise training in heart failure inpatient and outpatient considerations. 1998. p.225-43.
8. Cornet AD, Kooter AJ, Peters MJL, Smulders YM. The potential harm of oxygen therapy in medical emergencies. Crit Care. 2013;17(2).
9. Da Silva VZM, Lima A, Cipriano GB, Da Silva ML, Campos FV, Arena R, et al. Noninvasive ventilation improves the cardiovascular response and fatigability during resistance exercise in patients with heart failure. J Cardiopulm Rehabil Prev. 2013;33(6).
10. de Araújo CJS, Gonçalves FS, Bittencourt HS, dos Santos NG, Junior SVM, Neves JLB, et al. Effects of neuromuscular electrostimulation in patients with heart failure admitted to ward. J Cardiothorac Surg. 2012.
11. Fischer A, Spiegl M, Altmann K, Winkler A, Salamon A, Themessl-Huber M, et al. Muscle mass, strength and functional outcomes in critically ill patients after cardiothoracic surgery: does neuromuscular electrical stimulation help? The Catastim 2 randomized controlled trial. Crit Care. 2016.
12. Forestieri P, Bolzan DW, Santos VB, Moreira RSL, de Almeida DR, Trimer R, et al. Neuromuscular electrical stimulation improves exercise tolerance in patients with advanced heart failure on continuous intravenous inotropic support use: randomized controlled trial. Clin Rehabil. 2018;32(1):66-74.
13. Gomes Neto M, Oliveira FA, Reis HFC dos, de Sousa Rodrigues-E, Bittencourt HS, Carvalho VO. Effects of neuromuscular electrical stimulation on physiologic and functional measurements in patients with heart failure: a systematic review with meta-analysis. J Cardiopulm Rehabil Prev. 2016. Disponível em: http://content.wkhealth.com/linkback/openurl?sid=WKPTLP:landingpage&an=01273.116-900000000-99700%5Cnhttp://www.ncbi.nlm.nih.gov/pubmed/26784735.
14. Grace MP, Greenbaum DM. Cardiac performance in response to PEEP in patients with cardiac dysfunction. Surv Anesthesiol. 1983.
15. Hillegass E, Fick A, Pawlik A, Crouch R, Perme C, Chandrashekar R, et al. Supplemental Oxygen utilization during physical therapy interventions. Cardiopulm Phys Ther J. 2014;25(2):38-49.
16. Iwatsu K, Yamada S, Iida Y, Sampei H, Kobayashi K, Kainuma M, et al. Feasibility of neuromuscular electrical stimulation immediately after cardiovascular surgery. Arch Phys Med Rehabil. 2015;96(1):63-8. Disponível em: http://dx.doi.org/10.1016/j.apmr.2014.08.012.
17. Lalande S, Luoma CE, Miller AD, Johnson BD. Effect of changes in intrathoracic pressure on cardiac function at rest and during moderate exercise in

health and heart failure. Bönig H, ed. Exp Physiol. 2012 Feb 19;97(2):248-56. Disponível em: https://dx.plos.org/10.1371/journal.pone.0178059.
18. Luecke T, Pelosi P. Clinical review: positive end-expiratory pressure and cardiac output. Crit Care. 2005;9(6):607-21.
19. Masip J. Noninvasive ventilation in acute heart failure. Curr Heart Fail Rep. 2019;89-97.
20. McMurray JJV, Adamopoulos S, Anker SD, Auricchio A, Böhm M, Dickstein K, et al. ESC Guidelines for the diagnosis and treatment of acute and chronic heart failure 2012: The Task Force for the Diagnosis and Treatment of Acute and Chronic Heart Failure 2012 of the European Society of Cardiology. Developed in collaboration with the Heart. Eur Heart J. 2012;33(14):1787-847.
21. Naughton MT, Rahman MA, Hara K, Floras JS, Bradley TD. Effect of continuous positive airway pressure on intrathoracic and left ventricular transmural pressures in patients with congestive heart failure. Circulation. 1995.
22. O'Driscoll BR, Howard LS, Earis J, Mak V. British Thoracic Society Guideline for oxygen use in adults in healthcare and emergency settings. BMJ Open Respir Res. 2017;4(1).
23. Oliveira MF, Santos RC, Artz SA, Mendez VMF, Lobo DML, Correia EB, et al. Safety and efficacy of aerobic exercise training associated to non-invasive ventilation in patients with acute heart failure. Arq Bras Cardiol. 2018;467-75.
24. Ploesteanu RL, Nechita AC, Turcu D, Manolescu BN, Stamate SC, Berteanu M. Effects of neuromuscular electrical stimulation in patients with heart failure: review. J Med Life. 2018;11(2):107-18. Disponível em: http://www.ncbi.nlm.nih.gov/pubmed/30140316%0Ahttp://www.pubmedcentral.nih.gov/articlerender.fcgi?artid=PMC6101682.
25. Ponikowski P, Voors AA, Anker SD, Bueno H, Cleland JG, Coats AJ, et al. 2016 ESC Guidelines for the diagnosis and treatment of acute and chronic heart failure: The Task Force for the diagnosis and treatment of acute and chronic heart failure of the European Society of Cardiology (ESC). Eur Heart J. 2016;37(27):2129-200. Disponível em: https://www.ncbi.nlm.nih.gov/pubmed/27206819.
26. Rochwerg B, Brochard L, Elliott MW, Hess D, Hill NS, Nava S, et al. Official ERS/ATS clinical practice guidelines: noninvasive ventilation for acute respiratory failure. Eur Respir J. 2017.
27. Rohde LEP, Montera MW, Bocchi EA, Clausell NO, Albuquerque DC de, Rassi S, et al. Diretriz brasileira de insuficiência cardíaca crônica e aguda. Arq Bras Cardiol [Internet]. 2018;436-539. Disponível em: http://www.arquivosonline.com.br/2016/revista-eletronica.asp.

28. Sepehrvand N, Ezekowitz JA. Oxygen therapy in patients with acute heart failure: friend or foe? JACC Hear Fail. 2016;4(10):783-90.

29. Siemieniuk RAC, Chu DK, Kim LHY, Güell-Rous MR, Alhazzani W, Soccal PM, et al. Oxygen therapy for acutely ill medical patients: a clinical practice guideline. BMJ. 2018;363:1-10.

30. Sousa-Uva M, Neumann FJ, Ahlsson A, Alfonso F, Banning AP, Benedetto U, et al. 2018 ESC/EACTS Guidelines on myocardial revascularization. Eur J Cardio-thoracic Surg. 2019.

31. Yancy CW, Jessup M, Bozkurt B, Butler J, Casey DE, Colvin MM, et al. ACC/AHA/HFSA Focused Update of the 2013 ACCF/AHA Guideline for the Management of Heart Failure: A Report of the American College of Cardiology/American Heart Association Task Force on Clinical Practice Guidelines and the Heart Failure Society of Amer. J Am Coll Cardiol. 2017;70(6):77-803.

32. Zayed Y, Kheiri B, Barbarawi M, Chahine A, Rashdan L, Chintalapati S, et al. Effects of neuromuscular electrical stimulation in critically ill patients: a systematic review and meta-analysis of randomised controlled trials. Aust Crit Care. 2019. Disponível em: https://doi.org/10.1016/j.aucc.2019.04.003.

Abordagem ventilatória no paciente com traumatismo cranioencefálico e hipertensão intracraniana

Flávio Maciel Dias de Andrade
Fabrício Olinda de Souza Mesquita
Wildberg Alencar Lima

TRAUMATISMO CRANIOENCEFÁLICO

As disfunções do sistema nervoso central (SNC) acarretam alta taxa de internação em UTI e necessidade de ventilação mecânica (VM). Entre elas, destaca-se o traumatismo craniencefálico (TCE), que comumente pode associar-se ao aumento da pressão intracraniana.

Estima-se que cerca de 30% de todas as lesões relacionadas à morte nos EUA sejam decorrentes do TCE. Este pode ser classificado em grave (escala de coma de Glasgow entre 3-8), moderado (escala de coma de Glasgow entre 9-12) e leve (escala de coma de Glasgow entre 13-15).

Aproximadamente 20% dos pacientes com TCE grave sobrevivem, e, destes, apenas cerca de 8 a 10% apresentam capacidade funcional satisfatória. No Brasil, o TCE é uma causa importante de morte em adultos jovens, principalmente nas grandes cidades.

O TCE predispõe ao surgimento de diversas complicações respiratórias, incluindo insuficiência respiratória aguda, infecção respiratória, derrame pleural, síndrome do desconforto respiratório agudo (SDRA), edema pulmonar neurogênico e tromboembolismo pulmonar, aumentando a morbimortalidade e os custos hospitalares.

HEMODINÂMICA E METABOLISMO CEREBRAL

Os danos neurológicos produzidos pelo TCE podem advir tanto do insulto primário, provocado pelo trauma direto, quanto pelo dano secundário, decorrente de alterações da hemodinâmica e metabolismo cerebral. Múltiplos mecanismos fisiopatológicos são observados no TCE, contribuindo para manifestações clínicas comuns, como elevação da pressão intracraniana (PIC), redução da pressão de perfusão cerebral (PPC), distúrbios do fluxo sanguíneo cerebral (FSC) e hipóxia cerebral.

Monitorizar continuamente a hemodinâmica e o metabolismo cerebral pode prover benefício adicional, reduzindo os riscos e a severidade do segundo insulto. As variáveis que podem ser monitorizadas, bem como suas fórmulas e valores de referência, encontram-se listados nas Tabelas 1 e 2.

INDICAÇÕES PARA VM INVASIVA E CUIDADOS VENTILATÓRIOS INICIAIS NOS PACIENTES COM TCE

A intubação traqueal e posterior instalação de VM invasiva está indicada na fase aguda do TCE, de acordo com a Figura 1.

O controle neural da ventilação (*drive* ventilatório) é determinado pela adequada identificação de fenômenos químicos e mecânicos através de três grupos de neurônios localizados no tronco cerebral (grupo respiratório pontino – GRP, grupo respiratório dorsal – GRD e grupo respiratório ventral – GRV), com consequente emissão de impulsos nervosos eferentes destinados aos músculos ventilatórios.

O TCE grave pode provocar alterações do ritmo respiratório, originando os chamados padrões ventilatórios patológicos (Figura 2), comprometendo a troca gasosa e necessitando de VM para garantia da ventilação alveolar e oxigenação arterial.

22 Abordagem ventilatória no paciente com traumatismo cranioencefálico e hipertensão intracraniana 337

TABELA 1 Fórmulas e valores de referência das variáveis da hemodinâmica cerebral

Variável	Valores normais	Alterações importantes
PIC	< 10 mmHg	21-40 mmHg – HIC moderada > 40 mmHg – HIC grave
PPC (fórmula): PPC = PIC – PAM	≥ 70 mmHg	< 60 mmHg – isquemia cerebral
FSC (fórmula): PAM – PIC/RVC	5.055 mLO$_2$/100 g/min	< 50 mLO$_2$/100g/min – isquemia cerebral < 18 mLO$_2$/100g/min – isquemia irreversível > 55 mLO$_2$/100g/min – hiperperfusão cerebral
SjO$_2$	55-75%	< 55% – hipóxia cerebral > 75% – hiperperfusão ou hiperemia cerebral
ECO$_2$ (fórmula): SaO$_2$ – SjO$_2$	24-42%	< 24% – hiperfluxo cerebral > 42% – hipofluxo cerebral
PticO$_2$	> 15-20 mmHg	< 10 mmHg por 15-30 minutos – hipóxia cerebral e mau prognóstico

PIC: pressão intracraniana; PPC: pressão de perfusão cerebral; PAM = pressão arterial média; FSC: fluxo sanguíneo cerebral; RVC = resistência vascular cerebral; SjO$_2$: saturação de bulbo jugular; ECO$_2$: extração cerebral de oxigênio; SaO$_2$ = saturação arterial de oxigênio; PticO$_2$: pressão tissular cerebral de oxigênio; HIC = hipertensão intracraniana.

Recomenda-se a intubação traqueal e a adoção de estratégias ventilatórias visando à manutenção de uma adequada troca gasosa e proteção das vias aéreas. A intubação traqueal deve ser realizada de forma rápida, utilizando-se sedativos com baixo efeito cardiodepressor, associados ou não a bloqueador neuromuscular de ação rápida, especialmente em pacientes instáveis hemodinamicamente, minimizando o risco de lesão secundária.

TABELA 2 Valores de referência das variáveis da microdiálise cerebral

Variável	Valores normais	Alterações importantes
Glicose	1,7-2,1 mmol/L	Redução pode indicar: • Hipóxia/isquemia cerebral • Redução do suprimento cerebral de glicose • Hiperglicólise cerebral
Lactato	2,9-3,1 mmol/L	
Piruvato	151-166 µmol/L	
Relação lactato/piruvato	19-23	Aumento pode indicar: • Hipóxia/isquemia cerebral • Redução do estado redox da célula nervosa • Redução do suprimento cerebral de glicose • Disfunção mitocondrial cerebral
Glicerol	82 µmol/L	Aumento pode indicar: • Hipóxia/isquemia cerebral • Degradação da membrana da célula nervosa
Glutamato	14-16 µmol/L	Aumento pode indicar: • Hipóxia/isquemia cerebral • Excitotoxicidade cerebral

A aspiração de conteúdo gástrico antes e durante a intubação traqueal é a principal causa da pneumonia associada a ventilação mecânica (PAVM) e pode ocorrer em mais de 60% dos pacientes. Uma forma importante de minimizar e prevenir a PAVM é a adoção de pacotes de medidas, *bundles*, que concorrem ainda para a diminuição do tempo de VM, de permanência na UTI e dos custos hospitalares. Dentre as medidas adotadas, podemos destacar:

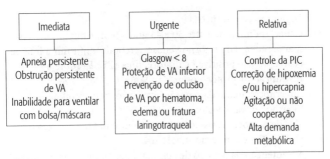

FIGURA 1 Indicações de intubação e ventilação mecânica invasiva no traumatismo cranioencefálico. VA: via aérea; PIC: pressão intracraniana.
Fonte: adaptada de Souter e Manno, 2013.

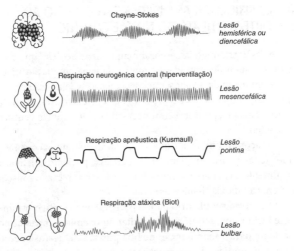

FIGURA 2 Características e locais de lesão dos principais padrões ventilatórios patológicos de origem neurológica.
Fonte: arquivos dos autores.

- Higienização das mãos.
- Cabeceira mantida entre 30 e 45 graus (contribui também para manter adequado retorno venoso cerebral e diminuir a influência da pressão positiva expiratória final [PEEP] sobre a PIC).
- Instituição de protocolos de desmame da VM.
- Interrupção diária da sedação, avaliação da possibilidade de extubação ou traqueostomia.
- Uso de protocolos sistematizados de mobilidade progressiva.
- Utilização de aspiração subglótica.
- Manutenção da pressão de *cuff* (balonete) entre 20 e 25 cmH_2O, ou a necessária para obtenção do volume mínimo de oclusão.
- Evitar extubação não programada e reintubação.

BASES FISIOLÓGICAS E EVIDÊNCIAS QUANTO AO SUPORTE VENTILATÓRIO NO TCE COM HIC

A lesão traumática cerebral ocupa lugar de destaque entre as maiores causas de morbidade e mortalidade na população ativa com idade em torno de 40 anos, quer seja relacionada ao trauma primário ou às complicações decorrentes deste. Dentre estas se destaca a insuficiência respiratória com necessidade de suporte ventilatório mecânico.

De acordo com o *guideline* da fundação de trauma cerebral, a estratégia terapêutica implementada para esse paciente objetiva, principalmente, evitar ao máximo a hipoperfusão cerebral e consequentemente a hipóxia tissular cerebral.

O suporte ventilatório para o paciente neurocrítico traumático deve incluir uma estratégia para evitar hipoxemia e impactar positivamente para a manutenção de boa pressão de perfusão cerebral (PPC), minimizando assim lesões secundárias, com boa oferta de oxigênio ao tecido cerebral. Não raramente esses pacientes evoluem com déficit ventilatório e/ou difusional, o que resulta em hipoxemia e redução da oferta de oxigênio ao tecido cerebral.

Inicialmente, a estratégia ventilatória deve ter como objetivo, além de manter a normóxia no sangue arterial, impedir o aumento da pressão parcial de dióxido de carbono no sangue arterial ($PaCO_2$).

Ajustes ventilatórios

1. Modo ventilatório: tem sido sugerido o emprego do modo de ventilação com volume controlado (VCV), por manter o volume corrente constante, facilitando o controle da ventilação alveolar. No caso de se utilizar o modo de ventilação com pressão controlada (PCV), exige-se monitorização contínua da ventilação alveolar, sob risco de hipo ou hiperventilação, desencadeando hiper ou hipocapnia, as quais causarão efeitos deletérios para esses pacientes. Ainda sem evidências robustas, modos de ventilação de duplo controle (pressão limitada e volume garantido) podem ser uma alternativa ventilatória. Na fase aguda da HIC, recomenda-se a não utilização do modo de ventilação com pressão de suporte.

2. Normoventilacão × hiperventilação: a reatividade vascular mediada pela $PaCO_2$ é o ponto-chave para o adequado ajuste da ventilação alveolar em pacientes com TCE e HIC. A hipercapnia produz vasodilatação cerebral, acarretando hiperfluxo cerebral e aumento da PIC, enquanto a hipocapnia contribui para a vasoconstricção, com posterior redução do FSC e risco de lesão secundária por hipóxia. Dessa forma, recomenda-se rotineiramente a normoventilação, com manutenção da $PaCO_2$ entre 35 e 40 mmHg. A hiperventilação profilática e prolongada, muito empregada no passado, não é recomendada, enquanto a hiperventilação otimizada, realizada por curto intervalo de tempo e com adequada monitorização da hemodinâmica cerebral, está reser-

vada para os casos de risco de herniação cerebral, não se devendo aceitar valores de $PaCO_2 < 30$ mmHg.

3. Volume corrente (Vt): diante do comportamento da hemodinâmica cerebral, o ajuste inicial do Vt deve objetivar a manutenção de $PaCO_2$ entre 35-40 mmHg. Inicialmente, deve ser mantido um Vt = 6 mL/kg de peso predito, sendo monitorizada a necessidade de ajustes desse parâmetro através da gasometria, para manutenção do valor adequado da $PaCO_2$, não sendo recomendada a utilização de Vt > 8 mL/kg de peso predito, contribuindo assim para a redução do risco de lesão pulmonar induzida pela ventilação (LPiV). A LPiV, associada a neuroinflamação e eventuais quadros de pneumonias, pode contribuir para o surgimento de SDRA em pacientes com TCE. Caso seja utilizado o modo PCV, a pressão inspiratória deve ser ajustada para obtenção do Vt-alvo, evitando-se o emprego de elevadas pressões de platô e de distensão.

4. Frequência respiratória (FR): o ajuste inicial deve ser próximo a valores fisiológicos, situando-se entre 12-20 ipm, visando à manutenção da ventilação alveolar, para manutenção da $PaCO_2$-alvo.

5. Pico de fluxo inspiratório (PFI) e tempo inspiratório (Tins): devem ser ajustados visando à manutenção de uma adequada relação entre Tins e tempo expiratório e a ausência de assincronias ventilador-paciente de fluxo ou ciclagem. Normalmente, tem sido recomendado o emprego de PFI equivalente a 5 a 6 vezes o volume minuto, ou Tins entre 0,8 e 1 segundo.

6. Sensibilidade: seu ajuste não deve aumentar o trabalho ventilatório necessário para o disparo do ventilador nem causar autodisparo.

7. Fração inspirada de oxigênio (FiO_2): um dos principais objetivos do suporte ventilatório mecânico é manter a oxigenação adequada para o tecido cerebral, evitando a hipóxia e a hiperóxia. Em 2018, um grande estudo foi publicado mostrando o impac-

to negativo do uso liberal de oxigênio. Nesse estudo, foram administradas elevadas frações inspiradas de oxigênio em pacientes críticos, inclusive neurológicos, as quais associaram-se a aumento da mortalidade. No mesmo ano, um *guideline* estabeleceu a indicação da oxigenoterapia conservadora, para manutenção da SpO_2 entre 92 e 96%. Ainda em 2018, um trabalho retrospectivo multicêntrico observou que pacientes com lesão cerebral apresentavam menor taxa de mortalidade quando submetidos a normóxia.

8. Pressão positiva expiratória final (PEEP): cerca de 1/3 dos pacientes que apresentam lesão cerebral grave e complicações respiratórias desenvolvem SDRA, caracterizada por importante hipoxemia, que agrava sobremaneira o comprometimento neurológico. Uma das estratégias para otimizar a troca gasosa em pacientes que evoluem com redução da área de troca é a utilização de valores mais elevados de PEEP. No paciente com TCE, existe o receio de que a PEEP possa reduzir o retorno venoso cerebral, aumentar a PIC e reduzir a PPC, entretanto já existe na literatura respaldo suficiente para utilização criteriosa de valores mais elevados de PEEP, sobretudo quando empregada monitorização da hemodinâmica cerebral. Um estudo clássico demonstrou que a complacência pulmonar mais baixa funciona como fator protetor para utilização de PEEP em pacientes neurológicos graves, minimizando a repercussão dessa pressão na hemodinâmica, sem impacto na PIC ou na PPC. Outro estudo demonstrou que a utilização de valores de PEEP limitados a 14 cmH_2O em pacientes com lesão cerebral hemorrágica com PIC inferior a 20 mmHg não alterou significativamente a PIC, PPC e pressão arterial média, melhorando a complacência do sistema respiratório. O impacto da PEEP na $PtiO_2$ de pacientes neurocríticos foi avaliado em outro estudo, no qual valores de 5, 10 e 15 cmH_2O não alteraram significativamente a PIC e a PPC, aumentando a

SpO$_2$ e a PtiO$_2$. De forma geral, inicialmente, a PEEP deve ser ajustada em 5 cmH$_2$O, porém esse valor pode ser elevado de forma criteriosa, em pacientes com redução da complacência pulmonar e hipoxemia refratária à oxigenoterapia, na presença de adequada monitorização da hemodinâmica cerebral.

Extubação

A extubação de pacientes com lesão cerebral grave é sempre um desafio. Um estudo de coorte multicêntrico observou que a utilização do escore VISAGE (mnemônico para *visual pursuit* – acompanhar com o olhar –, *swallowing attempts* – tentar deglutir –, *age* – idade < 40 anos – e *Glasgow for extubation* – pontuação na escala de coma de Glasgow > 10 no momento da extubação) foi capaz de predizer o sucesso de extubação nesse perfil de pacientes. Nesse estudo, a presença de 3 a 4 desses itens que compõem o escore associou-se a 90% de taxa de sucesso de extubação.

Traqueostomia

Não existem evidências robustas quanto ao emprego da traqueostomia precoce em pacientes com TCE. Uma boa proposta para indicação da traqueostomia nessa população é a ocorrência de um SET-escore maior que 10 (Tabela 3).

TABELA 3 Descrição do SET-escore

Função neurológica	Disfagia	4
	Aspiração observada	3
	Glasgow < 10 na admissão	3

(continua)

TABELA 3 Descrição do SET-escore *(continuação)*

Lesão neurológica	Tronco cerebral	4
	Isquemia > 2/3 do território da artéria cerebral média	4
	Hemorragia intracerebral com volume > 25 mL	4
	Hidrocefalia	4
	Infarto cerebelar com edema	3
	Lesão difusa	3
Função orgânica geral/procedimento	Apache 2 > 20	4
	Sepse	3
	Doença pulmonar adicional	3
	Intervenção (neuro)cirúrgica	2
	$PaO_2/FiO_2 < 150$ mmHg	2
	Escore de injúria pulmonar > 1	2

Fonte: adaptada de Schönenberger et al., 2016.

BIBLIOGRAFIA

1. Barbas CSV, et al. Recomendações brasileiras de ventilação mecânica 2013. Parte 2. Rev Bras Ter Intensiva. 2014;26(3):215-39.
2. Benditt JO. The neuromuscular respiratory system: physiology, pathophysiology, and a respiratory care approach to patients. Respir Care. 2006; 51(8):829-37.
3. Briain DO, Nickson C, Pilcher DV, Udy AA. Early hyperoxia in patients with traumatic brain injury admitted to intensive care in Australia and New Zealand: a retrospective multicenter cohort study. Neurocrit Care. https://doi.org/10.1007/s12028-018-0553-5 2018.
4. Caricato A, Conti G, Della Corte F, et al. Effects of PEEP on the intracranial system of patients with head injury and subarachnoid hemorrhage: the role of respiratory system compliance. J Trauma. 2005 Mar;58(3):571-6.
5. Carney N, Totten AM, O'Reilly C, et al. Guidelines for the Management of Severe Traumatic Brain Injury. 4.ed. Neurosurgery. 2017;80:6-15.
6. Chu DK, Kim LHY, Young PJ, et al. Mortality and morbidity in acutely ill adults treated with liberal versus conservative oxygen therapy (IOTA): a systematic review and meta-analysis. Lancet. 2018 Apr 28;391.

7. Kahn JM, Caldwell EC, Deem S, et al. Acute lung injury in patients with su-barachnoid hemorrhage: incidence, risk factors, and outcome. Crit Care Med. 2006 Jan;34(1):196-202.

8. Lawrence T, Helmy A, Boumra O, et al. Traumatic brain injury in England and Wales: prospective audit of epidemiology, complications and standardised mortality. BMJ Open. 2016;6:e012197.

9. Lima WA, Campelo AR, Gomes RL, Brandão DC. The impact of positive end-expiratory pressure on cerebral perfusion pressure in adult patients with hemorrhagic stroke. Rev Bras Ter Intensiva. 2011 Sep;23(3):291-6.

10. Menon DK, Schwab K, Wright DW, et al. Position statement: definition of traumatic brain injury. Arch Phys Med Rehabil. 2010;91:1637-40.

11. National Institute for Health and Clinical Excellence: Guidance. Head injury: triage, assessment, investigation and early management of head injury in children, young people and adults. London: National Institute for Health and Care Excellence (UK); 2014.

12. Nemer SN, Caldeira JB, Santos RG, et al. Effects of positive end-expiratory pressure on brain tissue oxygen pressure of severe traumatic brain injury patients with acute respiratory distress syndrome: a pilot study. J Crit Care. 2015 Dec;30(6):1263-6. doi: 10.1016/j.jcrc.2015.07.019. Epub 2015 Jul 26.

13. Nogués MA, Roncoroni AJ, Benarroch E. Breathing control in neurological diseases. Clin Auton Res. 2002;12:440-9.

14. Pelosi P, Fergunson ND, Frutos-Vivar F, Anzueto A, Putensen C, Raymondos K, et al. Management and outcome of mechanically ventilated neurologic patients. Crit Care Med. 2011 Jun;39(6):1482-92.

15. Roquillya A, Cinottia R, Asehnounea K. Ventilation mécanique et lésion cérébraleaiguë: comment et pour combien detemps? Mechanical ventilation and acute brain injury: how and for how long? Le praticien en anesthésie réanimation (2018). https://doi.org/10.1016/j.pratan.2018.01.006.

16. Schönenberger S, et al. The SETscore to predict tracheostomy need in cere-brovascular neurocritical care patients. Neurocrit Care. 2016;25:94-104.

17. Siemieniuk RAC, Chu DK, Kim LHT, et al. Oxygen therapy for acutely ill medical patients: a clinical practice guideline on 24 October 2018 by guest. Disponível em: http://www.bmj.com/ BMJ: first published as 10.1136/bmj. k4169 on 24 October 2018.

18. Souter MJ, Manno EM. Ventilatory management and extubation criteria of the neurological/neurosurgical patient. The Neurohospitalist. 2013;3(1):39-45.

19. Zygun DA, Kortbeek JB, Fick GH, et al. Non-neurologic organ dysfunction in severe traumatic brain injury. Crit Care Med. 2005 Mar;33(3):654-60.

Fisioterapia no trauma torácico 23

Thiago Araújo de Melo
Gláucio Sousa
Thiago Rios Soares

DEFINIÇÃO

O trauma torácico é uma lesão causada por um mecanismo de alta energia (fechado-contuso) ou por um mecanismo penetrante (aberto) e resulta em comprometimento respiratório devido à alteração da mecânica respiratória. O grau da lesão vai determinar a gravidade do trauma torácico. As lesões que mais ocorrem são as fraturas costais, injúrias cardíacas, de aorta, de vias aéreas e de diafragma.

A severidade do trauma torácico dependerá do número de estruturas envolvidas, bem como da extensão dos danos teciduais provocados, variando desde uma simples fratura de costela até um trauma bilateral com comprometimento cardiorrespiratório fatal.

O traumatismo torácico encontra-se altamente prevalente no mundo e está associado a grande grau de morbimortalidade, principalmente aqueles relacionados aos acidentes de trânsito. Segundo o Departamento de Informações do Sistema Único de Saúde (Datasus), em 2015, houve 37.306 mortes por acidentes de trânsito. Mundialmente, o traumatismo torácico representa 10 a 15% do total de traumas ocorridos.

Embora o diagnóstico possa ser realizado sem exames de imagem, o exame de imagem de primeira escolha, após a avaliação inicial, consiste na radiografia de tórax. Na maioria dos traumatismos torácicos é suficiente para direcionar o diagnóstico e o tratamento. Por se tratar de um método mais sensível, a tomografia computadorizada (TC) pode ser utilizada, mas nem sempre compensa os potenciais riscos e os custos mais elevados.

A fisiopatologia do trauma torácico está representada por três alterações básicas: a hipóxia, a hipercarbia e a acidose. A hipóxia tecidual é conceituada como a oferta inadequada de oxigênio aos tecidos, normalmente decorrente de hipovolemia por sangramento importante, podendo a hipóxia tecidual ser agravada por outros dois fatores: a alteração na relação ventilação-perfusão ou pela alteração nas relações pressóricas dentro da cavidade torácica.

A hipercapnia, definida como o acúmulo de CO_2 que ocorre em virtude de ventilação inadequada, pode ser ocasionada por alterações nas relações pressóricas da cavidade torácica, que podem gerar colapso pulmonar, ou pelo rebaixamento do nível de consciência, com queda do estímulo respiratório, capaz de levar inclusive à parada respiratória.

A acidose metabólica é gerada pelo estado de hipoperfusão tecidual, estando presente em outras modalidades de trauma que não o torácico. No trauma torácico, esta pode ser agravada em virtude da associação com acidose respiratória decorrente do estado de hipoventilação, e merece atenção.

LESÕES ESPECÍFICAS

A seguir serão apresentadas as principais lesões decorrentes do trauma torácico e suas repercussões clínicas nos pacientes acometidos.

Contusão pulmonar

A contusão pulmonar é a principal causa de morte em pacientes vítimas de trauma torácico. As contusões pulmonares estão associadas frequentemente às lesões da parede torácica: quanto mais idoso, maior possivelmente será a extensão do dano em virtude da fragilidade óssea. Já pacientes jovens poderão apresentar contusão pulmonar sem fratura costal, em virtude da maior elasticidade das costelas. O tratamento normalmente se baseia no uso de corticosteroides e antibióticos profiláticos. Nesse quadro, a fisioterapia respiratória apresenta fundamental importância para evitar o acúmulo de secreção nas vias aéreas, prevenindo secundariamente o desenvolvimento de infecção das vias respiratórias.

Fraturas costais

As fraturas de costelas estão entre as principais lesões da parede torácica, sendo o comprometimento ventilatório uma alteração consequente e esperada em razão da dor, movimentação paradoxal do tórax e defeito estrutural deste. A fratura de múltiplas costelas dá origem ao que se chama de tórax instável, produzindo respiração paradóxica, impedindo o tórax de gerar pressão negativa intratorácica, o que resulta em menor ventilação pulmonar. A presença de duas ou mais fraturas em dois ou mais arcos costais é suficiente para determinar a instabilidade. Pode estar associada à insuficiência respiratória de graus variados, que decorre não da instabilidade torácica, mas da contusão pulmonar subjacente. O grau de dispneia depende das reservas muscular ventilatória e pulmonar prévias e da extensão da área de flacidez, além das lesões associadas principalmente à gravidade da contusão pulmonar.

Vale ressaltar que o comprometimento ventilatório decorrente dos motivos anteriormente declarados pode favorecer o surgimento de complicações, como a formação de atelectasias e hipoxemia, devendo, portanto, ser identificadas e tratadas pelo fisioterapeuta.

Lesões das vias aéreas

A lesão das vias aéreas destaca-se por ser uma das principais causas de morbimortalidade nos pacientes vítimas de trauma torácico. A grande pressão interna nas via aéreas pode desencadear explosão traqueal de dentro para fora, provocando sintomas, como dispneia intensa, enfisema subcutâneo ou outras manifestações encontradas no pneumotórax.

O diagnóstico definitivo pode ser estabelecido por broncoscopia. Deve-se estabelecer a permeabilidade de vias aéreas, após a estabilização, bem como avaliação cirúrgica para tratamento conservador ou cirúrgico. O tratamento conservador consiste em observação, caso o paciente esteja com ventilação espontânea, ou em traqueostomia com colocação do balonete abaixo da lesão, se a ventilação mecânica for necessária.

Lesões no diafragma

As lesões diafragmáticas podem acontecer em decorrência tanto de traumatismo contuso quanto penetrante da parede torácica. Em muitos casos, essas lesões associam-se a comprometimentos em órgãos abdominais, sendo o estômago o mais comprometido por causa da maior prevalência de acometimento, o diafragma esquerdo em cerca de 75% dos casos. Quando identificadas, as lesões diafragmáticas do tipo rotura são tratadas com videotoracoscopia.

Lesões no diafragma podem passar despercebidas na fase aguda, podendo ser diagnosticadas em fase crônica até anos após o trauma. Nesse âmbito, a ultrassonografia pode revelar alterações estruturais e funcionais no diafragma, podendo ser utilizada como recurso complementar para determinação de lesões e comprometimento de sua mobilidade, inclusive pelo fisioterapeuta intensivista durante sua avaliação.

Lesões cardíacas

A lesão cardíaca decorrente do trauma torácico fechado pode variar de uma contusão miocárdica subepicárdica, subendocárdica ou transmural até uma ruptura de câmara cardíaca com tamponamento cardíaco. A contusão pode apresentar-se como infarto do miocárdio, arritmias e até falência miocárdica (rara). Traumas penetrantes causam lesão extremamente grave, levando a rápido choque hemorrágico, instalação e tamponamento cardíaco.

ATENÇÃO FISIOTERAPÊUTICA NAS LESÕES TORÁCICAS

A atuação fisioterapêutica é considerada parte integral do manejo agudo em condições decorrentes de trauma torácico, embora ainda requeira exploração do ponto de vista científico. Sua importância no tratamento das alterações funcionais respiratórias das doenças tem sido, além de conhecida, eficaz e recomendada nas últimas décadas. Cabe ao fisioterapeuta, nesse cenário clínico, a identificação, o gerenciamento e o tratamento das deficiências do sistema respiratório advindas do trauma torácico.

A abordagem fisioterapêutica deve ser compreensiva, iniciando por uma avaliação pneumofuncional, seguida pelo estabelecimento do diagnóstico fisioterapêutico, estruturação dos objetivos e metas para reabilitação, além da seleção dos recursos e técnicas apropriados para composição do planejamento terapêutico.

Seguindo as orientações da Classificação Internacional de Funcionalidade, Incapacidade e Saúde (CIF), a estruturação de um diagnóstico funcional deve basear-se na identificação das estruturas e funções comprometidas de determinado sistema, além do impacto que elas poderão provocar em atividades de vida diária e na participação social.

Tratando-se do sistema respiratório, as deficiências poderão instalar-se em decorrência dos danos a suas estruturas anatômicas, como

352 Fisioterapia respiratória aplicada ao paciente crítico: manual prático

parênquima pulmonar, vias aéreas, caixa torácica, espaço pleural e músculos respiratórios. Já os comprometimentos funcionais respiratórios podem ser provocados por alteração de fatores inerentes à impedância do sistema respiratório – complacência, elastância e resistência das vias aéreas, ou déficits na difusão dos gases em nível alveolar e alterações na *performance* muscular ventilatória. Tais deficiências poderão impactar nas trocas gasosas, piorando o estado clínico dos doentes e restringindo-os à execução de atividades.

Durante o exame dos pacientes, o fisioterapeuta deverá utilizar-se de recursos tradicionais de avaliação, como a anamnese (quando possível), elementos do exame físico (inspeção, palpação, percussão e ausculta), além de lançar mão de recursos avaliativos que permitam mensurações objetivas da função respiratória, como a espirometria, a ventilometria e a manuvacuometria.

Recomenda-se nesses pacientes a mensuração de variáveis de função respiratória, como a capacidade vital (CV), o pico de fluxo expiratório (PFE), o pico de fluxo da tosse (PFT), as pressões respiratórias máximas – PImáx e PEmáx –, bem como a ventilação voluntária máxima (VVM). Tais elementos permitirão identificar as alterações tratáveis, determinar o impacto da condição traumática na função respiratória dos indivíduos, permitir o estabelecimento de metas de reabilitação e o resultado das intervenções adotadas.

Atualmente o uso da ultrassonografia por fisioterapeutas intensivistas tem facilitado a determinação do comprometimento diafragmático, seja em aspectos relativos a sua morfologia (ecogenicidade e espessura) ou naqueles inerentes à função diafragmática (mobilidade diafragmática). Embora a importância de sua utilização seja necessária e indiscutível, ainda são necessários estudos que avaliem a prevalência e a incidência de distúrbios diafragmáticos agudos identificados por fisioterapeutas e seu impacto sob o manejo clínico e determinados desfechos em pacientes mecanicamente ventilados ou em ventilação ambiente, vítimas de trauma torácico.

Vale destacar, nesse cenário clínico, que, além do conhecimento das estruturas e funções envolvidas e de sua extensão, o fisioterapeuta deverá buscar alterações funcionais tratáveis ou não a partir de seu escopo de atuação. Entre as alterações funcionais respiratórias tratáveis pela fisioterapia em decorrência do trauma torácico estão:

- A perda da *performance* muscular ventilatória (força, resistência, resistência da força).
- O aumento da resistência das vias aéreas pelo acúmulo de secreção, em decorrência da tosse deficiente, inefetividade muscular e/ou produção copiosa de secreção por condições infecciosas refratárias ao trauma.
- As alterações de complacência pulmonar por ventilação inadequada.

Além dos elementos citados previamente, quando possível recomenda-se a avaliação da condição álgica refratária ao trauma torácico, uma vez que tal condição poderá, de forma considerável, potencializar o comprometimento ventilatório. Para tanto, recomenda-se a utilização de recursos como a escala visual análoga de dor (EVA) para os pacientes aptos a colaborar.

Entre os pacientes que não são capazes de proferir queixas a respeito da percepção dolorosa, a observação de parâmetros fisiológicos, como frequência cardíaca, pressão arterial, frequência respiratória e saturação periférica de oxigênio e o uso de ferramentas como a escala comportamental de dor em intubados (BPS) e em não intubados (BPS-NI), além da ferramenta de observação da dor em pacientes críticos (CPOT), podem ser considerados.

De forma enfática, as evidências atuais não encorajam o monitoramento dos parâmetros fisiológicos como indicadores primários da presença de dor em pacientes críticos, uma vez que estes parecem ser menos válidos, possivelmente devido a uma possível sobreposição das alterações já provocadas pelas doenças de base e ao tratamento com inotrópicos e vasoconstritores. Assim, recomendações têm sido feitas para encorajar a utilização de escalas que contemplem os aspectos comportamentais da dor como as escalas supramencionadas.

Estima-se, com base em estudos prévios, que 20% dos pacientes críticos ventilados mecanicamente apresentam dor de nível considerável (BPS > 5). Tal fato ganha maior importância clínica ao observar-se que esse público tende a permanecer mais tempo no suporte ventilatório, mais assincrônico com a ventilação, a qual propicia a instalação de comprometimento no nível pulmonar, piorando o prognóstico e aumentando a taxa de mortalidade, portanto, merecendo maior atenção nos pacientes vítimas de trauma torácico.

Uma ferramenta atualmente recomendada para avaliação de pacientes vítimas de trauma torácico por fisioterapeutas respiratórios/ intensivistas é o escore PIC (*pain, inspiration and cough*), conforme a Tabela 1. Tal escore leva em consideração a dor referida pelos pacientes com base na escala EVA, a geração de volume inspiratório – mensuração da capacidade vital – e a efetividade da tosse. Os protocolos de manejo agudo do trauma torácico do hospital norte-americano *Harborview Medical Center* baseiam-se, dentre vários escores, no escore PIC, o qual, se obtido um valor ≤ 4, é suficiente para reforçar a implementação de plano de contingência próprio, composto por medidas necessárias para melhora da condição respiratória, com participação efetiva da fisioterapia.

Estudos evidenciaram que a mensuração da capacidade vital por fisioterapeutas dentro de 48 horas da admissão correlacionou-se com o tempo de permanência na UTI e no hospital, além do destino de alocação após a alta.

Conforme mencionado, a abordagem fisioterapêutica é reconhecida na atualidade como parte essencial do manejo agudo em vítimas de trauma torácico, quer seja com medidas para facilitar a depuração das vias aéreas, melhorar a ventilação pulmonar, a *performance* dos

TABELA 1 Escore PIC

Dor (*pain*)	Capacidade vital (*inspiration*)	Tosse (*cough*)
3: Controlada (EVA 0-4)	4: Acima do valor adequado	3: Forte
2: Moderada (EVA 5-7)	3: Adequado (80% da capacidade predita)	2: Fraca
1: Severa (EVA 6-10)	2: Abaixo do adequado (15 mL/kg ou máx. 1.500 mL)	1: Ausente
–	1: Incapaz de cooperar na avaliação	–

músculos respiratórios ou no gerenciamento do suporte ventilatório invasivo e não invasivo nas condições requeridas e no manejo não farmacológico da dor.

Embora incentivadas, as evidências a respeito da efetividade das técnicas de fisioterapia respiratória nessa população ainda são insuficientes e requerem exploração. Um estudo desenvolvido recentemente evidenciou, com base em entrevistas realizadas com fisioterapeutas de 5 continentes, que técnicas como respiração por pressão positiva intermitente (RPPI), treinamento muscular inspiratório (TMI), VNI e a terapia com a máquina da tosse foram raramente utilizadas nessa população. Entre as técnicas mais amplamente utilizadas estavam o ciclo ativo da respiração, técnicas de expiração forçada, posicionamento terapêutico e estímulo à deambulação.

Atualmente, técnicas de higiene brônquica e de expansão pulmonar têm sua utilização encorajada, sobretudo com o intuito de reduzir o número de complicações em decorrência de fraturas costais e traumas torácicos em geral. Contudo, a recomendação de técnicas em específico ainda fica inviabilizada por falta de evidências. No que se refere ao manejo da dor, técnicas fisioterapêuticas convencionais como a eletroterapia têm sido utilizadas em estudos iniciais, porém o seu impacto sob a condição ventilatória de igual forma ainda requer investigação.

Embora a escassez de evidências seja real, não se traduz em ausência por parte do cuidado fisioterapêutico. Portanto, cabe ao profissional fisioterapeuta, por meio da análise de evidências indiretas e de boa qualidade, a seleção, a aplicação e o gerenciamento de recursos terapêuticos já comprovados eficazes para a reversão de alterações funcionais respiratórias, independentemente do fator etiológico em termos clínicos, até que se estabeleça um arsenal de conteúdo científico notório e robusto para fundamentar ações nesse cenário.

BIBLIOGRAFIA

1. Arbour C, Gelinas C. Are vital signs valid indicators for the assessment of pain in postoperative cardiac surgery ICU adults? Intensive Crit Care Nurs. 2010;26:83-90.
2. Aswegen HV, Reeve J, Beach L, Parker R, Olsén MF. Physiotherapy management of patients with major chest trauma: results from a global survey; 2019.
3. Battle CE, Hutchings H, Evans PA. Risk factors that predict mortality in patients with blunt chest wall trauma: a systematic review and meta-analysis. Injury. 2012;43:8-17.
4. Brasil. Ministério da Saúde. Datasus. Informações de saúde. Estatísticas vitais: óbitos por ocorrência segundo causa externas do Brasil: [Internet] Ministério da Saúde. Disponível em: http://tabnet.datasus.gov.br.
5. Fenili R, Alcacer JAM, Cardona MC. Traumatismo torácico: uma breve revisão. ACM Arq Catarin Med. 2002 Jan/Jun;31(1/2):31-6.
6. Fisher ME, Aristone MN, Young KK, et al. Physiotherapy models of service delivery, staffing, and caseloads: a profile of level I trauma centres across Canada. Physiother Can. 2012;64:377-85.
7. Grazio S. International Classification of Functioning, Disability and Health (ICF) in the most important diseases and conditions of rheumatology practice. Reumatizam. 2011;58(1):27-43.
8. Ludwig C, Koryllos A. Management of chest trauma. J Thorac Dis. 2017;9:S172-7.
9. Majercik S, Pieracci FM. Chest wall trauma. Thorac Surg Clin. 2017 May;27(2):113-21. doi:10.1016/j.thorsurg.2017.01.004.
10. Mariani AW, Terra MR. Trauma torácico. Disponível em: https://www.medicinanet.com.br/conteudos/revisoes/1299/trauma_toracico.htm.

23 Fisioterapia no trauma torácico   357

11. Melo TA, Ferreira Neto F, Fonseca ML. Diagnóstico fisioterapêutico em terapia intensiva. In: Sarmento GJV, Cordeiro ALL. Fisioterapia motora aplicada ao paciente crítico: do diagnóstico a intervenção. Barueri: Manole; 2019. p.47-64.

12. Murta SG. Avaliação e manejo da dor crônica. In: Carvalho JMMM, ed. Dor: um estudo multidisciplinar. 2.ed. São Paulo: Summus Editorial; 1999. p.174-95.

13. Pandharipande P, McGrane S, Parsons PE, O'Connor MF, eds.; Finlay G, Nussmeier NA, deputy eds. Up to date: Pain control in the critically ill adult patient. 2018 Nov 18.

14. Pearson G, Cooper JD, Deslauriers J, Ginsberg RJ, Hiebert CA, Patterson GA, et al. Thoracic surgery. 2.ed. Philadelphia: Churchill Livingstone; 2002.

15. Sarwal A, Walker FO, Cartwright MS. Neuromuscular ultrasound for evaluation of the diaphragm. Muscle & Nerve. 2012;47(3):319-29. doi:10.1002/mus.23671.

16. Swart E, Laratta J, Slobogean G, Mehta S. Operative treatment of rib fractures in flail chest injuries: a meta-analysis and cost-effectiveness analysis. J Orthop Trauma. 2017 Feb;31(2):64-70.

17. Witt CE, Bulger EM. Comprehensive approach to the management of the patient with multiple rib fractures: a review and introduction of a bundled rib fracture management protocol. Trauma Surgery & Acute Care Open. 2017.

18. Young J, Siffleet J, Nikoletti S, Shaw T. Use of a behavioral pain scale to assess pain in ventilated, unconscious and/or sedated patients. Intensive Crit Care Nurs. 2006;22(1):32-9.

19. Zanette GZ, Waltrick RS, Monte MB. Perfil epidemiológico do trauma torácico em um hospital referência da Foz do Rio Itajaí. Rev Col Bras Cir. 2019;46(2):e2121.

24 | Abordagem ventilatória no paciente submetido a cirurgia cardíaca

Giulliano Gardenghi

INTRODUÇÃO

A assistência ventilatória ao indivíduo que se submete a uma cirurgia cardíaca é importante para que se dê o suporte necessário durante o ato intraoperatório e também no período pós-operatório. Atualmente se sabe inclusive que a intervenção fisioterapêutica na fase pré-operatória pode trazer benefícios a essa população. Pacientes submetidos a cirurgia cardíaca apresentam risco de complicações pulmonares pós-operatórias, o que leva ao aumento da morbimortalidade pós-operatória. A probabilidade dessas complicações varia de 5 a 73%, dependendo da definição de complicações pulmonares pós-operatórias e das técnicas diagnósticas utilizadas. A presença de condições pulmonares preexistentes, idade, tabagismo, obesidade e diabetes aumenta significativamente o risco de complicações pulmonares nesses pacientes. Buscar manter ou restabelecer a capacidade ventilatória nos indivíduos que se submetem a cirurgia cardíaca é de fundamental importância, minimizando comorbidades associadas ao procedimento cirúrgico em si. O objetivo deste capítulo é discorrer, com base em evidências atuais, sobre formas de prestar uma assistência fisioterapêutica ventilatória de qualidade aos indivíduos submetidos a um procedimento de cirurgia cardíaca.

INTERVENÇÃO FISIOTERAPÊUTICA VENTILATÓRIA PRÉ-OPERATÓRIA

Estudo randomizado e cego realizado na Holanda por Hulzebos et al., que envolveu 26 pacientes com alto risco de complicações pulmonares pós-operatórias, testou os efeitos do treinamento muscular inspiratório (TMI) no pré-operatório de cirurgia de revascularização miocárdica. O TMI foi realizado entre 2 e 4 semanas e os indivíduos do grupo de intervenção treinaram diariamente em casa, 7 vezes por semana. Cada sessão de treinamento consistiu em 20 minutos de TMI. Uma sessão por semana era supervisionada por fisioterapeuta e as outras 6 não. Os participantes foram instruídos a manter um diário durante o estudo e foram treinados a usar um dispositivo de carga limiar inspiratória (Threshold IMT®; PT Medical, Leek, Holanda). Com esse dispositivo, os pacientes realizaram a inspiração contra uma carga limiar, enquanto a expiração era desimpedida. A carga inspiratória era calibrada em cmH_2O e podia ser aumentada conforme necessário. Os indivíduos começaram a ventilar com uma resistência igual a 30% da pressão inspiratória máxima (Pimáx), medida no início do estudo. A resistência do Threshold® era aumentada de forma incremental com base na taxa de esforço percebida pelo paciente, pontua-

TABELA 1   Fatores de risco para complicações pulmonares pós-operatórias em pacientes submetidos a cirurgia cardíaca

Idade ≥ 70 anos
Tosse produtiva
História de tabagismo
Capacidade vital inspiratória < 75% do previsto
Diabetes melito
Pressão expiratória máxima (Pemáx) < 75% do previsto

Os fatores de risco são ponderados e os pacientes com escore de risco ≥ 1 são classificados como de alto risco de desenvolver uma complicação pulmonar pós-operatória.

da na escala de Borg. Se o esforço percebido fosse maior que 5/10, a resistência era aumentada incrementalmente em 2 cmH_2O, na sessão monitorada pelo fisioterapeuta.

VENTILAÇÃO MECÂNICA INVASIVA

Período intraoperatório e pós-operatório na UTI

Estudo realizado na Universidade Federal de São Paulo, por Bolzan et al., fornece três opções de manejo da ventilação mecânica no intraoperatório e pós-operatório de cirurgia cardíaca.

1. Ventilação mecânica convencional: inicia-se no modo volume controlado (VCV) imediatamente após a intubação, com os seguintes parâmetros:
   - Volume corrente de 8 mL/kg de peso corporal previsto.
   - Zero cmH_2O de pressão expiratória positiva final (PEEP).
   - Relação inspiração/expiração de 1:2.
   - Fração de oxigênio inspirado (FiO_2) ajustada para garantir uma pressão parcial de oxigênio no sangue arterial (PaO_2) entre 80 e 100 mmHg.
   - Frequência respiratória ajustada para manter a pressão parcial de dióxido de carbono no sangue arterial ($PaCO_2$) entre 35 e 45 mmHg.
   - Após a cirurgia, manter os mesmos ajustes ventilatórios, mas com PEEP a 5 cmH_2O.
2. Estratégia tardia de pulmão aberto: modo VCV com os mesmos parâmetros descritos acima após a intubação, durante a cirurgia e durante o transporte para a UTI. Trinta minutos após a chegada à UTI, o modo ventilatório deve ser alterado, sendo mantido até a extubação. Muda-se o modo para ventilação controlada a pressão (PCV) com as seguintes configurações:
   - FiO_2 para manter a PaO_2 entre 80 e 100 mmHg.

24 Abordagem ventilatória no paciente submetido a cirurgia cardíaca 361

- 10 cmH$_2$O de PEEP.
- Razão inspiração/expiração de 1:2.
- Pressão inspiratória para atingir um volume corrente de 6 mL/kg de peso corporal previsto.
- Frequência respiratória ajustada para manter uma PaCO$_2$ entre 35 e 45 mmHg.
- Além disso, como parte da estratégia ventilatória, uma manobra de reexpansão pulmonar deve ser empregada aumentando o pico de pressão inspiratória para 40 cmH$_2$O por 15 segundos para manter a relação PaO$_2$/FiO$_2$ > 375 mmHg. Se a relação PaO$_2$/FiO$_2$ diminuir abaixo de 375 mmHg devido a uma desconexão acidental, uma nova manobra de reexpansão deve ser implementada. Essa estratégia deve ser mantida até o início do procedimento de desmame.

3. Estratégia pulmonar aberta precoce: o modo PCV deve ser instituído imediatamente após a intubação, sendo mantido durante todo o período intraoperatório e na UTI, até o início do desmame. Os mesmos parâmetros ventilatórios descritos acima (na estratégia tardia) devem ser mantidos, incluindo, portanto, 10 cmH$_2$O de PEEP. Durante a cirurgia, sempre que a expansão pulmonar bloquear a exposição cirúrgica, a PEEP deve ser reduzida para 5 cmH$_2$O (p. ex., para construir os enxertos distais). Deve-se restaurar as configurações de ventilação usadas antes da deflação pulmonar o mais rápido possível. Nessa estratégia se realiza também uma manobra de reexpansão pulmonar, aumentando o pico de pressão inspiratória para 40 cmH$_2$O por 15 segundos, a fim de obter uma relação PaO$_2$/FiO$_2$ > 375 mmHg.

O estudo de Bolzan et al. evidenciou que a estratégia pulmonar aberta precoce foi associada a maior capacidade vital forçada (CVF) e a volume expiratório forçado no primeiro segundo (VEF1) no período pós-operatório, quando comparada ao grupo de VM convencional. A estratégia de pulmão aberto precoce também foi associada a melhor distância percorrida no teste de caminhada de 6 minutos (TC6M). Houve ainda menor fração de *shunt*, associada a maior PaO_2 no grupo ventilado precocemente em PCV e com PEEP mantido em 10 cmH_2O pela maior parte da cirurgia. Menores tempos de intubação, internação e taxas de eventos respiratórios (derrame pleural, pneumotórax, atelectasia e pneumonia) também foram relatados. Importante ressaltar que nesse estudo a revascularização do miocárdio foi realizada sem circulação extracorpórea (CEC) e os pacientes tinham também função ventricular esquerda reduzida (fração de ejeção do ventrículo esquerdo ≤ 45%).

As Diretrizes Brasileiras de Ventilação Mecânica, editadas em 2013, também sugerem a maneira como deve ser realizada a assistência ventilatória ao paciente cardiopata submetido a cirurgia, conforme exposto na Tabela 2.

A monitorização do débito cardíaco e a mensuração da água extravascular pulmonar é sugerida no paciente cardiopata portador da síndrome do desconforto respiratório agudo (SDRA) em ventilação mecânica, com o objetivo de adequação volêmica e otimização hemodinâmica. Sugere-se ainda que se realize ecocardiograma trans-

TABELA 2 Ventilação mecânica no paciente cardiopata submetido a cirurgia

Volume corrente de 6 mL/kg de peso predito na modalidade volume controlado ou pico/platô de pressão inspiratória suficiente para manter esse mesmo volume na modalidade pressão controlada (PCV)
A aplicação de PEEP durante a anestesia geral é recomendada por associar-se à melhora da oxigenação e prevenção da formação de atelectasias
Na indução anestésica recomenda-se a utilização de FiO_2 de 100%, a fim de assegurar oxigenação adequada para a realização da intubação. Recomendam-se frações de oxigênio necessárias para manutenção da saturação periférica de oxigênio (SpO_2) acima de 94%
Aplicar a estratégia protetora (quando necessário) no paciente cardiopata em ventilação mecânica, com delta de pressão (*driving pressure*) de até 15 cmH_2O e titulação da PEEP

torácico no paciente cardiopata em VM com instabilidade hemodinâmica, para verificar o *status* volêmico e disfunção de ventrículo direito ou esquerdo. Balanço hídrico positivo deve ser evitado no paciente cardiopata em VM sem instabilidade hemodinâmica.

DESMAME E RETIRADA DO PACIENTE DA VENTILAÇÃO MECÂNICA

Fatores associados ao desmame difícil no cardiopata

Wong et al., em uma coorte de 885 pacientes no pós-operatório de cirurgia de revascularização miocárdica, descreveram que fatores, como idade mais avançada, uso de suporte circulatório (balão intra-aórtico), uso de drogas vasoativas (nos pacientes sob uso de inotrópico pode-se manter o uso até após a extubação), sexo feminino e presença de sangramentos ou de arritmias atriais eram associados a falha de desmame e necessidade de ventilação mecânica prolongada.

A presença de insuficiência cardíaca esquerda (IC) prévia à cirurgia está associada diretamente à maior incidência de IC perioperatória. Outros fatores de risco para disfunção ventricular intraoperatória são CEC prolongada (a duração da CEC de mais de 120 minutos foi considerada fator preditivo para o fracasso do desmame em pacientes pós-cirurgia cardíaca), proteção miocárdica inadequada durante a cirurgia e ainda a ocorrência de isquemia miocárdica intraoperatória. Outros fatores de risco intraoperatório aumentado incluem síndromes coronarianas instáveis, arritmias significativas e a presença de doença valvar, que podem interferir negativamente na retirada do paciente do ventilador mecânico.

Avaliação do peptídeo natriurético tipo B (BNP) para o desmame em cardiopatas e pós-cirurgia cardíaca

Sugere-se o diagnóstico de síndrome de baixo débito após a cirurgia cardíaca ao se perceber a ocorrência de diminuição da saturação venosa central de oxigênio ($ScvO_2$ < 65 mmHg), baixa produção de urina (oligúria), baixo índice cardíaco, altas pressões cardíacas de enchimento e níveis elevados de peptídeo natriurético tipo B (BNP). O BNP é considerado um biomarcador quantitativo da IC, sendo produzido por miócitos ventriculares cardíacos em resposta a sobrecarga de volume ou pressão. Demonstrou-se que o BNP possui diversas propriedades, uma vez que diminui a resistência vascular sistêmica, melhora o relaxamento miocárdico, aumenta a natriurese e ainda suprime a endotelina e o sistema renina-angiotensina. Os níveis de BNP estão aumentados em pacientes com disfunção ventricular esquerda, disfunção ventricular direita ou disfunção valvar. Os níveis de BNP também estão relacionados à disfunção ventricular esquerda no pós-operatório, inclusive após cirurgia cardíaca.

Estudo conduzido no Brasil, por Lara et al., foi capaz de identificar que um alto nível de BNP é um fator de risco independente para a falha de desmame da ventilação mecânica após a cirurgia cardíaca, sugerindo que medir os níveis de BNP pode ajudar a orientar e avaliar os efeitos de estratégias terapêuticas, como a otimização da função ventricular durante a cirurgia cardíaca, antes do desmame da ventilação mecânica. Os autores desse estudo dosaram os níveis de BNP imediatamente após a admissão na UTI e no final do teste de respiração espontânea (TRE). O primeiro TRE era realizado já com pacientes acordados e hemodinamicamente estáveis, conforme definido pela ausência de sangramento (drenagem torácica < 100 mL por hora ou < 300 mL em 1 hora), $ScvO_2$ > 65%, e pressão arterial média > 65 mmHg com baixas doses de adrenalina (< 0,2 mg/kg/min) ou nenhum agente vasopressor. Adicionalmente, o TRE (com duração de 60 minutos) foi iniciado após a correção de distúrbios ácido-base e eletrolíticos.

O estudo de Lara et al. demonstrou ainda que os pacientes que falharam no desmame da VM apresentaram valores mais elevados de pressão venosa central (PVC) ao final do TER, quando comparados aos pacientes que foram desmamados com sucesso (11 *vs.* 9 mmHg, p = 0,02); apresentaram ainda valores inferiores na $ScvO_2$ (62 *vs.* 69%, p: 0,00); recebiam por necessidade doses mais elevadas de dobutamina (15 *vs.* 12 mcg/kg/min, p: 0,04). Especificamente sobre o BNP, seus níveis foram significativamente maiores nos pacientes que falharam no desmame em comparação com aqueles que foram desmamados com sucesso, tanto na admissão na UTI (214 *vs.* 73 ng/mL, p: 0,02) quanto após o TRE (416 *vs.* 140 ng/mL, p: 0,00). Realizando uma análise multivariada, apenas o BNP no final do TRE foi preditor da falha de desmame da ventilação mecânica. Uma concentração de BNP de 299 ng/L no fim do TRE foi identificada com uma sensibilidade de 92 e 88% de especificidade para predizer falha no processo de desmame. Considerando desfechos clínicos, os pacientes que não permaneceram livres da VM após o primeiro TRE apresentaram maiores taxas de mortalidade na UTI do que os pacientes que não falharam (25 *vs.* 2,2%, p: 0,00). Cinco pacientes no grupo com "falha" foram reintubados dentro de 48 horas após o TRE decorrente de IC congestiva. Dois dos pacientes reintubados morreram de choque cardiogênico.

Edema pulmonar induzido pelo desmame

O edema pulmonar induzido pelo desmame (EPID) está relacionado à transição de uma pressão positiva para um regime de pressão negativa de ventilação, o que cria condições de carga desfavoráveis para o coração (aumento da pré-carga ventricular direita e esquerda e aumento da sobrecarga ventricular direita e esquerda). O EPID encontra-se entre as causas de falência do desmame.

Liu et al. realizaram TRE em 81 doentes, acoplando uma peça T ao tubo, ligada a um nebulizador de oxigênio. Nos casos com monitorização do débito cardíaco por meio do ecocardiograma, foi realizado um teste passivo de elevação da perna por 1 hora antes do TRE. A intolerância do TRE foi definida como a ocorrência de dispneia e/

ou uma dessaturação de oxigênio e/ou hipercapnia e/ou frequência cardíaca ≥ 140 batimentos por minuto e/ou pressão arterial sistólica ≥ 180 mmHg. Se os pacientes falhassem ao TRE, seriam reconectados ao ventilador. O TRE seria repetido no dia seguinte, de acordo com a decisão dos clínicos responsáveis, até a extubação ou morte. Se os especialistas achassem que o fracasso do TRE se devia ao EPID, administravam diuréticos e/ou vasodilatadores periféricos antes do próximo TRE.

A elevação passiva da perna cria um aumento reversível no retorno venoso, permitindo a previsão da capacidade de resposta do fluido. Se durante a elevação dos membros inferiores não houvesse incrementos do índice cardíaco, volume sistólico ou outras variáveis hemodinâmicas assumia-se que o sistema circulatório estaria saturado e o paciente não seria bom respondedor à reposição volêmica. No estudo de Liu, 93,3% dos pacientes diagnosticados com EPID não responderam ao teste de elevação da perna. A remoção de líquidos por diuréticos associados ou não a vasodilatadores fez com que diversos doentes passassem a responder ao teste de elevação da perna e, a partir de então, os pacientes passaram a tolerar o TRE.

Fibrilação atrial e falha de desmame

A fibrilação atrial (FA) é uma das arritmias frequentes com prevalência que varia de 6-26% em pacientes adultos não cardíacos e criticamente doentes; a FA está associada a aumento da mortalidade e a maior tempo de permanência na UTI e ainda a maiores períodos de internação hospitalar. Na admissão na UTI, a FA constitui um fator de risco independente para falha do desmame da VM, associada a maus resultados hospitalares, mesmo em pacientes que não possuem IC, quando sob ventilação mecânica. A fisiopatologia envolvida baseia-se no ritmo irregular e na atividade atrial caótica associada à FA, que causa repercussões hemodinâmicas negativas e consequentemente influencia no processo de desmame de pacientes ventilados mecanicamente. Tseng et al. compararam pacientes com e sem FA crônica e descobriram que os pacientes com FA, dentre outros fatores, permaneceram mais dias sob ventilação mecânica (19,2 *vs.* 18,4 dias, p: 0,04), apresentaram maior permanência na UTI (24,7 *vs.* 20,7 dias, p: 0,02) e tiveram maior tempo de internação hospitalar (65,6 *vs.* 51,8 dias, p: 0,00). Houve maiores taxas de mortalidade na UTI (30,6 vs. 16,1%, p: 0,01), mortalidade hospitalar (41,9 *vs.* 26,5%, p: 0,02) e falha de desmame (37,1 *vs.* 22,0%, p: 0,02).

Caracterização do TRE

No TRE o paciente deve ser colocado em tubo em T ou VM em pressão suporte (PSV) de 5 a 7 cmH$_2$O durante 30 a 120 minutos. Durante o TRE, o paciente deve ser monitorizado para sinais de insucesso. O TRE é considerado bem-sucedido quando os pacientes mantêm padrão respiratório, troca gasosa, estabilidade hemodinâmica e conforto adequados. Os indicativos de insucesso do TRE estão descritos na Tabela 3.

Recomenda-se que, após um TRE bem-sucedido, seja avaliado se as vias aéreas estão pérvias (teste de vazamento do balonete) e se o paciente é capaz de protegê-las, usando técnicas como a da avaliação de tosse eficaz (teste do cartão branco positivo e/ou pico de fluxo maior que 60 L/min). O paciente deve ter nível de consciência adequado, obedecendo aos comandos verbais do fisioterapeuta.

As Diretrizes Brasileiras de Ventilação Mecânica, já mencionadas neste capítulo, são claras em definir que se deve retirar o paciente da

TABELA 3   Indicativos de intolerância ao TRE

Frequência respiratória > 35 rpm
Saturação arterial de O$_2$ < 90%
Frequência cardíaca > 140 bpm
Pressão arterial sistólica > 180 mmHg ou < 90 mmHg
Sinais e sintomas de agitação, sudorese ou alteração do nível de consciência

ventilação invasiva o mais rápido quanto clinicamente possível. Estabelecem, de maneira didática, dois termos importantes para o fisioterapeuta que atua no pós-operatório imediato de cirurgia cardíaca:

- Sucesso de desmame: é o paciente que tem sucesso no TRE, ainda conectado ao ventilador.
- Sucesso de extubação: o paciente que tem a prótese endolaríngea retirada (extubação) após passar no TRE e não é reintubado nas próximas 48 horas.

A Tabela 4 apresenta critérios para que se considere o paciente no pós-operatório de cirurgia cardíaca apto para o início do desmame da VM. Ressalta-se que o fisioterapeuta deve realizar a busca ativa desses pacientes, iniciando assim que possível o processo de suspensão da ventilação mecânica.

VENTILAÇÃO MECÂNICA NÃO INVASIVA NO PÓS-OPERATÓRIO DE CIRURGIA CARDÍACA

Em cardiopatas, a ventilação mecânica não invasiva (VNI) aplicada por pressão positiva contínua em vias aéreas (CPAP) ou utilizando 2 níveis de pressão (BiPAP) é segura; ambas as modalidades têm efeitos semelhantes e são eficazes em prevenir a intubação orotraqueal. Devem ser aplicadas como forma de suporte ventilatório durante edema agudo pulmonar.

No processo de extubação e interrupção da ventilação mecânica invasiva, recomenda-se o uso de VNI imediatamente após a extubação, de forma preventiva, em pacientes selecionados como de maior risco, especialmente nos hipercápnicos. É opinião do autor deste capítulo que os indivíduos submetidos a cirurgia cardíaca sejam colocados em VNI após a extubação, uma vez que a grande maioria desses possui mais de um fator de risco para falência ventilatória. A

Tabela 5 apresenta os principais fatores de risco para falência ventilatória após extubação, motivo pelo qual deve ser instalada de forma preventiva a VNI imediatamente após a extubação.

TABELA 4 Critérios para considerar a aptidão para o desmame

Causa da falência respiratória resolvida ou controlada
$PaO_2 \geq 60$ mmHg com $FIO_2 \leq 0,4$ e PEEP ≤ 5-8 cmH_2O
Hemodinâmica estável, com boa perfusão tecidual, com ou sem doses baixas de vasopressores, ausência de insuficiência coronariana descompensada ou arritmias com repercussão hemodinâmica
Paciente capaz de iniciar esforços inspiratórios
Balanço hídrico zerado ou negativo nas últimas 24 horas
Equilíbrio ácido-básico e eletrolítico normais
Adiar a extubação quando houver programação de transporte para exames ou cirurgia com anestesia geral nas próximas 24 horas

TABELA 5 Fatores de risco para falência respiratória, que devem ser abordados com VNI de forma preventiva, a fim de evitar a falha de extubação

Hipercapnia após extubação (> 45 mmHg)
Insuficiência cardíaca
Tosse ineficaz
Secreções copiosas
Mais de uma falência consecutiva no desmame
Mais de uma comorbidade (ressalta-se aqui a presença de obesidade e DPOC prévia à cirurgia cardíaca)
Obstrução das vias aéreas superiores
Idade > 65 anos
Falência cardíaca como causa da intubação
Apache > 12 no dia da extubação
Pacientes com mais de 72 h de ventilação mecânica invasiva

DPOC: doença pulmonar obstrutiva crônica.

Após cirurgia cardíaca, em casos de insuficiência ventilatória pós-extubação, a VNI pode ser uma opção curativa, estando associada a melhora da troca gasosa, redução de atelectasias e diminuição do trabalho dos músculos ventilatórios. Diminui ainda a necessidade de reintubação orotraqueal. No indivíduo em pós-operatório de cirurgia cardíaca que evolui com insuficiência ventilatória, deve-se utilizar a VNI com cautela, respeitando algumas limitações. Dentre as limitações, sugere-se utilizar pressões mais baixas, como pressão expiratória positiva (EPAP) < 8 cmH$_2$O e pressão inspiratória positiva (IPAP) < 15 cmH$_2$O. Exceção feita nos casos de edema agudo de pulmão de origem cardiogênica, que devem ser abordados com VNI devendo-se empregar BiPAP (com EPAP de 5 a 10 cmH$_2$O e IPAP de até 15 cmH$_2$O) ou CPAP de 5 a 10 cmH$_2$O. Tal prática diminui a necessidade de intubação endotraqueal e reduz a mortalidade hospitalar.

TREINAMENTO MUSCULAR INSPIRATÓRIO NO PÓS-OPERATÓRIO DE CIRURGIA CARDÍACA

Cordeiro et al., em 2018, em ensaio clínico randomizado, submeteram pacientes no pós-operatório de cirurgia de revascularização do miocárdio ao TMI, realizado com Threshold – IMT®, com carga de 40% da Pimáx, em 3 séries de 10 repetições, realizadas 2 vezes por dia até a alta hospitalar. Os resultados desse estudo evidenciaram menor incidência de atelectasias no grupo treinado. Além disso, na alta hospitalar, aqueles que realizaram o protocolo de TMI apresentaram maior força inspiratória e melhor independência funcional quando comparados com os que realizaram uma abordagem fisioterapêutica convencional.

Barros et al. realizaram um protocolo de TMI semelhante ao de Cordeiro (carga de 40% da Pimáx, em 3 séries de 10 repetições), em pacientes no pós-operatório de cirurgia cardíaca, sendo que o TMI era realizado apenas 1 vez por dia, até o dia da alta hospitalar. Esse estudo foi capaz de demonstrar a ocorrência de diminuições importantes da Pimáx, Pemáx, volume corrente e pico de fluxo expiratório no primeiro dia de pós-operatório, quando comparados aos valores de pré-operatório. No dia da alta hospitalar, o grupo TMI apresentou restabelecimento da função ventilatória, retornando seus parâmetros aos valores inicialmente observados, antes da cirurgia.

Revisão sistemática com metanálise realizada por Kendall et al. evidenciou que o TMI após cirurgias de grande porte, como as cardíacas, foi eficaz para reduzir as complicações pulmonares pós-operatórias e o tempo de internação hospitalar. Os autores ressaltam que preferencialmente a intervenção do TMI deve iniciar no pré-operatório. Outra conclusão foi que a reabilitação com TMI é benéfica em todas as idades e níveis de risco, mas os pacientes mais velhos e de alto risco se beneficiam mais. Concluem ainda que o TMI é mais eficaz quando supervisionado e se a prescrição é de pelo menos 2 semanas, com sessões que durem mais de 15 minutos, associadas a incrementos de carga imposta e também à adição de outros modos de exercício, como o aeróbio de intensidade leve a moderada, por exemplo.

ANALGESIA E POTENCIALIZAÇÃO DA TOSSE NO PÓS-OPERATÓRIO DE CIRURGIA CARDÍACA

Guizilini et al. demonstraram que pacientes submetidos a cirurgia de revascularização do miocárdio, independentemente do uso da CEC, apresentaram comprometimento da função pulmonar no pós-operatório. Entretanto, os indivíduos operados sem uso de CEC demonstraram melhor preservação da função pulmonar quando comparados àqueles operados com CEC. Nesse estudo o VEF1 diminuiu de maneira importante no pós-operatório. Ressalte-se que a diminuição do VEF1 se relaciona diretamente com a incapacidade de eliminar rapidamente o ar dos pulmões, prejudicando a tosse.

Outro fator presente nessa população é a dor torácica pós-operatória, devido à própria abordagem cirúrgica. Em nossas pesquisas, demonstrou-se que a dor no primeiro dia de pós-operatório aumenta de maneira significativa, o que limita a função pulmonar e a capacidade de tosse. Sabe-se que a incapacidade de remover secreções no pós-operatório aumenta o risco de complicações. A dor originada de procedimentos de rotina do pós-operatório, associada ao grande estímulo nociceptivo da esternotomia, torna-se fonte importante de morbimortalidade nesse período, por influenciar a capacidade de tossir, respirar e movimentar-se adequadamente. Assumindo que a dor limita a capacidade de tosse, adotar técnicas que potencializem a analgesia é fundamental. Outro estudo feito pelo nosso grupo de pesquisa demonstrou que a adoção da estimulação nervosa elétrica transcutânea (TENS) melhora a capacidade de tosse no pós-operatório de cirurgias cardíacas. Nesse estudo, após a aplicação de 20 minutos de TENS com 2 pares de eletrodos posicionados ao redor da região do esterno (a frequência na TENS foi de 80 a 110 Hz, com largura de pulso entre 50 e 80 μs), a dor foi reduzida em até 75%. Tal redução foi acompanhada de melhora do pico de fluxo de tosse, que aumentou de 143 para 190 L/min (p: 0,00). Além da melhora na capacidade de tosse, evidenciaram-se ainda diminuição na frequência ventilatória e aumento nos valores de SpO_2. Importante mencionar que, no estudo descrito, os pacientes estavam há pelo menos 8 horas sem fazer uso de fármacos analgésicos.

BIBLIOGRAFIA

1. Barbas CS, Ísola AM, Farias AM, et al. Recomendações brasileiras de ventilação mecânica 2013. Parte II. Rev Bras Ter Intens. 2014;26(3):215-39.
2. Barros GF, Santos CS, Granado FB, et al. Treinamento muscular respiratório na revascularização do miocárdio. Braz J Cardiovasc Surg. 2010;25(4):483-90.
3. Bolzan DW, Gomes WJ, Rocco IS, et al. Early open-lung ventilation improves clinical outcomes in patients with left cardiac dysfunction undergoing off-pump

coronary artery bypass: a randomized controlled trial. Braz J Cardiovasc Surg. 2016;31(5):358-64.

4. Cordeiro ALL, Gardenghi G, Guimarães AR, et al. Inspiratory muscle training and functional independence in patients submitted to myocardial revascularization. Clinical trial. Int J Angiol Vasc Surg. 2018;IJAVS-104.

5. Guizilini S, Gomes WJ, Faresin SM, et al. Avaliação da função pulmonar em pacientes submetidos à cirurgia de revascularização do miocárdio com e sem circulação extracorpórea. Braz J Cardiovasc Surg. 2005;20(3):310-6.

6. Hulzebos EH, van Meeteren NL, van den Buijs BJ, et al. Feasibility of preoperative inspiratory muscle training in patients undergoing coronary artery bypass surgery with a high risk of postoperative pulmonary complications: a randomized controlled pilot study. Clin Rehabil. 2006;20(11):949-59.

7. Kendall F, Oliveira J, Peleteiro B, et al. Inspiratory muscle training is effective to reduce postoperative pulmonary complications and length of hospital stay: a systematic review and meta-analysis. Disabil Rehabil. 2018;40(8):864-82.

8. Lara T, Hajjar L, Almeida J, et al. High levels of B-type natriuretic peptide predict weaning failure from mechanical ventilation in adult patients after cardiac surgery. Clinics. 2013;68(1):33-8.

9. Liu J, Shen F, Teboul J-L, et al. Cardiac dysfunction induced by weaning from mechanical ventilation: incidence, risk factors, and effects of fluid removal. Crit Care. 2016;20(1):369.

10. Mebazaa A, Pitsis A, Rudiger A, et al. Clinical review: practical recommendations on the management of perioperative heart failure in cardiac surgery. Crit Care Med. 2010;14(2):201.

11. Natarajan K, Patil S, Lesley N, et al. Predictors of prolonged mechanical ventilation after on-pump coronary artery bypass grafting. Annals of Cardiac Anaesthesia. 2006;9:31-6.

12. Santos JL, Kushida CL, Souza AH, et al. Analgesia por estimulação elétrica transcutânea no pós-operatório de cirurgia cardíaca. Rev Bras de Saúde Funcional. 2015;2(1):15-23.

13. Tseng YH, Ko HK, Tseng YC, et al. Atrial fibrillation on intensive care unit admission independently increases the risk of weaning failure in nonheart failure mechanically ventilated patients in a medical intensive care unit: a retrospective case-control study. Medicine. 2016;95(20):e3744.

14. Wong DT, Cheng DC, Kustra R, et al. Risk factors of delayed extubation, prolonged length of stay in the intensive care unit, and mortality in patients undergoing coronary artery bypass graft with fast-track cardiac anesthesia: a new cardiac risk score. Anesthesiology. 1999;91(4):936-44.

25 Abordagem ventilatória no paciente submetido a cirurgia abdominal

Amaro Afrânio Araújo Filho
Gustavo Melo Rios Souza
Lucas de Assis Pereira Cacau
Telma Cristina Fontes Cerqueira

INTRODUÇÃO

As cirurgias abdominais são classicamente divididas em dois tipos: alta e baixa. As realizadas por incisão acima da cicatriz umbilical (alta), em comparação com as cirurgias que envolvem incisões infraumbilicais (baixa), são associadas a maior incidência de complicações pulmonares. Na realização da cirurgia abdominal alta, a função diafragmática estará alterada pela irritação local, inflamação, trauma e pelo efeito da dor incisional. Todavia, o que mais se aceita é que a diminuição do volume pulmonar seja causada por paresia do diafragma, em consequência de uma inibição reflexa do nervo frênico através dos receptores simpáticos, vagal e esplênico.

Pacientes submetidos à cirurgia de andar superior do abdome desenvolvem padrão pulmonar restritivo, com importante redução dos volumes e capacidades pulmonares, em torno de 40 e 60%. Em consequência, adotam ritmo respiratório rápido e superficial, com diminuição da força muscular respiratória, proporcionando um déficit da ventilação e expansibilidade principalmente das áreas mais inferiores do pulmão. É comum nesses indivíduos o surgimento de atelectasias, complicação mais frequente, com posterior hipoxemia. A hipoventilação adotada por esses pacientes, associada ao comprometimento mucociliar e ao imobilismo, acarreta comprometimento da tosse e proporciona o surgimento de pneumonia, considerada a segunda complicação pós-operatória mais frequente nesse tipo de paciente e a principal causa de mortalidade.

Alguns fatores de risco, como o tipo de anestesia e o tempo de cirurgia acima de 3 horas e meia, associados às doenças pulmonares e cardiovasculares, elevam o risco de complicações pulmonares naqueles pacientes submetidos às cirurgias abdominais de andar superior.

Dentro desse contexto, a atuação da fisioterapia respiratória tem sido cada vez mais evidente na prevenção e tratamento de complicações pós-operatórias, utilizando métodos e técnicas capazes de melhorar a mecânica respiratória, a expansão pulmonar, a higiene brônquica e a força muscular respiratória.

AVALIAÇÃO DE VOLUMES, CAPACIDADES E FLUXOS RESPIRATÓRIOS

As alterações na mecânica respiratória decorrentes da cirurgia abdominal promovem redução dos volumes, capacidades pulmonares e fluxos da via aérea. Essa diminuição pode permanecer de 7-14 dias após o procedimento cirúrgico.

Nesse contexto, a medida dos volumes pulmonares estáticos exerce importante papel na avaliação funcional pulmonar tanto no pré quanto no pós-operatório de cirurgia abdominal, oferecendo, de forma indireta, a elasticidade pulmonar e, assim, o estabelecimento de fluxos expiratórios forçados. Essa condição auxilia na elaboração do diagnóstico fisioterapêutico e na elaboração do planejamento terapêutico. Entre as técnicas para avaliação de volumes, capacidades pulmonares e fluxos estão as descritas a seguir.

Espirometria

Trata-se de uma ferramenta diagnóstica mais utilizada na avaliação funcional respiratória e no diagnóstico funcional, com ampla aplicabilidade e reprodutibilidade na maioria dos pacientes. Mede o volume e os fluxos aéreos derivados de manobras inspiratórias e expiratórias máximas forçadas ou lentas. Vários parâmetros podem ser derivados dessa avaliação, sendo os mais utilizados na prática clínica os expostos na Tabela 1.

TABELA 1 Índices espirométricos

Parâmetros	Significado
Capacidade vital (CV)	Maior volume de ar mobilizado em uma expiração. Pode ser obtido através de manobras forçadas (CVF) ou lentas (CVL)
Volume expiratório forçado no primeiro segundo (VEF$_1$)	Volume de ar exalado no primeiro segundo da manobra de CVF. É considerado uma das variáveis mais úteis clinicamente
Relação VEF$_1$/CV	Razão entre o volume expirado no primeiro segundo e a capacidade vital, sendo muito importante para o diagnóstico de distúrbio obstrutivo. Pode ser considerado o VEF$_1$/CVF ou o VEF$_1$/CVL
Fluxo expiratório forçado intermediário (FEF 25-75%)	Fluxo expiratório forçado obtido durante a manobra de CVF, na faixa intermediária entre 25-75% da CVF
Pico de fluxo expiratório	Fluxo máximo de ar durante a manobra de CVF. Guarda dependência em relação ao esforço, o que o torna um bom indicador da colaboração na fase inicial da expiração
Ventilação voluntária máxima (VVM)	Maior volume de ar que o indivíduo pode mobilizar em 1 min com esforço voluntário máximo. A manobra é geralmente executada em um período de 10-15 s, sendo o volume medido nesse período de tempo extrapolado para o valor de 1 min. É uma medida útil que oferece informações sobre o trabalho dos músculos inspiratórios e expiratórios, promovendo uma visão global inespecífica da capacidade ventilatória

Fonte: adaptada de Trindade, 2015; Pereira, 2002.

Como citado anteriormente, as modificações pulmonares pós-operatórias são equivalentes a um padrão respiratório do tipo restritivo. Assim, observa-se redução do volume expirado forçado no primeiro segundo e da capacidade vital, associada à relação VEF_1/CVF normal ou aumentada. A proximidade do ato operatório com o diafragma é o principal fator determinante dessas alterações, sendo os maiores impactos provenientes de cirurgias de abdome superior. Essas mudanças atingem seu pico de 24-48 horas após a cirurgia.

A espirometria é utilizada inclusive para avaliação de risco pré-operatório e prognóstico, requerida especialmente para pacientes com histórico de tabagismo, doença pulmonar crônica, dispneia e tosse inexplicada, candidatos à cirurgia abdominal alta. Não é considerada um preditor independente efetivo de risco individual para complicações pulmonares pós-operatórias em cirurgias não cardiotorácicas, mesmo assim a literatura sugere que a espirometria anormal ($VEF_1/CVF < 50\%$) pode identificar pacientes com maior risco de complicações pulmonares pós-operatórias.

Ventilometria

A ventilometria auxilia na determinação da presença e da gravidade de uma restrição pulmonar, fornecendo informações importantes acerca da mecânica respiratória, como volume minuto, volume corrente, frequência respiratória e capacidade vital.

O procedimento da ventilometria se dá através da conexão do ventilômetro, graduado em litros, à interface escolhida (tubo traqueal, cânula de traqueostomia, máscara facial ou bocal com prendedor nasal). Solicita-se ao paciente que, em sedestação, inspire e expire relaxadamente, enquanto, com a ajuda de um cronômetro, são contadas as incursões respiratórias efetivamente completadas em 1 minuto, tempo durante o qual o aparelho marca o volume minuto (VM) do paciente. O volume corrente é então determinado pela divisão do VM pela frequência respiratória. Para a medida da capacidade vital, solicita-se ao paciente uma inspiração máxima até a capacidade pulmonar total, seguida de uma expiração máxima não forçada até o volume residual (VR).

Posteriormente à realização do exame, deve-se calcular o valor previsto de CV para o paciente, conforme a Tabela 2.

No pós-operatório, especialmente em cirurgias abdominais altas, costuma-se observar uma redução do volume minuto, da capacidade vital e do volume corrente, com elevação da frequência respiratória. A frequência respiratória é um marcador de extrema importância para a mensuração do esforço respiratório, podendo haver risco inerente de exaustão muscular e das reservas metabólicas nesses pacientes na persistência deste quadro.

Avaliação do fluxo expiratório

O pico de fluxo expiratório se correlaciona diretamente com a capacidade de tossir e eliminar secreções. Para a avaliação, utiliza-se o aparelho denominado *Peak Flow Meter* adaptado ao bocal, máscara ou conector para via aérea artificial. O paciente é posicionado em sedestação e realiza uma inspiração profunda até a capacidade pulmonar total (CPT), seguida de manobra de tosse. Valores abaixo de 160 L/min representam tosse ineficaz, com comprometimento do *clearance* mucociliar.

No pós-operatório de cirurgia abdominal, especialmente abdome superior, ocorre prejuízo nos mecanismos de defesa pulmonar.

TABELA 2 Fórmula para cálculo da CV prevista

Sexo masculino	Sexo feminino
Idade de 25 a 78 anos	Idade de 20 a 76 anos
CVF = (estatura x 0,059) – (idade × 0,0229) – 4,569	CVF = (estatura x 0,0433) – (idade × 0,0164) – 2,967
Limite inferior: previsto – 0,864	Limite inferior: previsto – 0,556

Fonte: adaptada de Pereira, 2002.

Há diminuição da eficácia da tosse como resultado da dor pós-operatória e disfunção pulmonar restritiva, resultando em redução da eliminação das secreções e maior risco de consequências clinicamente importantes para população de alto risco de desenvolvimento de complicações pós-operatórias, como a atelectasia obstrutiva e infecções respiratórias.

Teste cardiopulmonar de exercício

O teste cardiopulmonar de exercício (TCPE) tem tido importância crescente como método de avaliação funcional. O teste consiste em submeter o indivíduo a um exercício de intensidade gradativamente crescente até a exaustão ou o surgimento de sintomas e/ou sinais limitantes.

Nesse exame se mensuram a ventilação (VE), o consumo de oxigênio (VO_2), a produção de gás carbônico (VCO_2) e as demais variáveis de um teste de exercício convencional. Adicionalmente, podem ser verificadas, em situações específicas, a oximetria de pulso e as alças fluxo-volume antes, durante e após o esforço. A análise integrada dos dados permite a completa avaliação dos sistemas cardiovascular, respiratório, muscular e metabólico no esforço, sendo considerada padrão-ouro na avaliação funcional cardiorrespiratória.

O TCPE permite definir mecanismos relacionados à baixa capacidade funcional, os quais podem ser causadores de sintomas como a dispneia, correlacionando-os com alterações dos sistemas cardiovascular, pulmonar e musculoesquelético.

Pode ser de grande aplicabilidade na avaliação prognóstica em determinados perfis de pacientes no pré-operatório, além de auxiliar na prescrição mais criteriosa do exercício no pós-operatório.

AVALIAÇÃO DA FORÇA MUSCULAR INSPIRATÓRIA

Os músculos abdominais mantêm estreita relação com o diafragma nos fenômenos respiratórios. Na inspiração, quando o diafragma se contrai e abaixa, diminui a tonicidade dos músculos abdominais. Por sua vez, quando o diafragma se eleva, a parede abdominal se retrai, o que se verifica no movimento de expiração.

Na realização da cirurgia abdominal, o diafragma comprometido pode ser o responsável pela diminuição da capacidade vital (CV), atelectasia e hipoxemia, além da diminuição da complacência pulmonar e da parede torácica, diminuição da eficácia da tosse como resultado da redução da capacidade inspiratória e dor pela incisão e diminuição da eliminação das secreções causada pela imobilidade e tosse ineficaz.

Para minimizar tais complicações pós-operatórias, orienta-se a monitorização da força desses músculos. A manovacuometria pode ser útil na monitorização da função respiratória desses pacientes, pois mensura as pressões respiratórias máximas por meio de um equipamento denominado manovacuômetro. É um teste simples, rápido e não invasivo por meio do qual a pressão negativa (pressão inspiratória máxima – PImáx) e a pressão positiva (pressão expiratória máxima – PEmáx) são obtidas por meio de manobras voluntárias que correspondem aos níveis de força muscular inspiratória e expiratória, respectivamente.

A PImáx e a PEmáx são geradas, respectivamente, durante a inspiração e a expiração máximas contra uma via aérea ocluída, com o aparelho conectado a uma peça bucal e esforço dependente do indivíduo avaliado.

Na avaliação da PImáx, o indivíduo avaliado é orientado a realizar uma manobra de esforço inspiratório máximo após a realização de uma expiração máxima, próxima ao VR; já para a obtenção da PEmáx, orienta-se a realização de um esforço expiratório máximo após uma inspiração máxima, próxima à CPT. As manobras devem ser realizadas por 3 vezes com sustentação do esforço por pelo menos 3 segundos, com o indivíduo na posição sentada ou em ortostase. Os valores obtidos devem ser comparados com valores previstos e calculada, então, a porcentagem de força muscular respiratória encontrada.

Atualmente, pode ser encontrada grande variedade de modelos e marcas de manovacuômetros, destacando-se a linha de dispositivos *POWERbreathe*. Esse dispositivo é utilizado para avaliação e treinamento muscular inspiratório (TMI).

DIAGNÓSTICO POR IMAGEM DAS COMPLICAÇÕES PULMONARES PÓS-OPERATÓRIAS

Pacientes submetidos a cirurgia abdominal têm risco aumentado de complicações pulmonares pós-operatórias (CPP), sendo as principais causas de morbidade e mortalidade, além de contribuir fortemente para o aumento do tempo de internação hospitalar e dos custos pós-operatórios. Destacam-se dentre as principais CPP: pneumonia, insuficiência respiratória, atelectasia, derrame pleural, pneumotórax e broncoespasmo.

Para o diagnóstico de tais complicações, os exames de imagem mais comumente utilizados são a radiografia de tórax e a tomografia computadorizada de tórax.

Na pneumonia, a consolidação ocorre quando um pulmão infectado passa de uma condição aerada para uma de consistência sólida, sem ar, através do acúmulo de exsudatos nos alvéolos e ductos adjacentes. Sinais como o do broncograma aéreo são comuns, identificados como imagens tubulares hipertransparentes em meio a opacidades.

O colapso pulmonar também é uma das possíveis CPP, e se apresenta pela expansão incompleta ou perda de volume. Os achados radiográficos de atelectasia incluem: aumento da opacidade; aglomeração e reorientação dos vasos pulmonares; deslocamento de fissuras; elevação do diafragma; deslocamento do hilo; aglomeração de costelas; hiperinsuflação compensatória do pulmão normal; desvio do mediastino; rotação cardíaca e rearranjo brônquico.

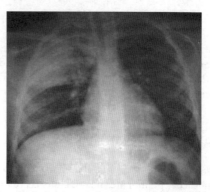

FIGURA 1 Pneumonia do lobo superior direito representada por um padrão de consolidação. A localização é confirmada pela fissura horizontal inferior. Nota-se também a presença dos broncogramas aéreos.

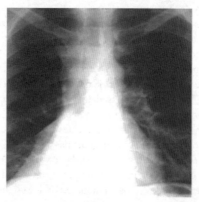

FIGURA 2 A atelectasia do lobo inferior direito causa um deslocamento inferior da fissura maior, de modo que ela se torna visível na radiografia de tórax posteroanterior. Observe que a atelectasia do lobo inferior não apaga a borda do coração.

Derrames pleurais, a depender da sua magnitude, podem produzir apagamento de um ângulo costofrênico, aparente elevação do diafragma, opacidade periférica homogênea com uma linha paralela à parede lateral do tórax, opacidade nas fissuras interlobares ou opacificação completa de todo um hemitórax, com desvio do mediastino.

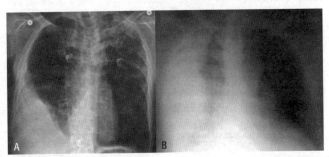

FIGURA 3 Exemplos de derrames pleurais (DP) de diferentes magnitudes. A: moderado DP; B: grande opacidade homogênea no tórax lateral, como resultado de uma grande efusão pleural.

TERMOGRAFIA INFRAVERMELHA

A termografia infravermelha (TI) é um método não invasivo e não radioativo que detecta a energia térmica eletromagnética emitida pelo corpo relacionada a alteração no fluxo sanguíneo e a converte em imagem. Embora existam diversos tipos de sensores térmicos para as mais diversas aplicações, a emissão térmica cutânea é estudada melhor pela TI. A TI computadorizada é usada como ferramenta eficaz para o diagnóstico de várias doenças, dada sua eficiência na análise da distribuição da temperatura na superfície da pele.

Observa-se como vantagem de sua utilização o fato de ser um procedimento seguro, não invasivo, que não envolve radiação ionizante e disponibiliza parâmetros objetivos para avaliação.

Para garantir a estabilização térmica (*thermal stability*), o tempo que leva para o sensor se resfriar adequadamente e registrar medidas precisas é de 20 minutos antes da avaliação dos indivíduos, e a região a ser examinada deve ser exposta à temperatura ambiente por 15 minutos – tempo suficiente para o corpo entrar em equilíbrio térmico (balanço térmico) com a sala.

Segundo o manual da TI, os limites máximo e mínimo de temperatura não são fixos. Podem variar em indivíduos normais entre 23 a 35,2°C. A diferença depende do metabolismo de cada pessoa, do tipo de projeção e da doença.

Para registro da imagem, o indivíduo deve ser posicionado simetricamente em relação aos lados direito/esquerdo, com os braços ao lado do corpo, em ortostase.

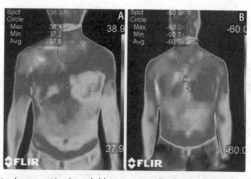

FIGURA 4 Imagens térmicas obtidas com o auxílio do termógrafo *Flir One PRO*. A: paciente em pós-operatório de cirurgia abdominal; B: paciente em pós-operatório de cirurgia abdominal, após 10 sessões de reabilitação. As áreas mais esbranquiçadas representam maior ativação muscular.

25 Abordagem ventilatória no paciente submetido a cirurgia abdominal   385

A termografia tem-se mostrado uma ferramenta útil ao diagnóstico precoce, em virtude da alta sensibilidade em diversas situações: lesões musculares, distúrbios ocupacionais, áreas isquêmicas, locais de atrito excessivo em próteses, sobrecargas articulares e ainda na avaliação da atividade de várias doenças.

MANEJO DA INSUFICIÊNCIA RESPIRATÓRIA E TERAPIA DE EXPANSÃO PULMONAR (TEP)

A insuficiência respiratória aguda é uma complicação relativamente comum após a cirurgia abdominal, associada a morbidade e mortalidade significativas. Várias são as causas que levam a essa condição, por exemplo: fatores relacionados a complicações cirúrgicas, como o vazamento anastomótico, que leva à mediastinite, o choque séptico e o desconforto respiratório agudo; alterações que levam ao comprometimento multifatorial da função respiratória, entre elas a disfunção muscular, a alteração da mecânica pulmonar e o desenvolvimento de atelectasia pulmonar, que leva à hipoxemia no pós-operatório e induz o desenvolvimento de complicações, como pneumonia ou insuficiência respiratória aguda.

O manejo da insuficiência respiratória aguda após cirurgia abdominal em adultos internados em UTI requer, muitas vezes, IOT e VM, no entanto a VM convencional com IOT tem sido associada a complicações precoces e tardias de aumento da morbidade e mortalidade, prolongada permanência na UTI e hospitalar, além do aumento dos custos adicionais de assistência à saúde.

Nesse sentido, a ventilação não invasiva com pressão positiva (VNIPP) tem sido associada a menor taxa de intubação traqueal em adultos com insuficiência respiratória aguda, reduzindo a incidência de complicações e mortalidade associada à ventilação invasiva. O VNIPP inclui formas de suporte ventilatório aplicadas sem o uso de um tubo traqueal, incluindo pressão positiva contínua nas vias aéreas

(CPAP) com ou sem suporte de pressão inspiratória (NPPV de 2 níveis ou BiPAP®, Respironics Inc, Murrysville, PA). A VNIPP de 2 níveis difere do CPAP no fornecimento de assistência respiratória para descansar os músculos da respiração. A VNIPP tem sido associada a menores taxas de intubação traqueal em adultos com insuficiência respiratória aguda, reduzindo a incidência de complicações e mortalidade, por melhorar as trocas gasosas, minimizar a formação de atelectasias e aumentar a capacidade residual funcional e o VC.

Mesmo em cirurgias esofágica e gástrica, que eram geralmente consideradas contraindicações ao uso de VNIPP, o benefício de sua utilização vem sendo considerado por recentes revisões sistemáticas, sem fornecer evidências de que haja sinal de aumento do risco de deiscência de anastomose quando a VNIPP é administrada durante o atendimento imediato pós-cirurgia bariátrica.

Ajustes adequados e seguros dos parâmetros ventilatórios e a escolha da melhor interface contribuem decisivamente para o sucesso da terapia, na medida em que reduzem vazamentos de ar ao redor da máscara e diminuem a ocorrência de úlceras na face e dorso do nariz, tornando a VNIPP mais confortável para o paciente.

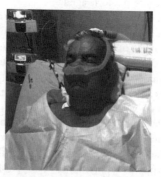

FIGURA 5 Paciente em pós-operatório de cirurgia abdominal em posição Fowler elevado no leito, sob ventilação não invasiva.

TERAPIA DE REMOÇÃO DE SECREÇÃO

A incapacidade do paciente para tossir eficazmente após a cirurgia é descrita como parte da base fisiopatológica das CPP, pois pode levar ao acúmulo excessivo de secreções pulmonares e aumentar o risco de atelectasias obstrutivas e infecções respiratórias. A dor pós-operatória e a dispneia pulmonar restritiva são fatores importantes associados ao comprometimento da tosse.

Os resultados de um estudo de coorte prospectivo confirmam que a eficácia da tosse é prejudicada no pós-operatório de cirurgia abdominal alta. O pico de fluxo cai para 54% do valor pré-operatório no primeiro dia de pós-operatório e, no 5º dia de pós-operatório, ainda é significativamente menor em relação às medidas observadas antes da cirurgia. Além disso, o pico de fluxo é correlacionado com a capacidade vital forçada e com a dor durante a tosse, e o menor pico de fluxo de tosse no primeiro dia de pós-operatório tende a aumentar o risco de complicações pulmonares.

Diante disso, entre as técnicas de terapia de remoção de secreção, a mais utilizada nesse tipo de pós-cirúrgico é a expiração forçada ou *Huffing*, que consiste na realização de 1 ou 2 expirações forçadas com a glote aberta, com a finalidade de promover a expectoração. Por ser realizada com a glote aberta, não promove um aumento importante da pressão intrapleural, diminuindo, assim, a dor durante a tosse.

Manobras de respirações profundas seguidas de tosse também são sugeridas, como a realização de 2 séries de 10 respirações de fluxo lento ao máximo da capacidade inspiratória com 2 a 3 respirações fracionadas para gerar uma manobra de empilhamento, sendo cada respiração mantida por 3 a 5 segundos. Cada conjunto de 10 respirações é seguido por 3 tosses ou uma técnica de expiração forçada com a glote aberta (*Huffing*), com um pequeno travesseiro firme pressionado sobre a incisão abdominal para apoiar e encorajar maior força expiratória. Os participantes são incentivados a praticar esses exercícios antes da cirurgia para desenvolver familiaridade com a manobra.

A educação fisioterapêutica pré-operatória, com a entrega de informações preparatórias direcionadas ao paciente em relação a sua participação pós-operatória, e o papel que esses exercícios exercem na redução de complicações graves devem ser administrados a todos os pacientes submetidos a cirurgia abdominal superior aberta. Estudos sugerem que uma única sessão de fisioterapia pré-operatória reduz significativamente as taxas de complicações pulmonares pós-operatórias, independentemente da fisioterapia pós-operatória.

O uso de recursos instrumentais que promovem oscilação oral de alta frequência também pode beneficiar esses pacientes por meio de dois mecanismos de ação: as vibrações geradas pelo fluxo expiratório no dispositivo diminuem a viscoelasticidade do muco, facilitando a remoção das secreções retidas; e a pressão positiva expiratória gerada mantém o calibre e evita o colapso precoce das vias aéreas, facilitando a desobstrução e exercendo um possível efeito adicional na expansão pulmonar.

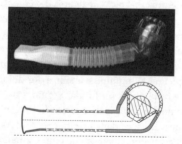

FIGURA 6 Dispositivo de pressão expiratória positiva (PEP) oscilante, modificado pela adição de um adaptador inserido entre a válvula oscilante e o bocal. Essa providência foi adotada para que os participantes pudessem usá-lo no ângulo desejado, enquanto em qualquer posição do corpo e sem qualquer sensação desconfortável de vibração dentária.
Fonte: Zhang et al., 2015.

A manobra de hiperinsuflação manual, realizada com o auxílio de um ressuscitador manual, com a aplicação de alto volume com baixo fluxo inspiratório, seguida de pausa inspiratória e finalizada com alto fluxo expiratório, é outro procedimento que pode ser utilizado para facilitar a remoção de secreções. Sua efetividade é usualmente avaliada pela capacidade de gerar um *flow bias* expiratório, ou seja, uma condição em que o pico de fluxo expiratório é superior ao pico de fluxo inspiratório, favorecendo o deslocamento de secreções em direção à orofaringe durante a exalação.

O posicionamento e técnicas manuais, como a compressão torácica manual rápida/brusca ou lenta/gradual e a vibrocompressão, que consiste em uma força compressiva e oscilatória durante a fase expiratória, também podem ser associados às outras técnicas para otimizar a eliminação de secreções em pacientes no pós-operatório de cirurgias abdominais.

TREINAMENTO MUSCULAR INSPIRATÓRIO

Vistas possíveis complicações respiratórias provindas dos procedimentos cirúrgicos abdominais, e sabendo-se que a fraqueza muscular respiratória tem sido sugerida como fator contribuinte dessas complicações, o treinamento muscular inspiratório (TMI) tem sido proposto como uma forma de terapia desde o pré-operatório. O TMI visa aumentar a força e a resistência muscular inspiratória aplicando uma carga resistiva aos músculos inspiratórios para obter treinamento.

Métodos de fornecimento de TMI incluem carga pressórica do limiar inspiratório, hiperpneia isocápnica/normocápnica e sobrecarga de fluxo resistiva inspiratória.

Diante da fraqueza muscular inspiratória, o sistema sofre uma sobrecarga, desencadeando uma resposta simpática no músculo esquelético, que parece ser mediada por fibras nervosas sensíveis ao

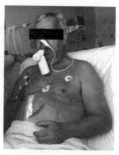

FIGURA 7 Paciente em primeiro dia de pós-operatório de cirurgia abdominal em sedestação no leito com os membros inferiores pendentes, realizando treino muscular inspiratório com o dispositivo *Powerbreathe*.
Fonte: imagens cedidas pelos autores.

acúmulo de metabólitos. Esse mecanismo compensatório é conhecido como efeito metaborreflexo do músculo inspiratório e pode gerar vasoconstrição no músculo esquelético periférico, limitando o desempenho físico ao reduzir o fluxo sanguíneo para músculos ativos e diminuindo a tolerância ao exercício.

O treinamento de exercícios aeróbicos pode melhorar o desempenho muscular inspiratório, por exemplo, a capacidade oxidativa do diafragma, porém não se sabe se isso se traduz em atenuação do metaborreflexo muscular respiratório.

O TMI pode ser uma estratégia importante para reduzir as CPP, especialmente aquelas que envolvem lesão da musculatura respiratória e da parede torácica. Com o intuito de elucidar os potenciais benefícios da TMI no pós-operatório, várias metanálises foram realizadas; como conclusão geral, as intervenções fisioterapêuticas com TMI dirigidas a pacientes cirúrgicos são eficazes para reduzir o risco de CPP e diminuir o tempo de internação, indicando também iniciar as intervenções fisioterapêuticas no pré-operatório.

Embora os efeitos benéficos do TMI se estendam a todas as idades e níveis de risco, os indivíduos mais idosos e de alto risco se beneficiam mais, assim como os pacientes submetidos a cirurgia pulmonar. A eficácia das intervenções fisioterapêuticas está relacionada com a dose do TMI; a prescrição deve ter pelo menos um período de 2 semanas, sessões supervisionadas com mais de 5 minutos, com incremento de carga imposto e adição de outros modos de exercício. Em pacientes com doenças crônicas, o treinamento tem sido proposto com base nos valores da Pimax (40% da pressão inspiratória máxima), 6 vezes por semana e por 12 semanas.

Outra metanálise também fortalece a hipótese de iniciar as intervenções pré-operatórias para fortalecer a musculatura inspiratória com o intuito de melhorar a recuperação pós-operatória e reduzir a incidência de CPP.

MOBILIZAÇÃO PRECOCE

As complicações pós-operatórias podem ser potencializadas pelo repouso e pelo imobilismo. A mobilização precoce é fundamental para reestabelecer as capacidades funcionais e a independência dos pacientes e pode ser iniciada em qualquer momento, seja no período pré-operatório ou no pós-operatório, e deve durar até que a recuperação máxima da função física e a participação na sociedade sejam alcançadas.

A implementação de um protocolo de mobilização precoce tem a proposta de prevenir ou minimizar alterações pós-operatórias, reduzindo as complicações pulmonares, a instabilidade de feridas, o deslocamento do dreno, a hipotensão ortostática, a perda funcional, dentre outros desfechos. Estudos de reabilitação precoce demonstraram melhorias na aptidão física e nas medidas funcionais, além da redução no número de transferências para uma casa de repouso após a alta hospitalar.

Um programa de mobilização precoce consiste em um conjunto de exercícios (controle de tronco, ortostatismo, treino de marcha e exercícios aeróbicos e de fortalecimento muscular) realizados pelo menos 2 vezes ao dia e implementados de acordo com o nível de funcionalidade ou mobilidade do paciente, inicialmente avaliado pelo fisioterapeuta.

Desde a instituição dos primeiros protocolos de mobilização até os dias atuais, há uma tendência ao estabelecimento de etapas a serem seguidas, obedecendo e respeitando o estado de consciência e a condição clínica de cada paciente. Protocolos de mobilização têm sido propostos, e um dos mais utilizados nas UTI do Brasil foi o proposto por Morris et al., que traz 5 níveis de mobilização, iniciando no estágio I, com o paciente inconsciente, por meio do alongamento passivo e da mobilização passiva de membros inferiores (MMII) e superiores (MMSS), até o estágio V, em que o paciente poderá ser transferido ativamente para a poltrona e iniciar a deambulação assistida.

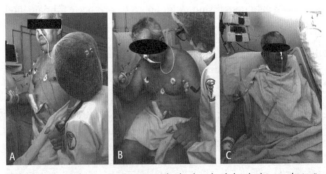

FIGURA 8 A: paciente em pós-operatório de cirurgia abdominal em sedestação no leito com os membros inferiores pendentes; B: paciente em ortostase à beira do leito; imagem C: paciente em sedestação fora do leito.

BIBLIOGRAFIA

1. Boden I, Browning L, Skinner EH, et al. The LIPPSMAck POP (Lung Infection Prevention Post Surgery – Major Abdominal – with Pre-Operative Physiotherapy) trial: study protocol for a multi-centre randomised controlled trial. Trials. 2015;16:573.
2. Colucci DBB, Fiore JF, Paisani DM, et al. Cough impairment and risk of postoperative pulmonary complications after open upper abdominal surgery. Respir Care. 2015;60(5):673-8.
3. Denehy L. The physiotherapy management of patients following upper abdominal surgery [Tese]. Melbourne: University of Melbourne; 2001.
4. Dronkers J, Veldman A, Hoberg E, van der Waal C, van Meeteren N. Prevention of pulmonary complications after upper abdominal surgery by preoperative intensive inspiratory muscle training: a randomized controlled pilot study. Clin Rehabil. 2008;22(2):134-42.
5. Fagevik Olsén M, Hahn I, Nordgren S, et al. Randomized controlled trial of prophylactic chest physiotherapy in major abdominal surgery. Brit J Surg. 1997;84(11):1535-8.
6. Faresin SM, Barreto Neto J, Junior CF. Cirurgia torácica geral. São Paulo: Atheneu; 2005.
7. Faria DAS, da Silva EMK, Atallah ÁN, et al. Noninvasive positive pressure ventilation for acute respiratory failure following upper abdominal surgery (review). Cochrane Database Syst Rev. 2015;10:1-36.
8. Faria DAS, da Silva EMK, Atallah ÁN, Vital FMR. Noninvasive positive pressure ventilation for acute respiratory failure following upper abdominal surgery. Cochrane Database of Systematic Reviews. 2015; issue 10. Art. No.: CD009134. doi:10.1002/14651858.CD009134.pub2.
9. Fernandes SCS, Santos RS, Giovanetti EA, et al. Impacto da fisioterapia respiratória na capacidade vital e na funcionalidade de pacientes submetidos à cirurgia abdominal. Einstein. 2016;14(2):202-7.
10. Forgiarini Junior LA, Carvalho AT, Ferreira TS, Monteiro MB, Dal Bosco A, Gonçalves MP, et al. Physical therapy in the immediate postoperative period after abdominal surgery. J Bras Pneumol. 2009;35(5):455-9.
11. Ireland CJ, Chapman TM, Mathew SF, Herbison GP, Zacharias M. Continuous positive airway pressure (CPAP) during the postoperative period for prevention of postoperative morbidity and mortality following major abdominal surgery (review). Cochrane Database Syst Rev. 2014 Aug 1;(8):CD008930. doi: 10.1002/14651858.CD008930.pub2.

12. Janssen TL, Steyerberg EW, Langenberg JCM, de Lepper CCHAvH, Wielders D, Seerden TCJ, et al. Multimodal prehabilitation to reduce the incidence of delirium and other adverse events in elderly patients undergoing elective major abdominal surgery: an uncontrolled before-and after study. PLoS ONE. 2019;14(6):e0218152. doi:https:// doi.org/10.1371/journal.pone.0218152.

13. Katsura M, Kuriyama A, Takeshima T, Fukuhara S, Furukawa TA. Preoperative inspiratory muscle training for postoperative pulmonary complications in adults undergoing cardiac and major abdominal surgery. Cochrane Database Syst Rev. 2015;(10):CD010356.

14. Kendall F, Oliveira J, Peleteiro B, Pinho P, Bastos PT. Inspiratory muscle training is effective to reduce postoperative pulmonary complications and length of hospital stay: a systematic review and meta-analysis. Disability and Rehabilitation. 2017. doi:10.1080/09638288.2016.1277396.

15. Mans CM, Reeve JC, Elkins MR. Postoperative outcomes following preoperative inspiratory muscle training in patients undergoing cardiothoracic or upper abdominal surgery: a systematic review and meta analysis. Clin Rehabil. 2014.

16. Martins JA, Reis LFF, Andrade FMD. PROFISIO: Programa de Atualização em Fisioterapia em Terapia Intensiva Adulto: Ciclo 9. Porto Alegre: Artmed Panamericana; 2018.

17. Neto AS, Hemmes SN, Barbas CS, et al. PROVE Network investigators. Incidence of mortality and morbidity related to postoperative lung injury in patients who have undergone abdominal or thoracic surgery: a systematic review and meta-analysis. Lancet Respir Med. 2014;2:1007-15. doi:10.1016/S2213-2600(14)70228-0.

18. Pasin L, Nardelli P, Belletti A, Greco M, Landoni G, Cabrini L, et al. Pulmonary complications after open abdominal aortic surgery: a systematic review and meta-analysis. J Cardiothorac Vasc Anesth. 2017 Apr;31(2):562-8. doi: 10.1053/j.jvca.2016.09.034. Epub 2016 Oct 1.

19. Pasquina P, Trame MR, Granier JM, et al. Respiratory physiotherapy to prevent pulmonary complications after abdominal surgery: a systematic review. Chest. 2006;130(6):1887-99.

20. Patman S, Bartley A, Ferraz A, et al. Physiotherapy in upper abdominal surgery: what is current practice in Australia? Archives of Physiotherapy. 2017;7:1-11.

21. Pereira C. Espirometria. J Bras Pneumol. 2002;28(Supl 3):S1-82.

22. Ramos G, Filho JR, Pereira E, et al. Avaliação pré-operatória do pneumopata. Rev Bras Anestesiol. 2003;53:114-26.

23. Reeve JC, Boden I. The physiotherapy management of patients undergoing abdominal surgery. New Zealand J Physioth. 2016;44(1):33-49.
24. Samnani SS, Umer MF, Mehdi SH, et al. Impact of preoperative counselling on early postoperative mobilization and its role in smooth recovery. International Scholarly Research Notices. 2014;1-4.
25. Santos RMG, Pessoa-Santos BV, Reis IMM, Labadessa IG, Jamami M. Manovacuometria realizada por meio de traqueias de diferentes comprimentos. Fisioter Pesqui. 2017;24(1):9-14. doi:10.1590/1809-2950/15614124012017.
26. Scholes RL, Browning L, Sztendur EM, Denehy L. Duration of anaesthesia, type of surgery, respiratory co-morbidity, predicted VO2max and smoking predict postoperative pulmonary complications after upper abdominal surgery: an observational study. Aust J Physiother. 2009;55:191-8. doi:10.1016/S00049514(09)70081-9.
27. Souza FSP, Silva BG, Echevarria LB, Antunes MAS, Pessoti E, Forti EMP. Respiratory physiotherapy associated with airway positive pressure in the postoperative bariatric surgery evolution [Fisioterapia respiratória associada à pressão positiva nas vias aéreas na evolução pós-operatória da cirurgia bariátrica]. Fisioterapia e Pesquisa. 2012;19(3):204-9. doi:10.1590.
28. Trindade AM, Sousa TLF, Albuquerque ALP. A interpretação da espirometria na prática pneumológica: até onde podemos avançar com o uso dos seus parâmetros? Pulmão RJ. 2015;24(1):3-7.
29. Zhang XY, Wang O, Zhang S et al. The use of a modified, oscillating positive expiratory pressure device reduced fever and length of hospital stay in patients after thoracic and upper abdominal surgery: a randomised trial. Physiother J. 2015;61:16-20.

26 | Abordagem fisioterapêutica no paciente transplantado cardíaco

Lino Sérgio Rocha Conceição
Germano Emílio Conceição Souza
Vítor Oliveira Carvalho

INTRODUÇÃO

Apesar dos avanços no tratamento da síndrome da insuficiência cardíaca, os pacientes ainda apresentam risco elevado para morte e reintegração hospitalar. Dados sugerem que a sobrevida em 5 anos para esses pacientes é de apenas 20%. Nesse contexto, o transplante cardíaco é considerado a melhor opção terapêutica disponível para pacientes com insuficiência cardíaca que se encontram em estágio avançado e refratário aos tratamentos disponíveis.

O primeiro relato de transplante cardíaco realizado no mundo ocorreu em 1967, realizado por Christian Bernard, na África do Sul. No Brasil, foi realizado 6 meses depois, pelo Professor Euryclides Zerbini, no Hospital das Clínicas de São Paulo. Apesar do grande avanço que essa intervenção representou naquele momento, os resultados foram insatisfatórios devido à alta mortalidade no acompanhamento após o transplante.

Mais de 50 anos se passaram e muitos progressos foram alcançados no manejo pré, intra e pós-operatório do transplante cardíaco. Destacamos a incorporação de novas técnicas cirúrgicas, imunossupressão, ferramentas diagnósticas e rápida identificação de rejeição. Dados sugerem que aproximadamente 3.800 transplantes cardíacos são realizados anualmente em todo o mundo. A maioria dos transplantes cardíacos ocorre nos EUA (cerca de 2.000 a 2.300 por ano). Com todos esses avanços, os pacientes transplantados possuem, agora, uma sobrevida no primeiro ano de transplante em torno de 85% e uma média de sobrevida de 11 anos, com significativa melhora na qualidade de vida.

INDICAÇÃO PARA O TRANSPLANTE CARDÍACO EM ADULTOS

Antes de ser indicado para o transplante, o paciente adulto deve ter toda a sua terapêutica (medicamentosa, não medicamentosa e cirúrgica) otimizada para uma potencial reversão do cenário clínico.

Após a otimização terapêutica, caso não haja modificações positivas, o paciente é submetido a uma avaliação para aferir sua elegibilidade para o transplante cardíaco. No contexto da fisioterapia, destacamos a importância de avaliar o desempenho físico do indivíduo. Um baixo desempenho físico no teste de caminhada de 6 minutos ou no teste cardiopulmonar (padrão-ouro) poderá contribuir de forma decisiva para a inserção do paciente na lista de espera para transplante. Embora constitua um tratamento desejável para pacientes que preencham os critérios de elegibilidade, existem contraindicações à realização desse procedimento cirúrgico. As Tabelas 1 e 2 apresentam as principais indicações e contraindicações para a realização do transplante cardíaco.

Em algumas situações, uma infecção ativa continua sendo uma contraindicação relativa ao transplante cardíaco. Pacientes com HIV, hepatite, doença de Chagas e tuberculose podem ser considerados candidatos adequados, desde que certos princípios rigorosos de manejo sejam seguidos pelas equipes. Pacientes com comorbidades potencialmente reversíveis ou tratáveis, como obesidade, insuficiência renal, tabagismo e hipertensão pulmonar farmacologicamente irreversível, podem se beneficiar de um tratamento por meio de um dispositivo de assistência ventricular durante um período de tempo, com a reavaliação futura de elegibilidade para transplante.

TABELA 1 Indicações clínicas e funcionais para o transplante cardíaco

- Insuficiência refratária ao tratamento medicamentoso ou ao uso de dispositivo de assistência ventricular
- Classe funcional III ou IV persistente (*New York Heart Association* – NYHA)
- VO_2 pico ≤ 12 mL/kg/min (em uso de betabloqueadores)
- VO_2 pico ≤ 14 mL/kg/min (sem uso de betabloqueadores)
- Doença isquêmica com angina refratária e sem possibilidade de revascularização
- Arritmia ventricular persistente e refratária
- VE/VCO_2 *slope* > 35 ou distância percorrida no teste de caminhada de 6 minutos (TC6 min) < 300 m

Fonte: Ponikowski et al., 1999.

TABELA 2 Contraindicações para a realização do transplante cardíaco

- Infecção ativa
- Doença arterial ou cerebrovascular periférica grave
- Hipertensão pulmonar farmacologicamente irreversível
- Câncer (uma equipe com especialistas em oncologia deve ocorrer para estratificar cada paciente quanto ao risco de recidiva do tumor)
- Função renal irreversível (p.ex., *clearance* de creatinina < 30 mL/min)
- Doença múltipla de órgãos
- Doenças em estágio terminal (expectativa < 2 anos)
- $IMC > 35$ kg/m² (a perda de peso é recomendada para atingir um $IMC < 35$ kg/m²)
- Consumo alto ou abusivo de álcool ou drogas
- Pacientes que, mesmo com apoio social e da equipe, não apresentam boa adesão ao tratamento ou preparo para o transplante

Fonte: Ponikowski et al., 1999.

Uma vez sendo o paciente elegível para o transplante cardíaco, a equipe multidisciplinar traça um plano de cuidados e uma avaliação criteriosa visando ao sucesso do transplante. A Tabela 3 traz o resumo de um protocolo de avaliação para o transplante cardíaco.

TABELA 3 Protocolo de avaliação para transplante cardíaco

Geral

- História clínica e exame físico
- Hemograma completo
- Perfil hematológico e coagulograma
- Eletrólitos
- Teste de função pulmonar
- Avaliação odontológica

Cardiovascular

- Eletrocardiograma
- Ecocardiograma
- Cateterismo e avaliação hemodinâmica
- Teste de esforço cardiopulmonar

Imunológico

- Testes sorológicos para hepatite A, B e C
- Vírus do herpes, HIV; citomegalovírus (CMV); vírus de Epstein Barr; adenovírus
- Toxoplasmose

Compatibilidade

- Tipo sanguíneo
- Rastreio de anticorpos linfocitotóxicos

Psicossocial

- Avaliação social
- Avaliação psicológica e psiquiátrica
- Testes adicionais conforme indicado

Fonte: adaptada de Klein, 2007.

AVALIAÇÃO DO DOADOR

Para o sucesso do transplante, é necessária uma avaliação criteriosa para seleção do doador. Com esse objetivo são estabelecidos critérios de inclusão e exclusão para doadores (Tabela 4).

TABELA 4 Critérios de inclusão e exclusão para seleção de doador

Critérios de inclusão para seleção de doador
▪ Doador com morte encefálica e consentimento da família
▪ Idade < 50 anos
▪ Compatibilidade ABO entre doador e receptor
▪ Ausência de doença cardíaca prévia
▪ Peso compatível
▪ Ausência de neoplasia maligna, exceto tumor cerebral primário

Critérios de exclusão para seleção de doador
▪ Malformação cardíaca significativa ao ecocardiograma
▪ Disfunção ventricular grave ao ecocardiograma
▪ Doença coronariana significativa
▪ Sepse ou SIRS (infecção localizada não é uma contraindicação)
▪ Uso de catecolaminas em altas doses (dopamina > 10 mcg/kg/min ou noradrenalina > 2 mcg/kg/min) por tempo prolongado (após correção da hipovolemia)
▪ Infecção detectada à sorologia: HIV, hepatite B, hepatite C, HTLV I e II
▪ Alcoolismo acentuado ou uso de drogas ilícitas de forma endovenosa
▪ Paradas cardíacas sem causas circunstanciais
▪ Incompatibilidade imunológica

Fonte: adaptada de Bacal et al., 2018.

PROCEDIMENTO CIRÚRGICO

Classicamente existem dois métodos para a realização do transplante cardíaco: o transplante cardíaco ortotópico e o heterotópico. No transplante ortotópico, o coração de um doador é removido e inserido anatomicamente no lugar do coração do receptor. Essa inserção pode ser realizada por meio de duas técnicas: a clássica (biatrial), com preservação dos átrios do receptor, e a bicaval, segundo a qual o coração do doador será inserido por anastomoses nas veias cavas superior e inferior, preservando a via de entrada do átrio esquerdo do receptor (Figuras 1 e 2).

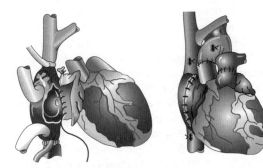

FIGURA 1   Técnica biatrial. Lower & Shumway.

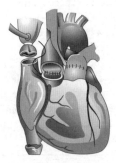

FIGURA 2   Técnica bicaval. Yacoub et al. e por Dreyfus et al.

Diferentemente da técnica ortotópica, no transplante heterotópico o coração do receptor não é removido, e o paciente permanece com os 2 corações. Raramente utilizada, essa técnica é aplicada de forma primária em indivíduos com hipertensão pulmonar (a fim de evitar uma disfunção aguda ventricular), ou quando existem diferenças significativas entre os tamanhos dos corações do doador e receptor.

Uma característica marcante do ato cirúrgico do transplante é a consequente denervação completa do coração. Quando o coração doado é enxertado no receptor, os vasos sanguíneos são ligados, mas o mesmo não acontece para a inervação cardíaca. Essa denervação completa levará a uma modificação no controle da frequência cardíaca tanto no repouso quanto no exercício. No entanto, a denervação não é irreversível. Sabe-se que ao longo do tempo, mais especificamente após o primeiro ano de acompanhamento pós-transplante, ocorre uma reinervação parcial do órgão. Ainda assim, durante situações de esforço físico, é notado um atraso gradual da resposta da frequência cardíaca (incompetência cronotrópica), assim como na fase de recuperação. A frequência cardíaca de repouso do paciente transplantado costuma estar elevada, assim como demora mais para subir na vigência de um esforço físico. Da mesma forma, cessado o esforço físico, a frequência cardíaca do transplantado não diminui como esperado em indivíduos saudáveis, ou até continua aumentando para depois começar a cair. Esse comportamento da frequência cardíaca parece ser o reflexo da denervação simpática e parassimpática do coração e da dependência do sistema hormonal no controle cardíaco. À medida que a neuroplasticidade atua no órgão implantado ao longo do tempo, espera-se que a frequência cardíaca tenda a se comportar de maneira mais parecida com indivíduos saudáveis, havendo menor dependência em relação ao sistema hormonal e mais em relação à inervação direta.

TRATAMENTO MEDICAMENTOSO

Com o melhor manejo da terapia imunossupressora, foi possível alcançar maior sobrevida para o paciente transplantado cardíaco. A terapêutica mais utilizada atualmente combina diferentes drogas com mecanismos de ação variados (Tabela 5).

TABELA 5 Terapia medicamentosa no transplante cardíaco

Drogas	Via de administração	Dose
Prednisona	Oral	1 mg/kg
Metilprednisolona	Venosa	500 a 1.000 mg até 3° PO
Ciclosporina	Oral	3 a 8 mg/kg/dia
Ciclosporina	Venosa	1 a 2 mg/kg/dia
Tacrolimus	Oral	0,05 a 0,1 mg/kg/dia
Azatioprina	Oral	1,5 a 2,5 mg/kg/dia
Micofenolato de mofetila	Oral	500 a 1.000 mg a cada 12 h
Micofenolato sódico	Oral	360 a 720 mg a cada 12 h
Sirolimus	Oral	Ataque de 6 mg, depois 2 mg/dia
Everolimus	Oral	0,5 a 1,5 mg a cada 12 h

Fonte: adaptada de Bacal et al., 2018.

O manejo dos efeitos colaterais agudos pode ser realizado com ajustes cuidadosos dos horários e das doses administradas. Por outro lado, os efeitos colaterais de aparecimento tardio devem ser controlados com a inserção de medicamentos específicos para o controle dos sinais e sintomas apresentados. Um efeito colateral bem prevalente é a hipertensão arterial sistêmica.

COMPLICAÇÕES ASSOCIADAS AO TRANSPLANTE CARDÍACO

Rejeição

A rejeição do enxerto está diretamente associada à incompatibilidade imunológica do receptor e do coração doado. A rejeição pode se apresentar de forma hiperaguda ou em episódios agudos.

Tipos de rejeição do enxerto:

* Rejeição hiperaguda.
* Rejeição aguda celular.
* Rejeição aguda humoral ou mediada por anticorpos.

Disfunção primária do enxerto

A disfunção primária do enxerto é a principal causa de mortalidade precoce de pacientes transplantados. Dados sugerem que 36% dos óbitos ocorridos no primeiro mês de transplante estejam associados a essa disfunção. Segundo a *International Society for Heart and Lung Transplantation* (ISHLT), essa condição pode acometer um ou ambos os ventrículos com alterações ecocardiográficas e hemodinâmicas importantes, necessidade de suporte inotrópico/vasopressor e o uso de dispositivos de assistência circulatória. A prevalência da disfunção primária do enxerto é bastante variada (de 1,4 a 30,7%). Essa variação pode ser explicada pela heterogeneidade dos pacientes estudados e dos critérios diagnósticos empregados em sua definição. A principal manifestação clínica é a instabilidade hemodinâmica com evolução para o choque cardiogênico. O tratamento se baseia no suporte hemodinâmico intensivo (uso de inotrópicos e drogas vasoativas) e, em casos mais graves, dispositivos de assistência circulatória.

Infecções

Assim como a disfunção primária do enxerto, as infecções estão entre as principais causas de mortalidade de pacientes transplantados, tanto precoce como tardia. Os quadros infecciosos precoces (primeiros 30 dias) normalmente são causados por infecções hospitalares e, devido ao estado imunossuprimido do paciente, outras infecções oportunistas podem ocorrer (reativações de herpes simples e candidíase mucocutânea).

Disfunção de ventrículo direito

A disfunção de ventrículo direito é uma complicação hemodinâmica muito frequente no pós-operatório de transplante cardíaco. Ela ocorre em 20 e 50% dos transplantes cardíacos, sendo a principal causa de insucesso imediato do procedimento.

Neoplasias

As neoplasias estão entre os fatores de maior impacto na morbimortalidade tardia do paciente transplantado. O uso contínuo dos medicamentos imunossupressores faz com que a chance do surgimento de uma neoplasia seja maior entre os pacientes submetidos a transplante do que no público em geral. Em média, as neoplasias costumam ser diagnosticadas entre 3 e 5 anos após o transplante. Os principais fatores de risco para o desenvolvimento das neoplasias são tipo, duração e dose dos imunossupressores, infecções por alguns tipos específicos de vírus e exposição excessiva ao sol.

Para maiores informações sobre outras complicações associadas ao transplante cardíaco, algumas referências sobre o tema podem ser encontradas em Bacal et al. (2018) e Kobashigawa et al. (2014).

CUIDADOS NO PERÍODO PÓS-OPERATÓRIO IMEDIATO À ALTA DA UTI

O programa de reabilitação se inicia após ser alcançada a estabilidade hemodinâmica e o desmame das drogas vasoativas. Nesse período são iniciados exercícios aeróbicos que podem ser realizados por meio de cicloergômetro e caminhadas com cadência e velocidades progressivas obedecendo à percepção de esforço (valores entre 11 e 13 correspondem a um esforço "relativamente fácil" e "ligeiramente cansativo" da escala original de percepção subjetiva de esforço de Borg – Figura 3). É de fundamental importância a monitorização dos parâmetros hemodinâmicos (frequência cardíaca e pressão arterial) antes, durante e após a intervenção.

O treinamento resistido também é de grande valia durante a fase inicial de reabilitação do paciente transplantado. Exercícios resistidos para grandes grupos musculares otimizarão a independência funcional (posição deitada para sentado no leito; sentado para posição de pé e deambulação) e as atividades de autocuidado dentro da UTI. Nesse momento é fundamental manter o paciente ativo e evitar os efeitos deletérios associados ao imobilismo.

A literatura científica é muito escassa no que diz respeito à prescrição de exercícios nessa fase. Não se sabe ao certo qual a melhor modalidade, frequência, duração e intensidade a serem prescritas

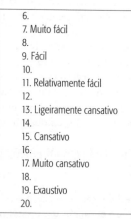

6.
7. Muito fácil
8.
9. Fácil
10.
11. Relativamente fácil
12.
13. Ligeiramente cansativo
14.
15. Cansativo
16.
17. Muito cansativo
18.
19. Exaustivo
20.

FIGURA 3   Escala de percepção subjetiva de esforço de Borg.

pelo fisioterapeuta. O momento de realizar exercícios em pé deve ser discutido com toda a equipe da UTI. Assim, a prescrição fica muito a cargo da experiência de cada serviço.

Durante a reabilitação, é de fundamental importância que o fisioterapeuta monitorize os sinais e sintomas de intolerância ao exercício, tais como aumento súbito e significativo de trabalho ventilatório, cianose, queixa de dor torácica e muscular, tontura, palpitação e falta de ar.

CUIDADOS DESDE A ALTA DA UTI À ALTA HOSPITALAR

Após a alta da UTI, o paciente encontra-se em estado mais estável do ponto de vista clínico. O paciente costuma referir menos dor e se sentir mais disposto a realizar exercícios físicos. Nesse momento, caminhar com ele ou ela se torna fundamental. Normalmente a caminhada tem uma intensidade referente a 11 a 13 da escala de percepção subjetiva de esforço de Borg (entre "relativamente fácil" e "ligeiramente cansativo"). Costuma-se realizar exercícios físicos 2 vezes por dia com uma duração em torno de 20 a 30 minutos. Contudo, vale lembrar que não existem dados científicos que possam direcionar a prescrição de exercícios físicos nessa fase da reabilitação. A experiência de cada serviço deve ser levada em consideração.

Alem do treinamento físico aeróbio por meio de caminhadas, o treinamento resistido é de grande importância nessa fase da reabilitação do paciente transplantado. Esses pacientes costumam apresentar redução importante da massa e da força muscular, diminuição da densidade óssea e alterações na composição do tipo de fibra muscular. Exercícios resistidos com cargas em torno de 70% de 1 repetição máxima podem ser utilizadas de forma segura e eficaz, favorecendo o ganho de força muscular.

Além disso, o treinamento muscular inspiratório pode ser de grande ajuda no processo de reabilitação, especialmente se o paciente apresentar diminuição da pressão inspiratória máxima. No entanto, dados sobre a eficácia dessa modalidade de treinamento na melhora da capacidade física não estão disponíveis. Um estudo piloto em pacientes com insuficiência cardíaca em espera para o transplante apresentou resultados positivos na melhora das pressões inspiratória e expiratória máxima e da dispneia após 2 semanas de treinamento.

CUIDADOS APÓS A ALTA HOSPITALAR

Nesse momento os pacientes são encorajados a manter uma rotina de atividade física no âmbito domiciliar e comunitário para promover sua reinserção social. Na alta hospitalar, em regime domiciliar, os pacientes podem ser orientados a realizar caminhadas, por períodos de 40 a 60 minutos, de acordo com sua percepção de esforço (Borg 11 a 13 – "relativamente fácil" a "ligeiramente cansativo"), de 4 a 5 vezes por semana. A partir de 2 meses de transplante, os pacientes costumam realizar o teste cardiopulmonar. O tempo desde a alta hospitalar à realização do teste cardiopulmonar não é consenso na literatura científica, e a rotina de cada serviço deverá ser considerada individualmente.

ACOMPANHAMENTO DOS PROGRAMAS DE TREINAMENTO FÍSICO EM PACIENTES TRANSPLANTADOS

Para uma adequada prescrição de exercício, é necessária uma avaliação cuidadosa da condição funcional do paciente no pós-transplante. O teste de esforço cardiopulmonar, padrão-ouro na avaliação do condicionamento físico, apresenta várias informações úteis na prescrição do programa de exercício físico. Embora não haja uma recomendação formal, pode-se realizar o teste cardiopulmonar em torno de 2 meses de acompanhamento pós-transplante cardíaco. A realização do teste cardiopulmonar é importante não somente para uma prescrição de exercício mais personalizada, mas para a estratificação do paciente. Sabe-se que a redução da tolerância ao esforço físico está associada à menor expectativa de vida de transplantados cardíacos. O pico de consumo de oxigênio (VO_2pico) e seus percentuais, e/ou dados referentes aos limiares ventilatórios, são exemplos de variáveis utilizadas na avaliação e prescrição da intensidade de exercícios aeróbios.

Devido à grande importância do VO_2pico no transplantado cardíaco, estudos têm procurado entender os determinantes dessa variável. Embora os resultados não sejam uniformes para todos os fatores, parece que a idade do receptor e os dados de composição corporal, como peso, altura e IMC do receptor, influenciam diretamente no desempenho físico de transplantado cardíaco. Além dessas variáveis, a resposta cronotrópica, que traduz uma reinervação simpática do coração, foi determinante do VO_2pico nos estudos de Carvalho et al. (2014) e Douard et al. (2003). Parece que, quanto maior a idade e o IMC, menor será o desempenho físico esperado do indivíduo transplantado. Por outro lado, quanto melhor for a resposta cronotrópica do coração, melhor o VO_2pico. Contudo, quando se analisa o VO_2pico de indivíduos transplantados que participam de um programa de treinamento físico, parece que a condição de VO_2pico pré-transplante e a quantidade de sessões de treinamento físico frequentadas no pós-transplante são os grandes determinantes do desempenho físico. Esses dados são importantes porque mostram a necessidade e a importância de um programa de treinamento físico em transplantados de coração.

Além do teste cardiopulmonar, o teste de caminhada de 6 minutos (TC6 min) é de fácil aplicação e baixo custo para avaliação da capacidade funcional. Apesar dessas vantagens em relação a sua realização e interpretação, esse teste é, conceitualmente, limitado a informações do desempenho físico submáximo dos indivíduos ava-

410 Fisioterapia respiratória aplicada ao paciente crítico: manual prático

liados. Além da avaliação do desempenho físico aeróbico, a avaliação da força muscular por meio do teste de 1 repetição máxima, ou outro método, é de fundamental importância para a avaliação e prescrição mais personalizada de um programa de fortalecimento muscular.

Programas de treinamento físico são seguros e eficientes no aumento da qualidade de vida e no desempenho físico de indivíduos submetidos a transplante cardíaco. Esse aumento de desempenho está associado a adaptações cardíacas e periféricas que melhoram a extração de oxigênio e o desempenho hemodinâmico. No entanto, apesar desses benefícios, dados demonstram que existe uma demora excessiva para início do programa de reabilitação cardíaca e baixa adesão dos pacientes.

A participação em programa de exercício físico foi associada a uma redução de 29% no risco de readmissão hospitalar do paciente

TABELA 6 Preditores do VO_2pico em pacientes transplantados. Dados apresentados em média e desvio padrão

Estudo	N.	Idade	Preditores do VO_2pico	Tempo de transplante	VO_2pico pós-transplante
Douard et al., 1997	85	52 ± 12	Reserva cronotrópica, tempo de transplante, idade do doador e dos pacientes	1 a 100 meses	21,1 ± 6
Leung et al., 2003	95	48 ± 14	Idade, sexo, altura e peso (IMC)	12 meses	19,9 ± 4,8
Nytrøen et al., 2012	51	52 ± 16	Capacidade muscular de exercício e gordura corporal	1 a 8 anos	Grupo 1: 23,1 ± 3,7 Grupo 2: 32,6 ± 4,4
Carvalho et al., 2015	60	48 ± 15	Idade, sexo, IMC, FCR, diâmetro atrial	64 ± 54 meses	Não especificado

IMC: índice de massa corpórea; FCR: frequência cardíaca de repouso.

transplantado de coração. Não menos importante, o treinamento físico é fundamental no controle de comorbidades prevalentes no transplantado de coração, como hipertensão arterial sistêmica e diabetes. Quando prescrevemos um programa de exercício físico, indicamos 4 variáveis maiores: modalidade, intensidade, frequência e duração. Todas serão comentadas a seguir.

A modalidade de treinamento físico mais eficiente no ganho de desempenho físico no indivíduo transplantado não está estabelecida. A literatura mostra que o treino em esteira rolante e o realizado no cicloergômetro são as modalidades mais utilizadas. Contudo, modalidades alternativas como os exercícios aquáticos têm ganhado destaque na literatura científica. Vale a pena registar a importância do treinamento de força como modalidade importante e que deve ser prescrita em transplantados de coração. Pacientes transplantados têm predisposição à osteopenia/osteoporose, e o treinamento de força tem papel fundamental na saúde óssea. Além disso, caso o paciente apresente diminuição da força muscular inspiratória, vale a pena incluir a modalidade de treino muscular inspiratório no programa de exercícios físicos.

A intensidade do exercício aeróbio mais eficiente no ganho de desempenho físico ainda está sob discussão, e nenhuma recomendação pragmática pode ser feita até o momento. Classicamente, a prescrição da intensidade é feita de forma contínua entre o primeiro e o segundo limiares ventilatórios (limiar anaeróbio e ponto de compensação respiratório) obtidos no teste cardiopulmonar. Caso os limiares não sejam reconhecidos no teste cardiopulmonar, ou a depender da experiência de cada serviço, pode-se prescrever a intensidade de esforço por meio do $\%VO_2pico$. Normalmente, busca-se a frequência cardíaca relativa ao primeiro e segundo limiares ventilatórios e montam-se as zonas de treino. Pode-se, também, encontrar a frequência cardíaca relativa a 60 e 80% do VO_2pico e montar as zonas de treino. Caso a avaliação direta da intensidade de esforço (teste cardiopulmonar) não seja possível, meios indiretos para estabelecer as zonas de treinamento físico podem ser utilizados. A fórmula de Karvonen, FCtreino = (FCpico – FCrepouso)%intensidade + FCrepouso, pode ser usada e parece funcionar bem no transplantado com maior grau de reinervação cardíaca. Sabe-se que indivíduos mais bem reinervados apresentam melhor controle da frequência cardíaca durante o esforço físico. Contudo, necessitam-se de mais estudos científicos para avaliar o método indireto de prescrição de intensidade de esforço físico em transplantados. Independentemente do método disponível para avaliação e prescrição da intensidade de esforço, deve-se sempre considerar a percepção subjetiva de esforço do paciente transplantado para um ajuste mais personalizado. Uma percepção entre "relativamente fácil" e "ligeiramente cansativo" (entre 11 e 13 da escala original de Borg) parece colocar o esforço do indivíduo transplantado na zona de treino adequada.

A prescrição de alta intensidade de esforço físico no indivíduo transplantado de coração tem ganhado relevância na literatura científica. A maneira mais bem tolerada de alta intensidade de esforço pelo paciente ocorre por meio do treinamento físico intervalado, ou do inglês *high intensity interval training* (HIIT). Um estudo recente realizou o HIIT em indivíduos com cerca de 2 meses de acompanhamento pós-transplante. Mesmo com o coração sem inervação restabelecida, o HIIT foi seguro e mais eficiente que o treinamento de intensidade contínua no ganho de desempenho físico. Análises de regressão (ajustadas para idade e sexo) revelaram que, após um período de 1 ano, as variações no VO_2pico estavam associadas em aproximadamente 90% a variações positivas da frequência cardíaca de reserva e ao pulso de oxigênio. Além disso, aumentos significativos na frequência cardíaca de reserva (23 bpm para o HIIT e 18 bpm para o treino moderado contínuo) estavam associados a aumentos na frequência cardíaca pico durante o exercício para ambos os grupos. Uma metanálise também apresentou a relevância do HIIT no ganho de desempenho físico nessa população. Contudo, a falta de uso de protocolos isocalóricos não permite uma comparação mais ajustada da superioridade do treino de intensidade intervalada e contínua.

Uma alternativa para os programas em centros de reabilitação são os programas de exercícios domiciliares para pacientes transplantados cardíacos. Kobashigawa et al. observaram que um programa de treinamento físico domiciliar, com exercícios aeróbios e resistidos, pode ser realizado em pacientes pós-transplante.

O exercício físico é uma ferramenta fundamental para a melhora da capacidade física e qualidade de vida de pacientes transplantados. Apesar de a intensidade adequada de treinamento não estar bem estabelecida, os benefícios do treinamento físico serão decisivos para melhor sobrevida e qualidade de vida de pacientes transplantados (Tabela 7).

A duração de um programa de treinamento físico não é consensual na literatura, contudo nota-se um ganho significativo no VO_2pico de indivíduos transplantados de coração a partir de 12 semanas de intervenção. A duração de cada sessão também não é consensual, mas melhoras são observadas no VO_2pico com sessões entre 30 e 50 minutos. A experiência de cada centro deve ser levada em conside-

TABELA 7 Benefícios do exercício físico em pacientes transplantados cardíacos

- Redução da frequência cardíaca de repouso
- Aumento do consumo de oxigênio
- Melhora da capacidade respiratória
- Aumento da força muscular
- Redução da atividade neurormonal
- Diminui o nível sistólico e diastólico da pressão arterial
- Melhora a função endotelial
- Reduz a gordura corporal
- Melhora a qualidade de vida

Fonte: adaptada de Guimarães et al., 2005.

ração na prescrição de um programa de exercício físico para indivíduos transplantados de coração.

Ainda não existem estudos suficientes que permitam recomendação mais pragmática da frequência semanal de sessões de treinamento físico. Em geral, aceita-se de 2 a 5 vezes por semana.

CONCLUSÃO

O programa de treinamento físico é seguro e eficiente no aumento do desempenho físico, da qualidade de vida e no controle de comorbidades muito prevalentes em indivíduos transplantados de coração. Para uma prescrição mais personalizada, deve-se avaliar o paciente com teste cardiopulmonar (de preferência). Devido à falta de consenso na literatura, a experiência de cada centro deverá ser considerada na prescrição do programa de treinamento físico.

BIBLIOGRAFIA

1. Anderson L, Nguyen TT, Dall CH, Burgess L, Bridges C, Taylor RS. Exercise-based cardiac rehabilitation in heart transplant recipients. Cochrane Database of Systematic Reviews. 2017.
2. Bacal F, Marcondes-Braga FG, Rohde LEP, Xavier Júnior JL, Brito F de S, Moura LAZ, et al. 3a Diretriz Brasileira de Transplante Cardíaco. Arq Bras Cardiol. 2018.
3. Bachmann JM, Shah AS, Duncan MS, Greevy RA, Graves AJ, Ni S, et al. Cardiac rehabilitation and readmissions after heart transplantation. J Hear Lung Transplant. 2018.
4. Bocchi E, Marcondes-Braga F, Bacal F, Ferraz A, Albuquerque D, Rodrigues D. Atualização da diretriz brasileira de insuficiência cardíaca crônica. 2012. Arq Bras Cardiol. 2013.
5. Cahalin LP, Semigran MJ, Dec GW. Inspiratory muscle training in patients with chronic heart failure awaiting cardiac transplantation: results of a pilot clinical trial. Phys Ther. 1997.
6. Carvalho VO, Bocchi EA, Guimarães GV. Aerobic exercise prescription in adult heart transplant recipients: a review. Cardiovascular Ther. 2011.

26 Abordagem fisioterapêutica no paciente transplantado cardíaco   415

7. Carvalho VO, Guimãres GV, Vieira MLC, Catai AM, Oliveira-Carvalho V, Ayub-Ferreira SM, et al. Determinants of peak VO2 in heart transplant recipients. Rev Bras Cir Cardiovasc. 2014.

8. Castro RE, Guimarães GV, Da Silva JMR, Bocchi EA, Ciolac EG. Postexercise hypotension after heart transplant: water-versus land-based exercise. Med Sci Sports Exerc. 2016.

9. Ciolac EG, Castro RE, Greve JMDA, Bacal F, Bocchi EA, Guimarães GV. Prescribing and regulating exercise with RPE after heart transplant: a pilot study. Med Sci Sports Exerc. 2015.

10. Cipriano Jr. G, Branco JNR, Buffolo E, Yoshimori DY, Mair V. Assessment and medium-term follow up of heart transplant candidates undergoing low-intensity exercise. Brazilian J Cardiovasc Surg. 2010.

11. Davis MK, Hunt SA. State of the art: cardiac transplantation. Trends Cardiovasc Med. 2014;24(8):341-9.

12. Douard H, Parrens E, Billes MA, Labbe L, Baudet E, Broustet JP. Predictive factors of maximal aerobic capacity after cardiac transplantation. Eur Heart J. 1997;18(11):1823-8. Disponível em: http://www.scopus.com/inward/record.url?eid=2-s2.0-0030709348&partnerID=40&md5=72295eb9bbb10ab44673f-deb9ad6ec55.

13. Dressler DK. Heart transplantation: a review. J Transpl Coord. 1999;9(1):25-34.

14. Engels EA, Pfeiffer RM, Fraumeni JF, Kasiske BL, Israni AK, Snyder JJ, et al. Spectrum of cancer risk among US solid organ transplant recipients. JAMA. 2011.

15. Grupper A, Gewirtz H, Kushwaha S. Reinnervation post-heart transplantation. Eur Heart J. 2018.

16. Guimarães GV, d'Avila VM, Chizzola PR, Bacal F, Stolf N, Bocchi EA. Reabilitação física no transplante de coração. Rev Bras Med Esporte. 2005;10(5):408-11.

17. Klein DG. Current trends in cardiac transplantation. Crit Care Nurs Clin North Am. 2007;19(4):445-60.

18. Kobashigawa J, Zuckermann A, Macdonald P, Leprince P, Esmailian F, Luu M, et al. Report from a consensus conference on primary graft dysfunction after cardiac transplantation. Journal of Heart and Lung Transplantation. 2014.

19. Leung T-C, Ballman KV, Allison TG, Wagner JA, Olson LJ, Frantz RP, et al. Clinical predictors of exercise capacity 1 year after cardiac transplantation. J Heart Lung Transplant. 2003;22(1):16-27.

20. Mehra MR, Canter CE, Hannan MM, Semigran MJ, Uber PA, Baran DA, et al. The 2016 International Society for Heart Lung Transplantation listing criteria for heart transplantation: a 10-year update. J Hear Lung Transplant. 2016;35(1):1-23. Disponível em: http://dx.doi.org/10.1016/j.healun.2015.10.023.

21. Mehra MR, Crespo-Leiro MG, Dipchand A, Ensminger SM, Hiemann NE, Kobashigawa JA, et al. International Society for Heart and Lung Transplantation working formulation of a standardized nomenclature for cardiac allograft vasculopathy-2010. Journal of Heart and Lung Transplantation. 2010.

22. Nytrøen K, Rolid K, Andreassen AK, Yardley M, Bjørkelund E, Authen AR, et al. Effect of high-intensity interval training in De Novo heart transplant recipients: 1 year follow up (The HITTS Study). J Hear Lung Transplant. 2018.

23. Nytrøen K, Rolid K, Andreassen AK, Yardley M, Gude E, Dahle DO, et al. Effect of high-intensity interval training in De Novo heart transplant recipients in Scandinavia: 1-year follow-up of the HITTS Randomized, Controlled Study. Circulation. 2019.

24. Nytrøen K, Rustad LA, Gude E, Hallén J, Fiane AE, Rolid K, et al. Muscular exercise capacity and body fat predict VO2peak in heart transplant recipients. Eur J Prev Cardiol. 2014.

25. Nytrøen K, Yardley M, Rolid K, Bjørkelund E, Karason K, Wigh JP, et al. Design and rationale of the HITTS randomized controlled trial: effect of high-intensity interval training in De Novo heart transplant recipients in Scandinavia. Am Heart J. 2016;172:96-105. Disponível em: http://linkinghub.elsevier.com/retrieve/pii/S0002870315006286.

26. Perrier-Melo RJ, Figueira FAM dos S, Guimarães GV, Costa M da C. High-intensity interval training in heart transplant recipients: a systematic review with meta-Analysis. Arq Bras Cardiol. 2018;188-94.

27. Ponikowski P, Voors AA, Anker SD, Bueno H, Cleland JGF, Coats AJS, et al. 2016 ESC Guidelines for the diagnosis and treatment of acute and chronic heart failure. Eur Heart J [Internet]. 2016 Jul 14;37(27):2129-200. Disponível em: https://academic.oup.com/eurheartj/article-lookup/doi/10.1093/eurheartj/ehw128. Acesso em: 5 mar 2018.

28. Ramos dos Santos PM, Aquaroni Ricci N, Suster AB, de Moraes Paisani D, Dias Chiavegato L. Effects of early mobilisation in patients after cardiac surgery: a systematic review. Physiotherapy (United Kingdom). 2017.

29. Tucker WJ, Beaudry RI, Samuel TJ, Nelson MD, Halle M, Baggish AL, et al. Performance limitations in heart transplant recipients. Exercise and Sport Sciences Reviews. 2018.

30. Uithoven K, Smith J, Medina-Inojosa J, Squires R, Van Iterson E, Olson T. Clinical and rehabilitative predictors of peak oxygen uptake following cardiac transplantation. J Clin Med. 2019.
31. Vega E, Schroder J, Nicoara A. Postoperative management of heart transplantation patients. Best Pract Res Clin Anaesthesiol. 2017;31(2):201-13. Disponível em: https://doi.org/10.1016/j.bpa.2017.06.002.
32. Weidner G, Spaderna H, Zahn D, Smits JMA. The Journal of Heart and Lung Transplantation. Healun. 2007;28(2):S219-20. doi: http://dx.doi.org/10.1016/j.healun.2008.11.450.
33. Wise FM, Patrick JM. Resistance exercise in cardiac rehabilitation. Clin Rehabil. 2011.
34. Yardley M, Havik OE, Grov I, Relbo A, Gullestad L, Nytrøen K. Peak oxygen uptake and self-reported physical health are strong predictors of long-term survival after heart transplantation. Clin Transplant. 2016.
35. Zafar SY, Howell DN, Gockerman JP. Malignancy after solid organ transplantation: an overview. Oncologist. 2008.

27 | Abordagem fisioterapêutica no paciente submetido a transplante pulmonar

Fabrício Farias da Fontoura
Igor Lopes Brito
Fabio Pitta

O transplante pulmonar é uma opção de tratamento para doenças pulmonares em estágio muito grave ou terminal, por exemplo, a doença pulmonar obstrutiva crônica, a fibrose pulmonar, a hipertensão pulmonar, entre outras. O primeiro transplante pulmonar em humanos relatado foi realizado no ano de 1963, sem sucesso, pois o paciente evoluiu a óbito após 18 dias do transplante por insuficiência renal e desnutrição. Com o avanço da técnica cirúrgica, em 1983, foi realizado na cidade de Toronto (Canadá) o primeiro transplante pulmonar bem-sucedido, envolvendo um paciente com diagnóstico de fibrose pulmonar que apresentou sobrevida de 6 anos e meio.

No Brasil, o primeiro transplante de pulmão com sucesso foi realizado em 1989, na Santa Casa de Misericórdia de Porto Alegre. O paciente era um adolescente de 13 anos proveniente de Curitiba-PR que ainda hoje incentiva os candidatos na fila de espera do transplante de pulmão com sua longa sobrevida.

CANDIDATOS AO TRANSPLANTE PULMONAR

Os candidatos a transplante de pulmão devem apresentar doenças pulmonares graves, essencialmente em seu estágio terminal, quando os tratamentos clínicos e medicamentoso não são suficientes para manter uma boa qualidade e quantidade de vida. Além disso, os candidatos não devem apresentar falência em outros órgãos.

Os principais grupos de doenças pulmonares indicadas ao transplante pulmonar são:

- Pneumopatias obstrutivas:
  - Doença pulmonar obstrutiva crônica (DPOC).
  - Bronquiolite obliterante.
- Pneumopatias restritivas:
  - Fibrose pulmonar idiopática.
  - Doenças intersticiais.
  - Pneumonite por hipersensibilidade.
  - Pneumonia intersticial não específica.
- Pneumopatias supurativas:
  - Fibrose cística.
  - Discinesia ciliar.
  - Bronquiectasia.
- Pneumopatias vasculares:
  - Hipertensão pulmonar.

As indicações mais comuns para cada tipo de transplante são:

- Unilateral:
  - Enfisema.
  - Fibrose pulmonar.
  - Linfangioleiomiomatose.
  - Sarcoidose.
- Bilateral:
  - Fibrose cística.
  - Bronquiectasia.
  - Bronquiolite obliterante.

- Hipertensão pulmonar.
- Enfisema por alfa 1 antitripsina.

Algumas condições gerais envolvidas no perfil do paciente candidato ao transplante são: expectativa de vida < 18 meses sem o transplante de pulmão; idade < 65 anos (para indivíduos com idade < 55 anos indica-se o transplante bilateral, e para indivíduos com idade entre 55 a 65 anos a indicação é de transplante unilateral); condições psicológicas, familiares e sociais correspondentes às pretensões de transplante; e apresentar boa motivação para viver.

Exames multidisciplinares

Os candidatos a transplante pulmonar devem estar inseridos no contexto de um programa multidisciplinar de reabilitação que contenha médicos clínicos e cirúrgicos, fisioterapeutas respiratórios, enfermeiros, assistentes sociais e psicólogos. A equipe multiprofissional deve avaliar a condição social a fim de garantir que o paciente tenha acesso a um cuidador que acompanhará e auxiliará nos cuidados imediatos pós-transplante para manter o controle rigoroso dos horários e da dosagem da medicação, assim como identificar possíveis infecções, rejeições e intoxicações medicamentosas. Além disso, é necessária uma avaliação psicológica para verificar se o paciente apresenta as condições necessárias para se submeter ao procedimento cirúrgico.

Além da avaliação da condição psicossocial, a equipe multidisciplinar deve avaliar: a condição pulmonar por meio de imagens e cintilografia pulmonar; a função pulmonar completa, inclusive com uso de pletismografia para avaliação da capacidade pulmonar total (CPT) e da capacidade de difusão do monóxido de carbono (DLCO); a função cardiovascular por meio de eletrocardiograma, ecocardiograma e eventualmente ressonância magnética e cateterismo; a análise gasométrica arterial em respiração espontânea e ar ambiente (21%

concentração de O_2); a densidade óssea; e a capacidade de exercício pelo teste de caminhada de 6 minutos (TC6min) ou outro teste de esforço, com o intuito de avaliar a capacidade físico-funcional e a dessaturação durante o esforço físico.

PROGRAMA DE REABILITAÇÃO

Pré-transplante

Por se tratar de pneumopatas crônicos, os candidatos apresentam em sua maioria sintomas de dispneia (como principal queixa), redução da capacidade física funcional e sintomas de doença psicológica como depressão, que somados reduzem a qualidade de vida dos pacientes. Duas revisões sistemáticas, publicadas nos anos de 2016 e 2017, concluíram que a participação dos candidatos em um programa de reabilitação pulmonar antes do transplante contribui para a melhora da capacidade funcional de exercício pré-transplante e dos resultados da qualidade de vida pós-transplante. A reabilitação pré-transplante foi associada à diminuição de mortalidade, dias de ventilação mecânica e internação hospitalar em pacientes com fibrose pulmonar submetidos a transplante unilateral.

Um programa de reabilitação pulmonar pré-transplante deve idealmente seguir as recomendações internacionais e trabalhar com exercícios aeróbicos e de fortalecimento da musculatura periférica, seguindo também, dessa forma, as recomendações da revisão de Wickerson et al. Devem ser prescritos exercícios de acordo com a capacidade de cada paciente, além de ter-se conhecimento das especificidades da doença e complicações da pneumopatia. Deve haver ainda ajuste da carga de treinamento, seja para mais intensa em decorrência da evolução física do paciente (princípio da sobrecarga), ou para menos intensa em decorrência de episódios de exacerbação inerentes às doenças tratadas.

Avaliações

Uma sugestão de avaliações pré-tratamento que podem ser realizadas antes e depois da prescrição dos exercícios é:

- Capacidade de exercício: o teste cardiopulmonar de esforço (TCPE) na esteira ou bicicleta é realizado em laboratório e avalia a capacidade máxima do indivíduo por meio de incrementos realizados durante o teste; o *incremental shuttle walking test* (ISWT) também é um teste incremental e máximo, porém é realizado com o paciente andando em velocidades cada vez mais rápidas ditadas por sinais sonoros; o teste de caminhada de 6 minutos (TC6min), considerado submáximo em sua natureza, reflete a capacidade funcional, além de ajudar na prescrição de exercício e ser responsivo para avaliar os efeitos da intervenção proposta. Todos os testes devem seguir recomendações internacionais para garantir uma correta avaliação.
- Força muscular: o teste de 1 repetição máxima (1RM) avalia a força muscular periférica e pode ser usado na prescrição do treinamento na carga adequada; a força de preensão palmar (ou *handgrip*) avalia a força de preensão da mão e é utilizado como um reflexo da força muscular global. Ambos os testes podem ser utilizados para comparação entre pré e pós-tratamento.
- Atividade física da vida diária: pode ser feita subjetivamente, por meio de questionários, ou objetivamente, por meio de sensores de movimento (acelerômetros ou pedômetros). Esses métodos quantificam a atividade física realizada pelos indivíduos, fornecendo dados sobre o tempo gasto por dia em atividades leves, moderadas e vigorosas, além de serem utilizadas também para avaliar o quanto o paciente se tornou mais ativo após a reabilitação e o transplante.

- Função pulmonar: a espirometria é realizada rotineiramente para acompanhamento da evolução da função pulmonar em pacientes submetidos a transplante pulmonar. O exame deve ser realizado seguindo diretrizes internacionais e fornece dados sobre a capacidade vital forçada (CVF), o volume expiratório forçado no primeiro segundo (VEF1), a relação entre essas duas variáveis (VEF1/CVF) e o pico de fluxo expiratório.
- Outras avaliações que podem ser utilizadas são os testes de equilíbrio estático e dinâmico; e os testes de agilidade. Ambos auxiliam na prescrição de exercícios adjuvantes ao programa de reabilitação e permitem avaliar a eficácia do tratamento.

Treinamento pré-transplante

Os protocolos de treinamento devem ser recomendados para os pacientes candidatos a transplante pulmonar por um período determinado ou por todo o período de espera até o transplante, visando romper o círculo vicioso das doenças pulmonares crônicas: dispneia, inatividade, descondicionamento físico e, consequentemente, mais dispneia.

Protocolo de treino

Recomenda-se prescrever treino de 3 sessões por semana com duração de 60 a 90 minutos por sessão, e o treinamento deve envolver tanto treino aeróbico quanto treino de fortalecimento (ou resistido). Sugere-se que a intensidade do treino seja prescrita de acordo com a avaliação inicial da capacidade de exercício e adequada conforme o relato da sensação de dispneia e fadiga do paciente, idealmente mantendo-se entre 4 e 6 na escala de percepção de Borg, que varia de 0 a 10.

Fisioterapia respiratória aplicada ao paciente crítico: manual prático

Treino aeróbico

- Treino em esteira: treina-se com intensidade entre 60 e 100% do TC6min ou do 50 a 80% do TCPE realizado na esteira, por tempo de 15 a 20 minutos de duração.
- Treino em cicloergômetro de membros inferiores: treina-se com intensidade de 60 a 100% da carga máxima atingida no TCPE, com duração de 15 a 20 minutos de exercício.

O incremento é realizado elevando o tempo e a intensidade de forma intercalada. É importante lembrar que, de acordo com o Colégio Americano de Medicina do Esporte (ACSM), o treinamento aeróbico não pode ultrapassar 45 minutos por sessão.

Treino de fortalecimento (ou resistido)

- Treina-se com intensidade entre 60 a 100% da avaliação de 1RM, realizando 3 séries de 8 a 14 repetições, a depender da capacidade do paciente. Inicia-se com maior número de repetições e carga relativamente mais baixa e pode-se progredir até um menor número de repetições e carga relativamente mais alta.

Poucos estudos controlados comparando pré e pós-treinamento físico em candidatos a transplante de pulmão foram publicados. Além disso, eles diferem consideravelmente quanto ao tempo do protocolo, prescrição e controle da intensidade dos exercícios, e mostram resultados controversos sobre o aumento da capacidade de exercício avaliada pela distância percorrida no TC6min. Um protocolo de treinamento com duração de 3 meses apresentou melhora na distância percorrida no TC6min; porém, outro protocolo com duração de 4 meses não apresentou esse efeito positivo. A justificativa dos autores deste segundo estudo foi que a progressão da doença anulou o efeito positivo do treinamento. Já em outro estudo, desenvolvido por Byrd et al. (2018), a realização de treinamento de alta intensidade durante 1 mês, com frequência de 5 vezes na semana, trouxe como benefícios o ganho na capacidade física e na qualidade de vida, além da diminuição dos sintomas de depressão.

Novos modos de treinamento podem ser usados para melhorar a condição de um candidato antes da realização do transplante pulmonar, por exemplo, a caminhada nórdica. Nessa modalidade os indivíduos caminham segurando hastes portáteis que se apoiam no chão ao trocar o passo e ativam grupos musculares de tronco e membros superiores. Estudos mostram que durante essa modalidade os indivíduos apresentam maior nível de esforço (maior frequência cardíaca e consumo de oxigênio) quando comparado à caminhada convencional, o que pode viabilizar um treinamento mais efetivo. O estudo de Ochman et al. (2018) mostrou que a realização de um protocolo de caminhada nórdica gerou melhoras significativas no TC6min, na qualidade de vida (avaliada pelo questionário SF-36) e na percepção de dispneia (avaliada pela escala do *Medical Research Council* [MRC]).

Outra modalidade a ser considerada é o treinamento intervalado de alta intensidade. O estudo de Gloeckl et al. (2012) comparou treinamento intervalado e contínuo de alta intensidade em pacientes com DPOC que eram candidatos a transplante pulmonar e observou ganhos na capacidade de exercício similares para ambos os grupos, com vantagem de menos interrupção e menor sensação de dispneia durante o treinamento para o grupo que realizou o protocolo intervalado.

De modo geral, os protocolos de treinamento que estão bem estabelecidos na literatura para pacientes com doença pulmonar crônica também se aplicam para essa população específica de candidatos a transplante pulmonar, sejam os protocolos convencionais e supervisionados, como em esteiras, cicloergômetros de membros inferiores e exercício resistidos, assim como outros protocolos diferenciados já estudados.

Pós-transplante

Fase hospitalar (UTI/enfermaria)

A fisioterapia deve iniciar seu atendimento logo após a chegada do paciente transplantado ao setor de terapia intensiva. Deve-se fazer uma avaliação inicial completa, observando os sinais vitais, presença ou não de sedativos e drogas vasoativas, aspectos e funcionalidade do(s) dreno(s) de tórax e sincronia com a ventilação mecânica.

Em relação à ventilação pulmonar mecânica, quando o paciente não apresenta *drive* ventilatório preconiza-se a utilização de modos controlados a pressão (PCV), com o objetivo de limitar a pressão de pico e platô nas vias aéreas e de prevenir barotrauma na anastomose brônquica. Quando o paciente apresenta *drive* ventilatório, idealmente se deve alterar para o modo de ventilação com pressão de suporte (PSV). Inicialmente, ventila-se o paciente com altas frações inspiradas de oxigênio (FiO_2) e tenta-se evoluir o desmame até a retirada da prótese nas primeiras 24 horas pós-operatório, sempre que possível.

Ventilação em condições especiais

No transplante unilateral em pacientes com DPOC existe diferença considerável na complacência pulmonar do pulmão nativo em relação ao pulmão transplantado. Deve-se, portanto, considerar uma pressão expiratória positiva final (PEEP) e um tempo expiratório adequados para evitar aprisionamento aéreo no pulmão nativo. Caso o paciente evolua para síndrome do desconforto respiratório (SDRA), necessitando de altos níveis de PEEP, poderá ocorrer hiperdistensão do pulmão nativo, desviando o fluxo sanguíneo para o pulmão implantado e diminuindo a relação ventilação/perfusão por aumento da resistência vascular do pulmão contralateral, podendo ocorrer também desvio de mediastino e agravando o estado hemodinâmico. Uma alternativa para essa situação é a ventilação independente com tubo orotraqueal com dois lúmens e dois ventiladores mecânicos: um ventilador com parâmetros de PEEP e volume corrente baixo e fluxo alto para o pulmão nativo, outro com parâmetros mais elevados para o pulmão transplantado.

Condutas da fisioterapia

O transplante causa diversas alterações fisiopatológicas, e dentre elas se destacam a alteração na relação ventilação/perfusão, a incapacidade de manter a resposta hipercapnia normal, a diminuição da depuração mucociliar, o comprometimento da tosse e o aumento do risco de broncoaspiração. Essas alterações podem facilitar o acúmulo de secreção nas vias aéreas, deixando um ambiente propício para a proliferação de bactérias, causando pneumonias e consequentemente aumentando áreas de hipoventilação, gerando atelectasias e podendo causar broncoespasmos por danificação química das vias aéreas, fibroses e derrames pleurais.

Com isso, a fisioterapia no pós-transplante de pulmão em sua fase intra-hospitalar tem como principais objetivos:

- Melhorar as trocas gasosas.
- Promover a higiene brônquica.
- Promover o treino de tosse.
- Promover o retirado precoce do leito.
- Promover a recuperação físico-funcional.

Para contemplar esses objetivos, recomenda-se a realização de manobras de higiene brônquica ativo-assistidas ou passivas, podendo estar eventualmente associadas a manobras de reexpansão pul-

428 Fisioterapia respiratória aplicada ao paciente crítico: manual prático

monar com manobras manuais ou utilização de recursos terapêuticos. As técnicas a seguir podem ser utilizadas durante a terapia:

- Tosse assistida.
- *Huffing*.
- Compressão torácica e compressão/descompressão torácica súbita.
- Vibração torácica e vibrocompressão torácica.
- Expiração lenta total com a glote aberta em decúbito lateral (ELTGOL).
- Ciclo ativo da respiração.
- Drenagem autógena.
- *Flutter/shaker*.
- Aspiração do tubo orotraqueal/nasotraqueal.
- *Bag-squeezing*.
- Incentivadores ventilatórios:
  - Fluxo.
  - Volume.
- EPAP (pressão positiva expiratória).
- VPMNI (ventilação pulmonar mecânica não invasiva).

No caso de pacientes pós-transplante pulmonar ainda não existem artigos que tenham investigado os benefícios da mobilização precoce na UTI. Porém, é possível perceber que os pacientes apresentam perdas funcionais devido ao longo período de internação na UTI. O longo período de inatividade com baixa atividade muscular e uso de imunossupressores gera perda de massa muscular, atrofias das fibras musculares e, consequentemente, diminuição da capacidade de gerar força. Destaca-se a intervenção precoce da fisioterapia a fim de prevenir ou diminuir as perdas geradas pela inatividade, utilizando as seguintes estratégias:

- Sedestação beira-leito/fora do leito.
- Ortostatismo.
- Marcha estacionária.
- Deambulação de pequenas distâncias.
- Eletroestimulação neuromuscular.
- Treinamento com cicloergômetro de leito.

Após a alta da UTI, deve continuar a progressão do tratamento dos pacientes com exercícios cada vez mais intensos, aumentando a distância da caminhada e/ou progredindo no tempo/carga de cicloergômetro. É importante ressaltar o cuidado de monitorar os sinais vitais, como frequência cardíaca, pressão arterial, oximetria periférica de pulso (SpO_2); e sintomas, como dispneia e fadiga até o momento da alta hospitalar. Antes da alta do paciente é importante realizar o encaminhamento para reabilitação pulmonar ambulatorial pós-transplante de pulmão para que haja continuidade no tratamento.

Fase ambulatorial

Nessa fase da reabilitação tem-se como objetivos primários promover o treino de marcha sem auxílios e promover, quando necessário, o desmame da suplementação de oxigênio, além de recuperar/ampliar a força muscular e o condicionamento físico funcional. Grandes ganhos funcionais atingidos, de modo que a fisioterapia é considerada uma parte valiosa nos cuidados pós-transplante.

Assim que possível, devem ser iniciados protocolos de treino de alta intensidade a fim de promover ganhos da capacidade física e força muscular até a total independência na realização das atividades de vida diária. Nessa etapa deve-se avaliar novamente a capacidade física, a força muscular, a qualidade de vida e a atividade física na vida diária. Novamente, recomenda-se treinamento em esteira, bicicleta e exercícios resistidos de musculatura periférica. Estudos mostram ganhos significativos na capacidade de exercício, força muscular, densidade óssea, qualidade de vida e atividade física na vida diária, além da redução na morbidade cardiovascular em pacientes pós-transplantados. De modo geral, as avaliações e treinamento seguem os mesmos princípios da fase pré-transplante.

Em suma, a fisioterapia prescreve e indica treinamento físico para otimizar a capacidade pré-transplante e melhorar a recuperação pós--transplante, desenvolvendo papel importante na preparação e na reabilitação desses pacientes. Importante ressaltar que é indispensável uma correta avaliação para que, consequentemente, seja possível uma escolha adequada das técnicas que serão utilizadas durante o tratamento. A escolha do treinamento mais adequado a cada paciente também é decisiva para que este possa obter os melhores resultados após o transplante, atingindo seu máximo potencial e com boa qualidade de vida.

BIBLIOGRAFIA

1. Byrd R, Smith P, Mohamedaly O. A 1-month physical therapy-based outpatient program for adults awaiting lung transplantation: a retrospective analysis of exercise capacity, symptoms, and quality of life. Cardiopulm Phys Ther J. 2019 Apr;30(2):61-9.
2. Florian J, Watte G, Teixeira PJZ, Altmayer S, Schio SM, Sanchez LB, et al. Pulmonary rehabilitation improves survival in patients with idiopathic pulmonary fibrosis undergoing lung transplantation. Sci Rep 2019; 27;9(1):9347.
3. Florian J, Rubin A, Mattiello R, Fontoura FF, Camargo JJP, Teixeira PJZ. Impacto da reabilitação pulmonar na qualidade de vida e na capacidade funcional de pacientes em lista de espera para transplante pulmonar. J Bras Pneumol. 2013;39(3):349-56.
4. Garber CE, Blissmer B, Deschenes MR, et al. American College of Sports Medicine position stand: quantity and quality of exercise for developing and maintaining cardiorespiratory, musculoskeletal, and neuromotor fitness in apparently healthy adults: guidance for prescribing exercise. Med Sci Sports Exerc. 2011 Jul;43(7):1334-59.

27 Abordagem fisioterapêutica no paciente submetido a transplante pulmonar

5. Gloeckl R, Halle M, Kenn K. Interval versus continuous training in lung transplant candidates: a randomized trial. J Heart Lung Transplant. 2012 Sep;31(9):934-41.
6. Hardy JD, Webb WR, Dalton ML, et al. Lung homotransplantation in man. JAM. 1963;186:1065-74.
7. Hoffman M, Chaves G, Ribeiro-Samora GA, et al. Effects of pulmonary rehabilitation in lung transplant candidates: a systematic review. BMJ Open. 2017 Feb 3;7(2):e013445.
8. Langer D, Burtin C, Schepers L, et al. Exercise training after lung transplantation improves participation in daily activity: a randomized controlled trial. Am J Transplant. 2012 Jun;12(6):1584-92.
9. Ochman M, Maruszewski M, Latos M et al. Nordic walking in pulmonary rehabilitation of patients referred for lung transplantation. Transplant Proc. 2018 Sep;50(7):2059-63.
10. Orens JB1, Estenne M, Arcasoy S, et al. International guidelines for the selection of lung transplant candidates: 2006 update: a consensus report from the Pulmonary Scientific Council of the International Society for Heart and Lung Transplantation. J Heart Lung Transplant. 2006 Jul;25(7):745-55.
11. Wickerson L, Rozenberg D, Janaudis-Ferreira T, et al. Physical rehabilitation for lung transplant candidates and recipients: an evidence-informed clinical approach. World J Transplant. 2016 Sep 24;6(3):517-31.

28 | Alvos terapêuticos de oxigenoterapia

Adriana Lino
Estela Mara Martini
Kiara Caroline Kohler
Shanlley Cristina da Silva Fernandes

INTRODUÇÃO

O oxigênio foi descoberto há mais de 200 anos, e é componente de vital importância para a sobrevivência do ser humano. O uso do oxigênio como forma de tratamento médico em hospitais se iniciou por volta de 1922, pelo médico americano Alvin Barach, que o prescrevia de forma sistemática para pacientes internados com pneumonia.

A administração de oxigênio é uma conduta comum no ambiente hospitalar. Sua importância no tratamento da hipoxemia aguda é inquestionável, tanto que ao longo dos anos estimavam-se níveis de oxigenação altos, porém não se levavam em consideração os potenciais problemas causados. Contudo, há alguns anos têm sido estudados os efeitos deletérios da oxigenoterapia quando não administrada da forma correta. Uma revisão sistemática, publicada em 2018, mostrou um aumento significativo na taxa de mortalidade naqueles pacientes que recebiam oxigenoterapia mesmo apresentando níveis de oxigenação normais. A partir de então, levantou-se o questionamento sobre qual seria a melhor maneira quanto ao uso de oxigenoterapia em pacientes que procuram atendimento hospitalar por doenças agudas, também levando em consideração as doenças crônicas pregressas.

Ou seja, com base nas evidências, como qualquer outra droga, se mal utilizada, a oxigenoterapia causa riscos ou danos ao paciente, caso não seja prescrita de forma adequada e com meta predeterminada.

A PRÁTICA HABITUAL

A oxigenoterapia como conduta de primeira opção é vastamente utilizada no ambiente hospitalar. Nas unidades de emergência, 25% dos pacientes atendidos, incluindo indivíduos com diagnóstico de acidente vascular encefálico e IAC, recebem oxigênio, mesmo sem apresentar hipoxemia. Isso acontece porque muitos profissionais da área da saúde desconhecem os efeitos deletérios do uso do oxigênio em pacientes com doença aguda. Porém, atualmente as evidências comprovam que, além de desencadear múltiplas complicações, o uso de oxigenoterapia sem indicação aumenta significativamente a mortalidade.

INDICAÇÕES E PRESCRIÇÃO DO OXIGÊNIO

O oxigênio é considerado um medicamento, devendo ser prescrito e administrado em situações específicas, com meta de saturação de oxigênio alvo documentada e com monitoramento regular do paciente. É importante ter conhecimento de que o oxigênio deve ser prescrito para a correção da hipoxemia exclusivamente, e não para dispneia.

A prescrição específica de oxigênio deve ser registrada no prontuário do paciente, não sendo recomendada por dose fixa, e sim para manter os níveis de saturação periférica de oxigênio dentro de metas preestabelecidas (SpO_2 alvo).

O profissional de saúde indicará o dispositivo e a oferta de oxigênio levando em consideração o histórico prévio do paciente e também o diagnóstico de internação para assim titular SpO_2 alvo o mais precocemente possível.

ALVOS DE SATURAÇÃO PERIFÉRICA DE OXIGÊNIO (SPO₂)

É de extrema importância definir a meta de SpO_2 alvo para que se utilize a quantidade mínima de oxigênio necessária. Se o paciente apresentar SpO_2 superior à meta alvo, a orientação é que a oferta de oxigênio seja reduzida imediatamente.

ALVOS DE SATURAÇÃO PERIFÉRICA DE OXIGÊNIO (SPO₂)

SpO₂ alvo 88 a 92%

Recomendada nos casos de insuficiência respiratória hipercápnica, doença pulmonar obstrutiva crônica (DPOC), hipoventilação da obesidade, doenças respiratórias neuromusculares, apneia obstrutiva do sono, diminuição do *drive* respiratório central (como excesso de sedativos, AVC e encefalite), doenças neurológicas e cardiológicas agudas.

SpO₂ alvo 92 a 96%

Recomendada em condições médicas agudas de forma geral. Níveis mais altos têm sido associados a um risco elevado de mortalidade.

SpO₂ alvo 100%

Em casos específicos, o oxigênio deverá ser ofertado além dos limites normais. São incluídos neste grupo: envenenamento por monóxido de carbono, cefaleia em salvas, crise falcêmica e alguns tipos de pneumotórax e pneumoencéfalo.

MONITORIZAÇÃO DA SATURAÇÃO ALVO

O paciente em uso de oxigenoterapia deve ter monitorização adequada e regular da saturação de oxigênio. A monitorização constante permite minimizar os efeitos da hipóxia/hiperóxia.

A oximetria de pulso deve estar disponível em todas as situações clínicas em que o oxigênio é usado.

O nível de oxigenação pode ser monitorado por meio da saturação arterial de oxigênio (SaO_2) ou da saturação periférica de oxigênio (SpO_2), conforme descrito na Tabela 1.

TABELA 1 Métodos de mensuração do nível de oxigenação

Método	Medida	Como é realizado	Vantagens	Desvantagens
Gasometria arterial	SaO_2	Coleta de sangue arterial	Maior acurácia	Método invasivo, doloroso ao paciente
Oximetria digital	SpO_2	Medição através de oxímetro digital	Método não invasivo, de baixo custo	Deslocamento do sensor, depende da perfusão periférica

DESMAME DA OXIGENOTERAPIA

O oxigênio deve ser reduzido ou interrompido em pacientes estáveis com saturação de oxigênio acima da meta estipulada. A monitorização constante nesta etapa é importante para verificar o sucesso da interrupção.

Importante salientar que a dispneia não possui relação direta com a oxigenação. Nos casos em que o paciente refere dispneia associada a sinais de desconforto respiratório, porém sem queda da saturação, deve ser avaliado precocemente para verificar a necessidade de outras intervenções, e não se optar pela oferta de oxigênio em primeira escolha.

OXIGENOTERAPIA EM SITUAÇÕES ESPECIAIS

Doença pulmonar obstrutiva crônica

É necessário ter cuidado ao administrar oxigênio em pacientes com doença pulmonar obstrutiva crônica, principalmente os que apresentem pressões parciais de dióxido de carbono elevadas. Esses indivíduos dependem da detecção de hipoxemia pelos receptores centrais de oxigênio para controlar a ventilação. Quando níveis arteriais de oxigênio se elevam agudamente, podem causar depressão respiratória e evoluir para a necessidade de suporte ventilatório invasivo. Se o paciente estiver em ar ambiente com $SpO_2 \geq 88\%$, o início de oxigênio não é rotineiramente necessário e pode resultar em saturações de oxigênio fora da meta.

No caso dos pacientes que utilizam oxigenoterapia domiciliar, e que possuem registro de saturação periférica de rotina, pode-se determinar SpO_2 alvo com base nos registros do paciente. Ou seja, toleram-se níveis de $SpO_2 < 88\%$, sem sinais de deterioração clínica por hipoxemia nos casos de DPOC avançada.

Acidente vascular encefálico

Para pacientes com diagnóstico de acidente vascular encefálico (AVE), deve ser fornecido oxigênio somente quando a saturação for < 90%. O uso demasiado de oxigênio nesses pacientes está associado a maior mortalidade, principalmente nos casos mais graves, pois o oxigênio é componente vasoconstritor do SNC. Nos casos de pacientes com redução do nível de consciência ou hipoxemia refratária persistentes, considerar precocemente suporte ventilatório invasivo.

Síndromes coronarianas agudas

A hiperoxemia pode ser prejudicial para o miocárdio, causando redução acentuada no fluxo sanguíneo coronariano e no consumo de oxigênio do miocárdio, pois o oxigênio causa vasoconstrição capilar de coronárias. Recomenda-se apenas para pacientes com hipóxia ou aqueles com evidência de choque para corrigir hipóxia tecidual.

Distúrbios respiratórios do sono

Indivíduos com distúrbios respiratórios do sono geralmente toleram níveis de SpO_2 entre 80 e 90% por períodos prolongados. Cada caso deve ser avaliado individualmente, pois a causa dos níveis baixos de oxigênio em alguns períodos se dá pela obstrução de via aérea superior e não pelo déficit de troca gasosa por baixa oferta de oxigênio.

Parada cardiorrespiratória

É recomendada a utilização de FiO_2 100% durante parada cardiorrespiratória. Após a retomada da circulação, deve-se voltar à menor suplementação necessária para manter a saturação alvo. Após a parada cardiorrespiratória, a hiperoxemia está associada ao aumento da mortalidade devido aos danos na reperfusão do miocárdio e ao aumento da cascata inflamatória secundária ao estresse oxidativo e formação de espécies reativas de oxigênio.

RISCOS DA UTILIZAÇÃO INADEQUADA DO OXIGÊNIO

Evidências demonstram que a hiperoxemia e a consequente formação de espécies reativas de oxigênio têm relação na patogênese de várias situações clínicas e atingem diversos sistemas (Tabela 2).

Os efeitos tóxicos da concentração elevada de oxigênio são causados por dano, morte celular e inflamação. Esses aspectos são de especial preocupação no compartimento pulmonar, onde as atelectasias de absorção comprometem a função respiratória e podem levar a alteração da flora microbiana nas vias aéreas superiores, aumentando ainda mais o risco de infecções secundárias. As circulações cerebrais e coronárias estão em risco também quando se manifestam alterações vasculares. A hiperoxemia arterial aumenta a resistência vascular sistêmica e induz vasoconstrição, o que pode prejudicar a perfusão de órgãos, principalmente na região cerebral e coronária. A exposição prolongada à hiperoxemia também prejudica a respos-

438 Fisioterapia respiratória aplicada ao paciente crítico: manual prático

TABELA 2 Riscos da hiperoxemia nos diversos sistemas

	Riscos/efeitos
Sistema respiratório	• Atelectasia de absorção • Destruição celular endotelial • Edema intersticial • Redução da capacidade pulmonar total • Aumento de neutrófilos e leucócitos pulmonares
Sistema cardiovascular	• Isquemia miocárdica • Débito cardíaco reduzido • Fluxo sanguíneo coronário reduzido • Elevação da pressão arterial • Aumento de espécies reativas de oxigênio • Vasoconstrição coronária
Sistema metabólico	• Transporte e CO_2 reduzido
Sistema nervoso	• Diminuição no fluxo sanguíneo cerebral
Sistema renal	• Redução do fluxo sanguíneo renal
Sistema imunológico	• A hiperóxia prejudica a resposta imune inata, favorecendo o surgimento de complicações infecciosas e de lesão tecidual

ta imune inata e aumenta a probabilidade de surgirem complicações infecciosas e lesão tecidual.

Levando em conta que pacientes com diagnósticos mais graves acabam sendo mais propensos a inflamação, instabilidade cardiovascular e já possuem mecanismos antioxidantes alterados, a hiperoxemia nesses casos torna-se um agravante.

EDUCAÇÃO E ENGAJAMENTO DAS EQUIPES ASSISTENCIAIS

O uso indiscriminado de O_2 não impacta apenas no processo assistencial do paciente, mas envolve aspectos processuais, financeiros, ambientais, legais e ocupacionais. Portanto, para que a oxigenoterapia seja eficiente e segura, a instituição precisa que um protocolo baseado em evidência científica e validado pela equipe multidisciplinar seja implementado.

O protocolo é o instrumento que direcionará todo o fluxo de utilização de oxigênio com base no perfil epidemiológico institucional, e a partir dele todos os aspectos citados anteriormente serão levados em consideração.

A equipe deve ser orientada e treinada quanto à rotina definida para o uso de oxigênio conforme o protocolo instituído. Concomitantemente aos treinamentos, é importante que a equipe seja sensibilizada quanto à mudança em relação ao uso de oxigênio, já que culturalmente se opta pela oxigenoterapia como tratamento de primeira escolha.

O envolvimento e a orientação do paciente, familiares, acompanhantes e cuidadores é de extrema importância. Para pacientes crônicos, o conhecimento e a compreensão quanto ao uso e cuidados referentes à oxigenoterapia minimizam a possibilidade de uso indevido.

Para facilitar e potencializar a eficiência da rotina de oxigenoterapia, sugere-se um marcador beira-leito de SpO_2 alvo (Figura 1).

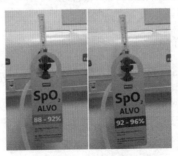

FIGURA 1 Modelo de arte visual de metas alvo à beira-leito.

O profissional que avaliar o paciente na admissão deve estipular qual será a meta alvo, e o mais precocemente possível sinalizar com o marcador beira-leito.

Um marcador visual beira-leito é um recurso prático e eficaz para prevenir e promover o ajuste adequado da oferta de oxigênio, e inclusive uma barreira para aqueles pacientes que não necessitam da terapia. Através dele, não apenas os profissionais envolvidos no cuidado, mas também pacientes e familiares, conseguem visualizar e sinalizar possíveis contraindicações terapêuticas.

RECOMENDAÇÕES GERAIS

- Determinar metas de saturação alvo com base nas evidências científicas e no perfil epidemiológico dos pacientes internados.
- Construir protocolo baseado em evidência científica e validado pela equipe multidisciplinar.
- Considerar a implementação de sinalizador de meta de saturação alvo. Sugestão: marcador beira-leito de SpO_2 alvo.
- Realizar treinamentos, orientações e educação continuada quanto à rotina de oxigenoterapia implementada.
- Incluir paciente, familiares, cuidadores e acompanhantes no processo.

CONCLUSÃO

Suplementar oxigênio sem critérios, além de provocar danos assistenciais, pode elevar o custo hospitalar. Embora o oxigênio continue sendo de importância vital, a hiperoxemia e a consequente formação de espécies reativas de oxigênio têm relação na patogênese de várias condições clínicas comprometendo diversos sistemas. Por isso, recomenda-se a prática racional do uso do oxigênio, titulando a terapia cuidadosamente de acordo com os alvos de SpO_2 definidos em cada situação clínica a fim de evitar danos iatrogênicos e preservar a oxigenação adequada do tecido.

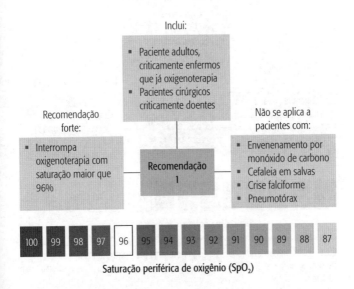

FIGURA 2 Recomendação 1 de oxigenoterapia para pacientes críticos.
Fonte: adaptada de Oxygen therapy for acutely ill medical patients: a clinical practice guideline. BMJ. 2018;363..

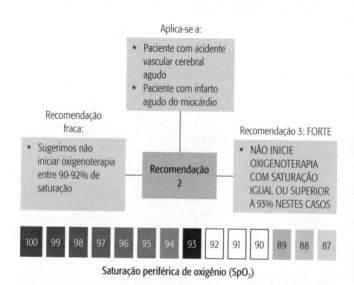

FIGURA 3 Recomendação 2 de oxigenoterapia para pacientes críticos.
Fonte: adaptada de Oxygen therapy for acutely ill medical patients: a clinical practice guideline. BMJ. 2018;363

28 Alvos terapêuticos de oxigenoterapia 443

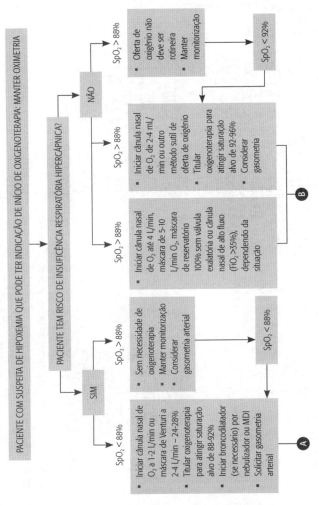

FIGURA 4 Algoritmo para utilização de oxigenoterapia. *(continua)*
Fonte: adaptado de Beasley et al., 2015.

444 Fisioterapia respiratória aplicada ao paciente crítico: manual prático

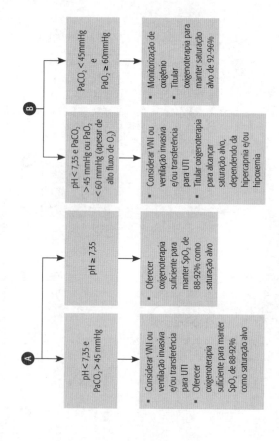

FIGURA 4 *(continuação)* Algoritmo para utilização de oxigenoterapia.
Fonte: adaptado de Beasley et al., 2015.

28 Alvos terapêuticos de oxigenoterapia 445

BIBLIOGRAFIA

1. Beasley R, Chien J, Douglas J, et al. Thoracic Society of Australia and New Zealand oxygen guidelines for acute oxygen use in adults: "swimming between the flags". Respirology. 2015;20:1182-91.
2. Chu DK, Kim LH, Young PJ, et al. Mortality and morbidity in acutely ill adults treated with liberal versus conservative oxygen therapy (IOTA): a systematic review and meta-analysis. Lancet. 2018;391:1693-705. 10.1016/S0140-6736(18)30479-3 pmid:29726345.
3. Helmerhorst HJF, et al. Bench-to-bedside review: the effects of hyperoxia during critical illness. Critical Care. 2015;19(1)2-12.
4. Hofmann R, James SK, Jernberg T, et al. DETO2X–SWEDEHEART Investigators. Oxygen therapy in suspected acute myocardial infarction. N Engl J Med. 2017;377:1240-9. 10.1056/ NEJMoa1706222 pmid:28844200.
5. Ibanez B, James S, Agewall S, et al. ESC Scientific Document Group. 2017 ESC Guidelines for the management of acute myocardial infarction in patients presenting with ST-segment elevation: the task force for the management of acute myocardial infarction in patients presenting with ST-segment elevation of the European Society of Cardiology (ESC). Eur Heart J. 2018;39:119-77.10.1093/eurheartj/ehx393 pmid:28886621.
6. Kobayashi A, Czlonkowska A, Ford GA, et al. European Academy of Neurology and European Stroke Organization consensus statement and practical guidance for pre-hospital management of stroke. Eur J Neurol. 2018;25:425-33.10.1111/ene.13539 pmid:29218822.
7. McDonald V, Cousins J, Wark P. Acute oxygen therapy: a review of prescribing and delivery practices. Int J Chron Obstruct Pulmon Dis. 2016;1067-75.
8. Neves JT, Lobão MJ. Estudo multicêntrico de oxigenoterapia: uma auditoria nacional aos procedimentos de oxigenoterapia em enfermarias de medicina interna. Rev Port Pneumol. 2012;18, issue 2, p.80-5. ISSN 0873-2159. doi:https://doi.org/10.1016/j.rppneu.2012.01.001.
9. O'Driscoll BR, et al. British Thoracic Society Guideline for oxygen use in adults in healthcare and emergency settings. BMJ Open Respiratory Research; 2017;4(1):1-20.
10. Powers WJ, Rabinstein AA, Ackerson T, et al. American Heart Association Stroke Council. 2018 guidelines for the early management of patients with acute ischemic stroke: a guideline for healthcare professionals from the American Heart Association/ American Stroke Association. Stroke 2018;49:e46-110.10.1161/ STR.0000000000000158 pmid:29367334.

11. Roffe C, Nevatte T, Sim J, et al. Stroke Oxygen Study Investigators and the Stroke OxygenStudy Collaborative Group. Effect of routine low-dose oxygen supplementation on death and disability in adults with acute stroke: the Stroke Oxygen Study Randomized Clinical Trial. JAMA. 2017;318:1125-35. 10.1001/jama.2017.11463 pmid:28973619.
12. Siemieniuk, RAC, et al. Oxygen therapy for acutely ill medical patients: a clinical practice guideline. BMJ; 2018 Oct 24;1-10.
13. Stolmeijer R, et al. A systematic review of the effects of hyperoxia in acutely ill patients: should we aim for less? Biomed Research International. 2018;1-9.

COVID-19 e a fisioterapia respiratória

29

José Paulo Ladeira

INTRODUÇÃO

Em 31 de dezembro de 2019, a Organização Mundial da Saúde (OMS) foi alertada sobre vários casos de pneumonia na cidade de Wuhan, província de Hubei, na República Popular da China. Tratava-se de uma nova cepa de coronavírus que não havia sido identificada antes em seres humanos. Uma semana depois, as autoridades chinesas confirmaram que haviam identificado um novo tipo de coronavírus. Os coronavírus são a segunda principal causa de resfriado comum (após rinovírus) e, até as últimas décadas, raramente causavam doenças mais graves em humanos do que o resfriado comum. Ao todo, sete coronavírus humanos (HCoVs) já foram identificados: HCoV-229E, HCoV-OC43, HCoV-NL63, HCoV-HKU1, SARS-CoV (que causa síndrome respiratória aguda grave), MERS-CoV (que causa síndrome respiratória do Oriente Médio) e o novo coronavírus (que no início foi temporariamente nomeado 2019-nCoV e recebeu o nome de SARS-CoV-2). Esse novo coronavírus é responsável por causar a doença COVID-19. Para fins de leitura, o termo COVID-19 será usado para descrever o vírus e a doença causada por ele.

FISIOPATOLOGIA

Os principais pilares fisiopatológicos da doença COVID-19 são a insuficiência respiratória hipoxêmica, a tempestade inflamatória e a ativação de coagulação vascular disseminada.

A insuficiência respiratória é a principal manifestação clínica encontrada. A infecção determina redução dos níveis de surfactante, causando colapso alveolar e atelectasias. Os estudos de autópsia mostram pneumonite linfocítica, pneumonia aguda por organização fibrinosa (AFOP) e dano alveolar difuso.

A ocorrência de uma resposta inflamatória exagerada, a "tempestade de citocinas", já foi identificada nesta doença, semelhante a uma síndrome hemofagocítica. Ocorrem elevações da proteína C-reativa e ferritina, que parecem acompanhar a gravidade e a mortalidade da doença.

Outro componente da fisiopatologia é a coagulação intravascular disseminada desencadeada pela lesão endotelial determinada pelo vírus, gerando um estado pró-trombótico.

QUADRO CLÍNICO

A COVID-19 pode causar sintomas constitucionais, respiratórios superiores, inferiores e, menos comumente, sintomas gastrointestinais. A maioria dos pacientes apresenta sintomas constitucionais e sintomas respiratórios inferiores (por exemplo, febre e tosse). Cerca de 50% dos pacientes estão febris no momento da admissão, mas a ausência da febre não exclui o diagnóstico. Um quinto dos pacientes podem apresentar sintomas gastrointestinais como diarreia e náusea antes de surgirem a febre e a dispneia. Um achado interessante é a hipoxemia assintomática, onde ocorre hipoxemia e insuficiência respiratória sem dispneia, principalmente em idosos, causando algumas apresentações clínicas incomuns como síncope.

29 COVID-19 e a fisioterapia respiratória   449

O tempo de incubação é de 2-7 dias, com intervalo de até 14 dias, sendo infrequente tempo maior de incubação. O tempo típico de evolução dos pacientes graves é de dispneia após o 6º dia de sintomas, com internação aos 8 dias e admissão na UTI com 8-10 dias de doença. No entanto, esses períodos podem ser variáveis.

Os exames laboratoriais demonstram hemograma sem leucocitose e com linfopenia em 80% dos pacientes. A plaquetopenia é discreta e tem relação com prognóstico quando valores mais baixos ocorrem. As alterações de coagulação são frequentes e o achado mais comum é a elevação do dímero-D de forma marcante.

Os marcadores inflamatórios como proteína C-reativa (PCR) parecem acompanhar a gravidade e o prognóstico da doença. A procalcitonina (PCT) pode aumentar moderadamente e níveis mais elevados também se relacionam com prognóstico determinado por provável tempestade inflamatória. Vale lembrar que a PCT elevada pode indicar a associação de quadro bacteriano sobreposto ao de COVID-19.

Na pandemia, o diagnóstico de COVID-19 sempre é lembrado, mas não é único. Isso leva à ancoragem de diagnóstico, onde outros agentes com vírus sincicial respiratório, influenza e outros coronavírus poderão acontecer, apesar de infrequentes na atual epidemia. A PCR para influenza e outros vírus respiratórios pode ser útil.

Os exames de imagem contribuem muito para o diagnóstico por apresentarem um padrão típico de acometimento. Na tomografia de tórax, o achado típico são opacidades irregulares de vidro fosco, que tendem a ser predominantemente periféricas e basais, e que podem evoluir para condensações mais intensas. O número de segmentos pulmonares envolvidos aumenta conforme a gravidade da doença. Na radiografia de tórax, os infiltrados podem ser mais sutis e até normal o exame pode ser. O derrame pleural é incomum.

A broncoscopia fica indicada para pesquisa de outros agentes suspeitos da infecção, principalmente em imunossuprimidos, como suspeita de pneumocistose ou infecções fúngicas. O procedimento deve ser evitado de forma geral nos pacientes graves com COVID-19 pelo risco de deterioração no estado clínico devido à instilação de solução salina e sedação necessárias para o exame, pelo risco elevado de transmissão aos que executam o exame e pela necessidade de alocação considerável de recursos (requer respiradores N95, médicos, terapeutas respiratórios).

TRATAMENTO

O tratamento específico da infecção encontra-se ainda em fase de estudos clínicos, com várias estratégias de tratamento envolvendo tocilizumabe, remdesivir, hidroxicloroquina, azitromicina, lopinavir, plasma de pacientes convalescentes e corticoterapia, entre outros (Figura 1).

- **Estágio I**: incubação seguida por sintomas inespecíficos (por exemplo, mal-estar, febre, tosse seca); essa fase pode durar vários dias, com sintomas bastante leves e os pacientes geralmente não necessitam de internação hospitalar. Ocorre replicação viral e uma resposta imune inata ocorre, porém inefetiva em conter a progressão da infecção; os sintomas refletem uma combinação de efeito citopático viral direto e respostas imunes inatas. As terapias antivirais podem ser benéficas, especialmente em pacientes com risco maior de má evolução. As terapias antivirais provavelmente têm eficácia máxima quando administradas precocemente, durante esta fase. O uso de corticosteroides nesta fase não é indicado por poder determinar atraso no desenvolvimento de resposta imune adaptativa adequada. Geralmente nesta fase, os pacientes ficam estáveis sem progressão severa dos sintomas.
- **Estágio II** (fase pulmonar): pode ocorrer piora abrupta nesta fase, geralmente com agravamento da insuficiência respiratória

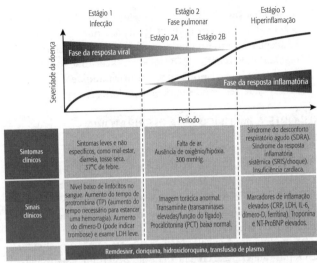

FIGURA 1   Estágios da infecção por COVID-19 e possibilidades terapêuticas.

hipoxêmica, quando os pacientes geralmente buscam auxílio hospitalar, com progressão rápida para síndrome do desconforto respiratório agudo (SDRA), demandando ventilação mecânica. Os marcadores de inflamação sistêmica são moderadamente elevados nesta fase, como PCR e ferritina. Ocorre uma resposta imune adaptativa, que causa uma redução nos títulos virais, assim como aumento dos níveis de inflamação e lesão tecidual. A terapia antiviral pode ser benéfica, porém menos efetiva do que quando iniciada na fase I. Algum grau de imunossupressão com corticosteroides pode ser benéfico para pacientes com manifestações mais graves como SDRA.

- **Estágio III** (fase de hiperinflamação/tempestade de citocinas): ocorre piora clínica decorrente de coagulação intravascular disseminada e insuficiência de múltiplos órgãos. Ocorre elevação acentuada do dímero-D, da PCR e da ferritina. A resposta imune adaptativa se transforma em uma tempestade de citocinas desregulada com acentuação da lesão tecidual. Todos os tratamentos do estágio II podem ser continuados e é provável a necessidade de terapia imunomoduladora mais agressiva.

SUPORTE À INSUFICIÊNCIA RESPIRATÓRIA

A principal causa de admissão hospitalar dos pacientes com COVID-19 é a hipóxia, frequentemente assintomática no seu início. A suplementação de oxigênio nestes pacientes é o pilar do suporte clínico. Como a disfunção respiratória nestes pacientes tem caráter progressivo, a necessidade de suplementação de oxigênio também é, demandando adequação na forma de administração de oxigênio.

A maioria dos pacientes inicia o suporte com a suplementação de O_2 por cateter nasal com fluxo de até 2-3 L/min. Fluxos mais altos geralmente determinam intolerância do paciente ao cateter pelo desconforto nasal, sendo indicado o uso de máscara não reinalante com reservatório ou cânula nasal de alto fluxo (CNAF). Vale lembrar que a utilização de máscara de Venturi não é recomendada por gerar alta quantidade de aerossóis no ambiente.

Existe a preocupação de que a CNAF possa gerar risco elevado de transmissão viral, mas é uma terapia recomendada em vários consensos para hipóxia associada à doença de COVID-19, desde que a equipe esteja usando equipamentos de proteção individual (EPI) para aerossóis adequados. Quartos com pressão negativa são preferíveis para pacientes que recebem terapia com CNAF. As diretrizes da Organização Mundial da Saúde (OMS) sobre COVID-19 afirmam que sistemas de CNAF e ventilação não invasiva (VNI), quando bem ajustadas na sua interface, não criam dispersão generalizada do ar expirado e, portanto, devem estar associados a baixo risco de transmissão aérea. A CNAF também é uma abordagem interessante para suporte não invasivo em pacientes com SDRA leve.

Ventilação não invasiva

Conforme há progressão da insuficiência respiratória, pode ser necessário o uso de VNI para controle da hipoxemia. O aumento das pressões de via aérea através da VNI permite maior recrutamento alveolar e prevenção da formação de novas áreas de colapso, controlando o distúrbio V/Q destes pacientes.

A modalidade de pressão positiva contínua nas vias aéreas (CPAP) parece ser a melhor por gerar aumento da pressão média de via aérea, sem determinar elevação do volume corrente (VC), favorecendo a estratégia protetora pulmonar. A VNI em CPAP pode ser iniciada em valores de 10 cmH$_2$O, com elevação progressiva para 12-15 cmH$_2$O, se bem tolerada.

A utilização de VNI na modalidade de pressão positiva em via aérea em dois níveis de pressão (BiPAP) pode fornecer adicionais, quando comparada ao CPAP, pois oferece suporte pressórico adicional na fase inspiratória, reduzindo o trabalho respiratório do paciente. Porém, há o risco de aumento excessivo do volume corrente e consequente agravamento da lesão pulmonar por volutrauma. Esse risco pode ser reduzido com o ajuste pressórico dos dois níveis de pressão com baixo diferencial de valores como, por exemplo, pressão expiratória de 10 cmH$_2$O e inspiratória de 14 cmH$_2$O. Em pacientes com patologias pulmonares prévias como a doença pulmonar obstrutiva crônica (DPOC), a aplicação de BiPAP pode trazer maior benefício.

Capacete para VNI

Apesar de não ser habitual no país, o uso do capacete para ventilação não invasiva (CVNI) traz algumas vantagens no contexto da pandemia por reduzir a contaminação ambiental, gerar menor risco de aspiração por êmese e a necessidade de intubações, além de poder ser acoplado a gerador de fluxo, liberando ventiladores mecânicos para uso invasivo.

A despeito da interface por máscara ou modalidade ventilatória não invasiva, é essencial a utilização de filtros virais para criar um sistema fechado e limitar a transmissão. Além disso, a utilização do CVNI acoplado a um ventilado de duas vias (expiratória e inspiratória) ou via única reduz a chance de transmissão aos cuidadores.

Ventilação em posição prona acordado

Outra estratégia utilizada para melhora da hipoxemia nestes pacientes é posicioná-los em decúbito ventral (posição prona) espontâneo associado a qualquer método de suporte de oxigenação, com preferência para métodos que gerem pressão positiva na via aérea. O posicionamento em decúbito lateral também pode beneficiar o paciente, principalmente se ele não tolera a posição de decúbito ventral. Para a utilização desta estratégia é necessário que o paciente esteja cooperativo. A estratégia proporciona ganho significativo nas condições em que há restrição do uso de ventilação invasiva, possibilitando que um número de pacientes não necessite desta intervenção. O princípio fisiológico do procedimento é permitir que áreas pulmonares colapsadas, por serem gravidade-dependentes, tenham a possibilidade de se abrirem, melhorando a relação V/Q. A mobilização de secreção é outro ganho associado ao procedimento. A pronação com o paciente acordado deve ser estimulada e realizada pelo maior período possível de acordo com a tolerância (12-18 horas/dia), mas isso pode ser difícil para alguns pacientes. O benefício é observado em algumas horas com melhora progressiva da oxigenação. Quando isso não acontece, o benefício de insistir na manobra pode não se justificar e o abandono do procedimento pode ser considerado. Na Figura 2 encontra-se uma sugestão de fluxograma para suporte à insuficiência respiratória por COVID-19.

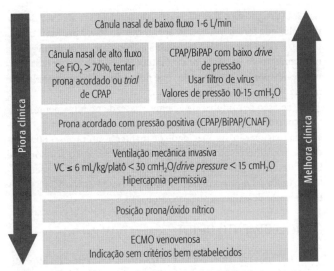

FIGURA 2   Sugestão de estratégia de suporte à insuficiência respiratória por COVID-19.

INDICAÇÕES DE INTUBAÇÃO OROTRAQUEAL (IOT)

Quando há falha nas medidas não invasivas de suporte para controle da hipoxemia ou quando o paciente já chega em falência respiratória, o suporte invasivo é necessário. Uma piora rápida e precoce dos pacientes em insuficiência respiratória por COVID-19 foi relatada na China no início da pandemia, onde o conceito de intubar precocemente o paciente surgiu, usando o limiar de demanda maior do que 6 L/min de O_2. No entanto, a estratégia de intubar todos os pacientes em piora progressiva da hipoxemia vai levar a um número desnecessário de intubações de pacientes que poderiam ser bem controlados com medidas de CNAF e/ou VNI e posição prona acordada. O prognóstico dos pacientes não intubados é melhor do que daqueles que foram intubados, apesar de não haver prova de causalidade. É claro que se deve respeitar a estrutura local disponível para o tratamento do paciente, onde a intubação pode ser a medida terapêutica disponível para aqueles que falham na máscara reinalante e não há VNI ou CNAF disponível.

A decisão por intubar o paciente é baseada no julgamento clínico associado a alguns fatores como trajetória clínica, piora progressiva da oxigenação, incapacidade de manter a saturação > 80%, padrão e trabalho respiratório. Vale lembrar que o uso acessório de musculatura respiratória, sudorese e dispneia são mais preocupantes do que a taquipneia desacompanhada desses sinais. Não há gatilho de valor de oxigenação para intubação.

O PROCEDIMENTO DE IOT

A IOT nos pacientes com COVID-19 é cercada de cuidados adicionais àqueles usualmente aplicados aos demais pacientes. A preocupação em minimizar ao máximo a geração de aerossóis e a exposição da equipe ao risco de contaminação é prioritária. Além disso, geralmente são intubações realizadas em regime de alto riso de hipoxemia durante o procedimento em virtude da instabilidade alveolar gerada pela doença e pela necessidade de uso de bloqueador neuromuscular na sequência rápida de indução para evitar a tosse e formação de aerossol.

Alguns princípios básicos são importantes nesta abordagem: treinamento prévio e intensivo antes da primeira intubação de paciente com COVID-19, intervenção precoce, planejamento detalhado da abordagem, controle de infecção, processos eficientes para controle da via aérea e comunicação efetiva entre os membros da equipe e padronização do procedimento. A seguir, são detalhados pontos importantes para a realização do procedimento.

Planejamento

Deve ficar clara para quem vai intubar o paciente a necessidade de planejamento prévio para tomada rápida de decisão diante de situações de "ventilo/não intubo" ou "não ventilo/não intubo". Para isso, preparar todo o material necessário para execução das alternativas para controle da via aérea em caso de falha é essencial. Geralmente o Plano A busca sucesso na intubação tradicional com videolaringoscopia direta, podendo haver auxílio do uso de guia traqueal ou Bougie para a condição de "ventilo/não intubo". O Plano B envolve o uso de dispositivo de via supraglótica como tubo laríngeo ou máscara laríngea na situação de "não ventilo/não intubo" e o Plano C utiliza a cricostomia após falha de dispositivo supraglótico na situação de "não ventilo/não intubo". Dependendo do local e da estrutura, as intervenções em cada plano podem variar, mas o seu prévio preparo e a checagem dos recursos para sua aplicação são essenciais em qualquer situação.

Formação da equipe

A equipe deve ser composta pelo menor número de pessoas possível. Em situações controladas deve ser constituída por um médico, um enfermeiro e um fisioterapeuta; um segundo médico e um outro membro da enfermagem devem estar paramentados e prontos para auxiliar se necessário. Nas situações emergenciais, em casos de via aérea sabidamente difícil, ou sempre que o médico julgar necessário, a equipe deverá ser constituída por dois médicos, um enfermeiro, um técnico de enfermagem e um fisioterapeuta. A intubação orotraqueal deverá ser realizada pelo médico mais experiente da equipe.

Paramentação

Todos os membros da equipe devem estar paramentados com avental impermeável, luvas de procedimento, máscara N95, óculos de proteção ou *face shield* e gorro.

Preparação do material

Todo o material para abordagem da via aérea, assim como para manobras de resgate da mesma, devem estar prontamente disponíveis e checados antes do início do procedimento. Segue uma sugestão de *checklist* de material para o procedimento:

- Videolaringoscópio com lâmina hiperangulada; o laringoscópio padrão pode ser utilizado na falta de videolaringoscópio, mas todo o esforço deve ser na direção de diminuir a exposição do operador e do sucesso na intubação; por isso, a recomendação do videolaringoscópio.
- Cânula orotraqueal/fio-guia de vários tamanhos (Plano A – ver a seguir).
- Aspirador e cânulas de aspiração.
- Bolsa de ventilação (ambu), filtro HME, sistema de aspiração fechada e máscara facial; para montagem do sistema de ventilação manual, a ordem dos dispositivos é ambu/filtro HME/sistema de aspiração fechada/máscara; é recomendado o acoplamento de capnógrafo no conjunto, geralmente entre o filtro HME/ambu.
- Kit de dispositivo supraglótico (máscara laríngea/tubo laríngeo) adequado para o tamanho do paciente (Plano B).
- Kit de cricostomia (Plano C).
- Drogas para sedação e bloqueio neuromuscular: deve-se realizar a sedação com as drogas definidas pelo médico. O bloqueio neuromuscular, com o intuito de facilitar a intubação e evitar a tosse do paciente, deve ser realizado com succinilcolina ou rocurônio, dependendo das características de cada paciente; sempre que possível, o material deve ser preparado fora do box do paciente.

A intubação

Após posicionamento e monitorização adequada do paciente, pode-se seguir os passos a seguir:

29 COVID-19 e a fisioterapia respiratória   459

- Pré-oxigenação com máscara reservatório no menor fluxo de oxigênio necessário para garantir uma saturação adequada do paciente é indicada para reduzir a formação de aerossóis no procedimento; caso o paciente já esteja usando VNI ou CNAF, pode-se dispor desses dispositivos para a pré-oxigenação.
- Não é recomendada a pré-oxigenação com ambu no paciente com COVID-19. Deve-se evitar ao máximo a ventilação da via aérea com a bolsa de ventilação. Caso necessário, a ventilação pode ser feita com a máscara facial firmemente acoplada à face do paciente com as duas mãos, para evitar vazamentos.
- Em casos de via aérea difícil (VAD) deve-se utilizar os planos traçados para solução de problemas (Planos A, B ou C).
- Após a introdução, o *cuff* do tubo orotraqueal deve ser insuflado e o tubo conectado pelo sistema de aspiração fechada ao conjunto ambu/capnógrafo/filtro HME/sistema de aspiração fechada, para a confirmação da ventilação, expansibilidade torácica e curva da capnografia; uma alternativa é realizar a checagem da intubação com o paciente imediatamente conectado ao ventilador mecânico para reduzir o consumo de material e o risco de aerolização de partículas durante o procedimento.
- Após a confirmação, remove-se a bolsa de ventilação e o circuito da ventilação mecânica é conectado à outra extremidade do filtro HME (ou ao capnógrafo).
- Somente iniciar a ventilação após o *cuff* estar insuflado.
- Deixar o ventilador regulado antes do procedimento, conectá-lo em modo de espera e ligar após a conexão com o tubo.
- Medir a pressão do *cuff* assim que possível.

Alguns cuidados após a intubação são recomendados, como a fixação das conexões do tubo com o aspirador em sistema fechado e a conexão entre o filtro HMI e o circuito do ventilador deve ser presa para evitar desconexão inadvertida. A administração de medicações inalatórias deve ser preferencialmente na forma de *puffs*, através de espaçador específico para ventilação mecânica.

AJUSTES DE PARÂMETROS DO VENTILADOR

Após a IOT, é comum haver uma deterioração clínica do paciente decorrente da pressão positiva intratorácica gerada e da sedação aplicada. A adequada oxigenação destes pacientes é obtida inicialmente com altas frações de oxigênio, com possibilidade de diminuição posterior após 6-12 h da IOT e estabilização da mecânica pulmonar após ajuste dos parâmetros ventilatórios.

Os pacientes com COVID-19 intubados geralmente atendem à definição de Berlim da síndrome do desconforto respiratório agudo (SDRA). No entanto, como essa definição é extremamente ampla, seu cumprimento não tem implicações clínicas específicas. É frequente o achado de valores de complacência pulmonar não tão alterados quanto aqueles encontrados em outras formas de SDRA, além dos pacientes apresentarem uma boa resposta à elevação das pressões em vias aéreas. Este comportamento é descrito como "pseudo-SDRA", pois pacientes com hipoxemia grave, após 12 h de otimização da ventilação, apresentam relação P/F acima de 150. Essa característica é importante, pois esses pacientes tendem a se beneficiar menos da pronação passiva.

A modalidade de ventilação com liberação de pressão das vias aéreas (APRV) pode ser muito útil para esses pacientes quando utilizada como o modo inicial do ventilador, em vez de um modo de resgate. A APRV pode proporcionar uma redução significativa na FiO_2 dos pacientes após 6-12 h de aplicação, pois o recrutamento completo pulmonar pode ser lento. A APRV geralmente permite melhorar a hipoxemia sem utilização de bloqueio neuromuscular ou intensa sedação e é o modo mais confortável para o paciente, quando comparado à ventilação convencional com ciclo de volume. Por não ser um modo ventilatório muito familiar aos profissionais da saúde e por nem todos os ventiladores o possuírem, a APRV é pouco utilizada, mas se iniciada precocemente, pode reduzir a necessidade de pronação nestes pacientes.

A ventilação convencional protetora com baixo volume corrente (VCV) é o modo de ventilação mais comumente utilizado, dada sua forte base probatória e ampla experiência da equipe. Os volumes correntes devem ser direcionados para uma faixa de proteção pulmonar (6 mL/kg de peso corporal ideal). Não há consenso sobre exatamente como titular a PEEP, mas as tabelas de PEEP do ARDSnet podem representar uma referência razoável e segura. A titulação individualizada pode ser realizada de várias outras formas, de acordo com o tempo e a experiência da equipe (Tabela 1).

TABELA 1 Valores de ajuste da PEEP de acordo com a FiO_2 necessária para adequada oxigenação do paciente

FiO_2	0,3	0,4	0,4	0,5	0,5	0,6	0,7	0,7
PEEP	5	5	8	8	10	10	10	12
FiO_2	0,7	0,8	0,9	0,9	0,9	1,0		
PEEP	14	14	14	16	18	18-24		

Independentemente do modo do ventilador, a hipercapnia permissiva pode ser útil. Desde que a hemodinâmica seja adequada, um pH acima de aproximadamente 7,1 pode ser tolerável e é uma troca adequada se comparada à ventilação prejudicial necessária para normalizar a acidemia respiratória no pulmão já agredido.

Independentemente da discussão sobre o quanto os pacientes com COVID-19 apresentam realmente uma evolução de SDRA ou não, a adoção de estratégia protetora para esses pacientes é indiscutível. A possibilidade de piora da disfunção respiratória determinada pelo vírus devido a lesão por ventilação mecânica é real. Assim, alguns valores resultantes do ajuste da ventilação mecânica devem ser respeitados visando a redução da lesão induzida pela ventilação (Tabela 2).

TABELA 2   Limites para ajuste da ventilação mecânica

▪ VC 6-5 mL/kg
▪ Platô < 30 cmH$_2$O
▪ *Drive pressure* < 15 cmH$_2$O
▪ pH > 7,1
▪ A menor FiO$_2$ possível para Sat 90-94%

O tempo médio de ventilação mecânica destes pacientes é de 7-10 dias e sua permanência na UTI é de 2-3 semanas em média. A progressão do desmame ventilatório conforme melhora dos parâmetros de oxigenação e mecânica pulmonar permite a extubação desses pacientes em torno de 10 dias, mas há frequentemente desmame difícil por agitação psicomotora, infecção secundária e demora na resolução da SDRA nos pacientes mais graves.

Ajuste da ventilação mecânica na parada cardiorrespiratória (PCR)

Em virtude do risco de aerossóis e da grande exposição da equipe ao risco de contaminação, durante a PCR, o sistema de ventilação mecânica não deve ser desconectado do paciente e as demais medidas de ressuscitação cardiopulmonar devem ser adotadas de forma usual. O ventilador deve ser ajustado para o modo volume controlado com volume corrente de 4-6 mL/kg do peso predito, FR de 10-12 ipm, PEEP 5-8 cmH$_2$O, FiO$_2$ 100%, relação I:E: 1:2, com todos os alarmes liberados e ajuste da sensibilidade à pressão no maior valor permitido para evitar disparos desnecessários.

Extubação

Pacientes com COVID-19 geralmente respondem bem à intubação e ventilação com pressão positiva. É comum haver perda de algum grau de recrutamento alveolar após a retirada da pressão positiva em via aérea. Consequentemente, pode haver um risco aumentado de deterioração após a extubação. CPAP ou BiPAP podem ser úteis para evitar o colapso e a evolução desfavorável nesses pacientes.

De forma geral, os pacientes com COVID-19 podem realizar o processo de desmame da ventilação de maneira semelhante a outros pacientes.

O CNAF e a VNI com máscara facial bem ajustada podem ser considerados como ponte de terapia pós-extubação, mas devem ser realizados se houver a disponibilidade de EPIs adequados para toda a equipe.

MEDIDAS DE RESGATE PARA HIPOXEMIA

Posição prona

Esgotadas as medidas de ajuste adequado da ventilação mecânica para atingir uma relação P/F > 150, a ventilação em posição prona pode ser necessária. A medida é efetiva em aumentar a oxigenação, mas demanda o uso de bloqueador neuromuscular e a intensificação da sedação para adequado acoplamento do paciente ao ventilador. A posição prona deve ser mantida ao menos por 16 h para que haja benefício efetivo da manobra e pode ser repetida conforme necessário.

Óxido nítrico inalatório

O uso de óxido nítrico (NO) como vasodilatador pulmonar inalatório é uma alternativa potencialmente benéfica, com poucos riscos associados. Ao promover melhora da relação ventilação/perfusón e ao reduzir a pós-carga do ventrículo direito, o NO pode determinar melhora da hipoxemia, além de haver baixo risco de efeito sistêmico vasodilatador com a medida. Tem indicação potencial na hipoxemia refratária e na instabilidade hemodinâmica com evidência de *cor pulmonale*.

Oxigenação por membrana extracorpórea (ECMO)

Como modalidade de resgate de hipoxemia refratária, a ECMO pode ser uma alternativa de suporte até que os pulmões se recuperem. Pacientes relativamente jovens e com disfunção orgânica única são excelentes candidatos ao método. A opção pela modalidade venovenosa de ECMO pode ser usada para insuficiência respiratória hipoxêmica, enquanto a forma venoarterial fica reservada aos pacientes com choque cardiogênico.

MEDIDAS DE PROTEÇÃO PARA EQUIPE MULTIDISCIPLINAR

O risco de contaminações por aerossóis e por fômites para CO-VID-19 é alto, expondo a equipe multidisciplinar ao risco constante de infecção. Medidas gerais de prevenção para gotículas e aerossóis são essenciais para a prevenção.

- **Uso de máscara N95 ou PFF2:** em procedimentos que gerem aerossol (intubação ou aspiração traqueal, ventilação mecânica invasiva e não invasiva, ressuscitação cardiopulmonar, ventilação manual antes da intubação, coletas de amostras nasotraqueais), a máscara deve ser colocada antes de adentrar o ambiente do paciente e retirada após a saída dele. Deverá estar apropriadamente ajustada à face. A máscara deve armazenada por 14 dias em saco de papel individual, identificado com o nome do usuário, data de início do uso e data do fim com validade de

14 dias. O descarte antes deste período deve ocorrer apenas quando estiver em mau estado de conservação, suja, úmida ou contaminada por fluidos corpóreos. A máscara pode ser utilizada para diferentes pacientes.

- **Máscara cirúrgica**: a máscara cirúrgica pode ser utilizada apenas se não houver perspectiva de procedimentos que gerem aerossol no quarto. Deve ser utilizada no atendimento ao paciente com sintomas respiratórios para prevenção contra gotículas.
- **Gorro**: está recomendado seu uso em procedimentos que gerem aerossol. Deverá ser colocado antes de adentrar o ambiente do paciente e retirado após a saída dele.
- **Óculos**: o uso é individual e, após o atendimento ao paciente, deve ser limpo com lenço umedecido com desinfetante.
- **Luvas e avental**: devem ser utilizados durante toda a manipulação do paciente, de cateteres e sondas, do circuito e do equipamento ventilatório e de outras superfícies próximas ao leito. Devem ser colocados imediatamente antes do contato com o paciente ou as superfícies e retirados logo após o uso, higienizando as mãos em seguida. As luvas devem ser colocadas antes do contato com o paciente e retiradas após o contato.
- *Faceshield*: deve ser utilizado em procedimento com grande chance de exposição a gotículas como intubação, aspiração de vias aéreas em sistema aberto, estímulo da tosse e aspiração nasotraqueal.

BIBLIOGRAFIA

1. Alhazzani W, Møller MH, Arabi YM, et al. Surviving Sepsis Campaign: guidelines on the management of critically ill adults with coronavirus disease 2019 (COVID-19). Intensive Care Med. 2020;46:854-87.
2. Centers for Disease Control and Prevention. Interim clinical guidance for management of patients with confirmed coronavirus disease (COVID-19). 2020. Disponível em: https://www.cdc.gov/coronavirus/2019-ncov/hcp/clinical-guidance-management-patients.html.

3. Cook TM, El-Boghdadly K, McGuire B, McNarry AF, Patel A, Higgs A. Consensus guidelines for managing the airway in patients with COVID-19: guidelines from the Difficult Airway Society, the Association of Anaesthetists, the Intensive Care Society, the Faculty of Intensive Care Medicine and the Royal College of Anaesthetists. Anaesthesia. 2020;75:785-99.
4. Corrêa TD, Matos GF, Bravim BA, Cordioli RL, Garrido AG, Assuncao MS, et al. Recomendações de suporte intensivo para pacientes graves com infecção suspeita ou confirmada pela COVID-19. Einstein (São Paulo). 2020;18:eAE5793. Disponível em: http://dx.doi.org/ 10.31744/einstein_journal/2020AE5793.
5. COVID-19: interim guidance on management pending empirical evidence. From an American Thoracic Society-led International Task Force. Disponível em: www.thoracic.org.
6. Ding L, Wang L, Ma W, He H. Efficacy and safety of early prone positioning combined with HFNC or NIV in moderate to severe ARDS: a multi-center prospective cohort study. Crit Care. 2020;24:28.
7. Gattinoni L, Coppola S, Cressoni M, Busana M, Rossi S, Chiumello D. Covid-19 does not lead to a "typical" acute respiratory distress syndrome. Am J Respir Crit Care Med. 2020 March 30 (Epub ahead of print).
8. Guan W, Ni Z, Hu Y, et al. Clinical characteristics of coronavirus disease 2019 in China. N Engl J Med. 2020;382:1708-20.
9. Guimarães HP, Timerman S, Correa T, et al. Recomendações para Ressuscitação Cardiopulmonar (RCP) de pacientes com diagnóstico ou suspeita de COVID-19. Associação Brasileira de Medicina de Emergência (ABRAMEDE), Associação de Medicina Intensiva Brasileira (AMIB), Sociedade Brasileira de Cardiologia (SBC); 2020.
10. Helms J, Tacquard C, Severac F, et al. High risk of thrombosis in patients with severe SARS-CoV-2 infection: a multicenter prospective cohort study. Intensive Care Med. 2020 May 4.
11. Infectious Diseases Society of America guidelines on the treatment and management of patients with COVID-19. Arlington, VA: Infectious Diseases Society of America; 2020. Disponível em: https://www.idsociety.org/COVID-19guidelines.
12. Leung NHL, Chu DKW, Shiu EYC, et al. Respiratory virus shedding in exhaled breath and efficacy of face masks. Nat Med. 2020 April 3 (Epub ahead of print).
13. Matthay MA, Aldrich JM, Gotts JE. Treatment for severe acute respiratory distress syndrome from COVID-19. Lancet Respir Med. 2020;8:433-4.

29 COVID-19 e a fisioterapia respiratória 467

14. McGrath BA, Brenner MJ, Warrillow SJ et al. Tracheostomy in the COVID-19 era: global and multidisciplinary guidance. Disponível em: www.thelancet.com/respiratory. Published online May 15, 2020.
15. Mehta P, McAuley DF, Brown M, Sanchez E, Tattersall RS, Manson JJ. COVID-19: consider cytokine storm syndromes and immunosuppression. Lancet. 2020;395:1033-4.
16. Ñamendys-Silva SA. Respiratory support for patients with COVID-19 infection. Lancet Respir Med. 2020;8(4):e18.
17. National Institutes of Health. Coronavirus disease 2019 (COVID-19) treatment guidelines. 2020. Disponível em: https://covid19treatmentguidelines.nih.gov/.
18. Resuscitation Council UK statement on COVID-19 in relation to CPR and resuscitation in healthcare settings. London: Resuscitation Council UK; 2020.
19. Surviving Sepsis Campaign: guidelines on the management of critically ill adults with coronavirus disease 2019 (COVID-19). Disponível em: www.sccm.org.
20. Tang N, Li D, Wang X, Sun Z. Abnormal coagulation parameters are associated with poor prognosis in patients with novel coronavirus pneumonia. J Thromb Haemost. 2020;18:844-7.
21. The Australian and New Zealand Intensive Care Society (ANZICS) COVID-19 Guidelines. Disponível em: www.anzics.com.au.
22. Tran K, Cimon K, Severn M, Pessoa-Silva CL, Conly J. Aerosol generating procedures and risk of transmission of acute respiratory infections to healthcare workers: a systematic review. PLoS One. 2012;7(4):e35797.
23. Wu C, Chen X, Cai Y, et al. Risk factors associated with acute respiratory distress syndrome and death in patients with coronavirus disease 2019 pneumonia in Wuhan, China. JAMA Intern Med. 2020 March 13 (Epub ahead of print).
24. Zhou F, Yu T, Du R, et al. Clinical course and risk factors for mortality of adult inpatients with COVID-19 in Wuhan, China: a retrospective cohort study. Lancet. 2020;395:1054-62.
25. Ziehr DR, Alladina J, Petri CR, et al. Respiratory pathophysiology of mechanically ventilated patients with COVID-19: a cohort study. Am J Respir Crit Care Med. 2020 April 29 (Epub ahead of print).

30 | Aspectos gerais sobre abordagem fisioterapêutica no paciente com COVID-19

Felipe Campos Ferreira
Giovani Assunção
Saint-Clair Bernardes Neto
André Luiz Lisboa Cordeiro

INTRODUÇÃO

Dez a quinze por cento dos pacientes diagnosticados com CO-VID-19 necessitarão de internações em unidades de terapia intensiva (UTI) como consequência do quadro clínico de insuficiência respiratória aguda.

Nas UTIs, a segurança é fundamental e a implementação de precauções-padrão é uma das principais medidas de prevenção na transmissão da doença entre pacientes e profissionais de saúde. Deve-se adotar todo o cuidado com todos os pacientes antes da chegada do serviço de saúde, na chegada, triagem, espera e durante a assistência prestada. A principal meta é minimizar a exposição a patógenos respiratórios (COVID-19). Profissionais de saúde estão em grupos de alto risco para contágio e a implementação deve ser adequada e garantida.

CONTEXTUALIZAÇÃO

Os coronavírus são uma grande família de vírus que geralmente causam doenças leves a moderadas do trato respiratório superior do ser humano, como o resfriado comum. A maioria dos coronavírus circula entre animais (porcos, camelos, morcegos e gatos). No entanto, podem acontecer eventos de transbordamento, quando os vírus saltam para os seres humanos e podem causar doenças.

Os primeiros casos de infecção pelo coronavírus começaram no segundo semestre de 2019.

Linha do tempo da contaminação pelo coronavírus:

- Os primeiros casos de contaminação do coronavírus foram registrados em novembro de 2019 na cidade de Wuhan, na província de Hubei na China.
- No dia 31 de dezembro a China notificou a Organização Mundial da Saúde (OMS).
- Em 1º de janeiro de 2020 foi decretado o fechamento do mercado de frutos do mar de Wuhan.
- No dia 7 de janeiro foi realizada a identificação do vírus, que é similar em 70% ao SARS-CoV (síndrome respiratória aguda severa-coronavírus), que também atingiu a China em novembro de 2002 e que infectou 8.096 pessoas e causou a morte de 774 pessoas (9,6%).
- O primeiro caso fatal foi registrado na China no dia 11 de janeiro.
- No dia 23 de janeiro os 11 milhões de habitantes de Wuhan sofrem restrições de entrada e saída da região, como uma medida de isolamento para conter a disseminação do SARS-CoV-2.
- A OMS denomina o novo vírus de SARS-CoV-2 (síndrome respiratória aguda severa-coronavírus-2) e a doença causada pelo vírus de COVID-19 (doença do coronavírus; 19 refere-se ao ano de 2019, quando surgiu esse novo vírus).
- Foi declarada pandemia quando a contaminação atingiu proporções mundiais, no dia 11 de março de 2020.

CARACTERÍSTICAS DO SARS-COV-2

Considera-se em β-coronavírus que esteja envolvido por um envelope de RNA (ácido ribonucleico) (Figura 1).

O SARS-CoV-2 é altamente infeccioso e pode permanecer em suspensão no ar por até 2 horas e ativo em diferentes superfícies por até 8 a 24 horas. Todas as faixas etárias são suscetíveis à infecção pelo vírus (idosos com comorbidades têm maior probabilidade de desenvolver doença grave). As pessoas assintomáticas e no período de incubação são os principais vetores de infecção. O período de incubação dura de 2 a 14 dias e a transmissão pode acontecer de 2 a 10 dias antes dos sintomas emergirem.

EPIDEMIOLOGIA

A grande maioria dos doentes vai desenvolver sintomas leves ou sem complicações (81%), com quadros muito parecidos com os de síndromes gripais, mas cerca de 14% dos doentes vão precisar de internamento hospitalar devido à necessidade de suporte de oxigenoterapia para tratamento da insuficiência respiratória hipoxêmica e

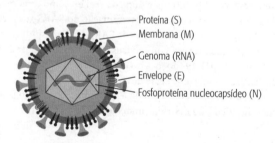

FIGURA 1

30 Aspectos gerais sobre abordagem fisioterapêutica no paciente com COVID-19 471

5% dos doentes vão desenvolver as formas graves da doença e necessitarão de internamento na UTI.

ISOLAMENTO

O procedimento de isolamento de casos confirmados e suspeitos pela COVID-19 deve ser realizado preferencialmente em quartos privativos com portas fechadas e bem ventilados. Caso o hospital não disponha de estrutura adequada, deve-se proceder um isolamento de coorte, ou seja, separar em mesma enfermaria ou área os pacientes com diagnóstico e suspeita de COVID-19.

É importante respeitar uma distância de 1 metro entre os leitos e restringir o acesso de pessoas como visitas, por exemplo. Profissionais de saúde no enfrentamento em áreas de contágio devem evitar circulação em outros setores, prevenindo a disseminação.

De acordo com a OMS, os profissionais de saúde estão em maior risco de contaminação de doenças infectocontagiosas do que a população de forma geral; na COVID-19 existe uma chance maior de exposição à carga viral durante o período de trabalho. Além do risco relacionado a gotículas, há também a transmissão por procedimentos geradores de aerossol durante o atendimento, podendo ser foco de transmissão para familiares, profissionais e pacientes.

A COVID-19 é uma doença com alto contágio, que é duas vezes maior que o da gripe. Isso demonstra que uma pessoa pode infectar até três pessoas. A COVID-19 pode ser transmitida de forma respiratória (gotículas, aerossol), por contato com superfícies contaminadas (mucosa: olho, boca e nariz) e também no contato com as fezes.

EQUIPAMENTO DE PROTEÇÃO INDIVIDUAL (EPI)

A Norma Regulamentadora (NR) n. 6 do Ministério do Trabalho recomenda a utilização de equipamento de proteção individual

(EPI) a todos os trabalhadores para sua proteção e segurança durante o trabalho. Quem especifica os EPIs no ambiente hospitalar é a Vigilância Sanitária, avaliando os riscos biológicos expostos ao profissional de saúde. Essas precauções vão desde a precaução-padrão até precauções específicas.

O vírus da COVID-19 pode estar presente no lavado broncoalveolar, escarro, *swab* nasal, biópsia, fibrobroncoscopia, *swab* faríngeo, fezes e urina. Com essas informações, fica evidente a necessidade de EPIs adequados para toda a equipe multiprofissional em todos os momentos da assistência em casos confirmados e suspeitos.

Recomenda-se treinamento constante e sistemático para colocação, retirada e armazenamento dos EPIs abrangendo toda a equipe. Deve-se informar os profissionais de que a presença de barba pode dificultar a vedação perfeita do EPI e a orientação é removê-la.

Equipamento de proteção individual (EPI) respiratório

Além do fisioterapeuta, vários profissionais fazem assistência ao paciente, sofrendo a exposição de gotículas e aerossol. A obrigatoriedade da utilização de EPIs é ideal para proteção do profissional de saúde. Entre eles estão máscara, óculos e escudo facial (*face shield*); também fazem parte do arsenal capote/avental/macacão, touca e luvas. Além da utilização, o procedimento correto para colocá-los e retirá-los é muito importante. Por exemplo, na retirada incorreta de um avental o profissional pode se contaminar (existem vários vídeos explicativos sobre paramentação e desparamentação, o importante é definir em seu hospital com o serviço de controle de infecção e padronizar a técnica e aplicá-la).

Máscara cirúrgica (máscara tripla)

Sua utilização é indicada para a prevenção de contaminação por gotículas. Com a pandemia, todos os profissionais no ambiente hospitalar devem fazer o uso da máscara cirúrgica. Exemplo da utilização são assistências em pacientes com ventilação espontânea que não realizem nenhum procedimento gerador de aerossol (ventilação não invasiva, tosse, manobras de higiene brônquica, ressuscitação cardiopulmonar, intubação orotraqueal, sistema de Venturi®, traqueostomia, cânula nasal de alto fluxo).

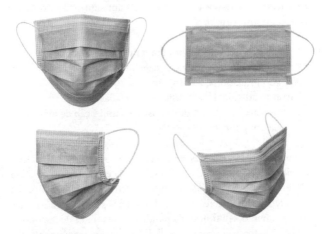

FIGURA 2   Máscara cirúrgica tripla.

Máscara N95/PFF2

Seu uso é recomendado na prevenção de contaminação pelo aerossol e procedimentos que geram a sua produção (tosse, ventilação não invasiva, manobras respiratórias, ventilação mecânica invasiva, ressuscitação cardiopulmonar, intubação orotraqueal, sistema de Venturi®, traqueostomia, cânula nasal de alto fluxo). Um detalhe que sempre passa despercebido é a máscara N95/PFF2 sem a válvula de exalação. A válvula de exalação é utilizada em trabalhos mais intensos como mineração e acúmulo de poeira, por exemplo; o aquecimento incomoda o trabalhador, que necessita de um escape para retirar ar quente, mas essa válvula pode ser entrada de material biológico e por esse motivo não é recomendado seu uso na ambiente hospitalar.

A máscara N95/PFF2 pode ser utilizada no atendimento a outros pacientes sem remoção durante o atendimento, devendo descartá-la, e em outras situações:

- Vários pacientes infectados com o mesmo patógeno.
- Vários pacientes na mesma área de internação, evitando a circulação do profissional a outros setores.
- Barreiras adicionais (*face shield*) associadas.
- Observação: a ANVISA desaconselha a utilização de máscara cirúrgica por cima da N95/PFF2.

Fabricante e associações, entre elas a ASSOBRAFIR (Associação Brasileira de Fisioterapia Cardiorrespiratória e Fisioterapia em Terapia Intensiva) e a AMIB (Associação de Medicina Intensiva Brasileira), não recomendam a reutilização por longos períodos, com ou sem reprocessamento, em função da pandemia e escassez de insumos.

Alguns autores sugerem a possibilidade de descontaminação com peróxido de hidrogênio vaporizado, desde que não deteriore, presença de sujidade e não passe no teste de vedação. É importante ser identificada com o nome do profissional e armazenada em local com recipiente descartável ou lavável (exemplo: saco de papel e plástico), evitando o contato do elástico da fixação com a máscara, acondicionada em local próprio para guardar EPI.

Quando o profissional for guardar a máscara é importante que tenha cuidado para não tocar a face externa dela; caso haja necessidade de tocá-la, deve-se fazer sem luvas e com higienização prévia das mãos para não contaminá-la. Da mesma forma com a face inter-

30 Aspectos gerais sobre abordagem fisioterapêutica no paciente com COVID-19 475

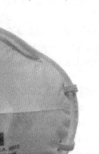

FIGURA 3   Máscara N95/PFF2 sem válvula de exalação.

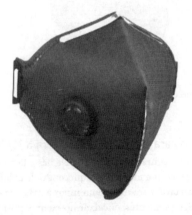

FIGURA 4   Máscara N95/PFF2 com válvula.

na da máscara, devendo-se evitar tocá-la. Para recolocar a máscara deve-se higienizar as mãos, colocar a máscara e realizar o teste de vedação; ao final, realizar higiene das mãos novamente.

Procedimento para colocação da máscara cirúrgica

Colocar a máscara sobre nariz, boca e queixo garante cobertura dessas estruturas. Deve-se adaptar a peça flexível sobre o nariz fazendo pressão com os dedos e amarrar uma tira sobre a orelha atrás da cabeça e a outra tira no pescoço.

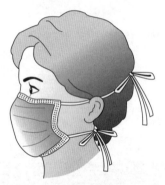

FIGURA 5 Colocação da máscara cirúrgica.

Procedimento para colocação da máscara N95/PFF2

Inicialmente segura-se a máscara pela haste flexível com a ponta dos dedos ou com a mão, não esquecendo de colocar uma folha de papel descartável para não contaminar a máscara e deixando as alças de elástico pendentes; encaixar no queixo; posicionar as tiras de elástico uma atrás da cabeça e a outra atrás do pescoço; ajustar a

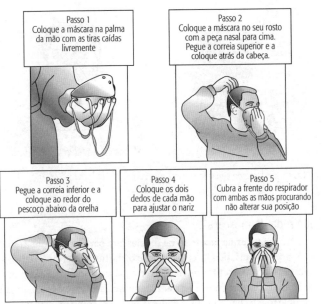

FIGURA 6 Colocação de máscara N95/PFF2.

pinça ao longo do rosto; e realizar uma inspiração e uma expiração para ajustar vazamentos.

Teste de vedação

Inspiração e expiração realizadas com a máscara acoplada ao rosto e com a haste flexível bem adaptada ao rosto; se ocorrerem vazamentos não está adequadamente vedada e necessita de ajustes.

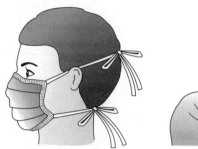
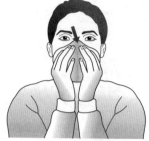

FIGURA 7   Teste de vedação.

Retirada da máscara

Nunca tocar na face externa da máscara para evitar contaminação. Segure o elástico inferior, segure o elástico superior e retire da cabeça. O ideal é retirar os elásticos e a máscara sem tocá-la na parte frontal. Lembrar que a retirada da máscara ocorre depois de sair do quarto e fechar a porta. Em áreas maiores, como enfermarias de COVID-19, a retirada da máscara acontecerá somente no final do turno de trabalho. Descarte a máscara quando estiver com sujidade, danificada e se houver dificuldade para respirar.

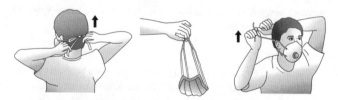

FIGURA 8   Retirada da máscara.

Luvas de procedimento

Todos os pacientes com confirmação ou suspeita de COVID-19 estarão em isolamento respiratório (gotículas ou aerossol) e de contato, sendo necessária a utilização de luvas de procedimentos para todos os cuidados de contato ou ao redor do paciente. Em procedimentos assépticos é necessário utilizar luvas de procedimento estéril.

Sempre higienizar as mãos antes de colocar as luvas e sempre que sair do quarto. Em alguns momentos será necessária a troca de luvas mesmo dentro do quarto, sempre seguindo a higienização antes de colocá-las e depois de retirar.

Existem cinco momentos para higienização das mãos; são abordados na Figura 9.

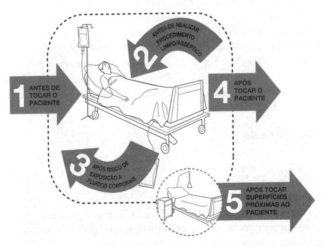

FIGURA 9 Os cinco momentos da higiene das mãos.

480 Fisioterapia respiratória aplicada ao paciente crítico: manual prático

Técnica de higiene das mãos

Cuidados com a contaminação

O cuidado com a contaminação por contato é de extrema importância para os profissionais de saúde. Geralmente nos preocupamos mais com EPIs e esquecemos dos cuidados básicos; é ideal seguir algumas orientações, como nunca tocar desnecessariamente superfícies e materiais (telefone, portas, maçanetas e outros objetos) com as luvas; não lavar e não usar o mesmo par de luvas; sempre realizar higiene das mãos após a retirada das luvas; sempre realizar a técnica correta de higiene das mãos.

Técnica correta de retirada das luvas de procedimentos

Com a mão direita, segurar e retirar a luva da mão esquerda, puxando-a pelos dedos ou na face anterior (palma da mão), para que a superfície contaminada por secreção não toque na pele. Colocar a luva da mão esquerda retirada na palma da mão direita. Colocar o dedo indicador e o polegar da mão esquerda dentro do punho da luva (parte interna – não contaminada) na mão direita e puxar a luva com movimento firme, tendo o cuidado de não rasgá-la. Descartar as luvas no lixo adequado.

Proteção ocular

Entre os EPIs para proteção ocular estão óculos e a viseira (*face shield*), que fazem parte de todo o material utilizado para proteção do profissional de saúde e sempre devem ser utilizados quando houver risco de exposição a respingos de sangue e secreções corporais (escarros e excreções). Após a utilização deve-se higienizar o equipamento com álcool 70%, hipoclorito de sódio ou desinfetante recomendado pelo fabricante.

Observação: a *face shield* não descarta a utilização dos óculos por baixo dela.

Como higienizar as mãos com água e sabonete?

LAVE AS MÃOS QUANDO ELAS ESTIVEREM VISIVELMENTE SUJAS!
CASO CONTRÁRIO, FRICCIONE AS MÃOS COM PREPARAÇÃO ALCOÓLICA

Duração de todo o procedimento: 40-60 segundos

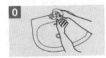

Molhe as mãos com água;

Aplique na palma da mão quantidade suficiente de sabonete (líquido ou espuma) para cobrir todas as superfícies das mãos;

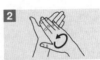

Friccione as palmas das mãos entre si;

Friccione a palma direita contra o dorso da mão esquerda, entrelaçando os dedos, e vice versa;

Friccione as palmas entre si com os dedos entrelaçados;

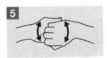

Friccione o dorso dos dedos de uma mão na palma da mão oposta;

Friccione em movimento circular o polegar esquerdo com auxílio da palma da mão direita e vice-versa;

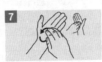

Friccione em movimento circular as polpas digitais e unhas da mão direita contra a palma esquerda e vice-versa;

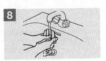

Enxágue bem as mãos com água;

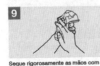

Seque rigorosamente as mãos com papel toalha descartável;

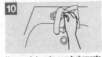

No caso de torneira com fechamento manual, use a toalha para fechar a torneira;

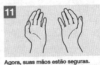

Agora, suas mãos estão seguras.

FIGURA 10 Passo a passo para higienização correta das mãos com água e sabão.

Como fazer a fricção das mãos com preparação alcoólica?

FRICCIONE AS MÃOS PARA A HIGIENE DAS MÃOS!
LAVE AS MÃOS QUANDO ELAS ESTIVEREM VISIVELMENTE SUJAS

⏱ **Duração de todo o procedimento: 20-30 segundos**

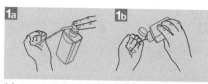
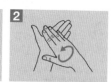

Aplique uma quantidade suficiente do produto em uma mão em concha, cobrindo toda a superfície;

Friccione as palmas das mãos entre si;

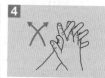
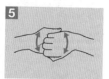

Friccione a palma direita contra o dorso da mão esquerda, entrelaçando os dedos, e vice versa;

Friccione as palmas entre si com os dedos entrelaçados;

Friccione o dorso dos dedos de uma mão na palma da mão oposta;

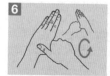
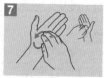
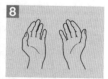

Friccione em movimento circular o polegar esquerdo com auxílio da palma da mão direita e vice-versa;

Friccione em movimento circular as polpas digitais e unhas da mão direita contra a palma da mão esquerda e vice versa;

Quando estiverem secas, suas mãos estão seguras.

FIGURA 11 Passo a passo para higienização correta das mãos com álcool em gel.

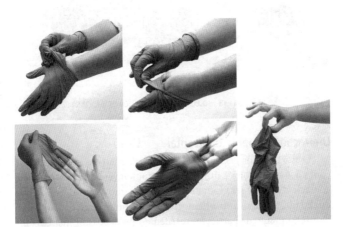

FIGURA 12 Técnica para retirar as luvas de procedimentos.

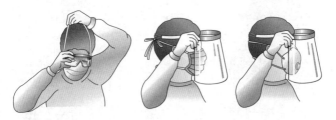

FIGURA 13 Sequência para proteção ocular com óculos e *face shield*.

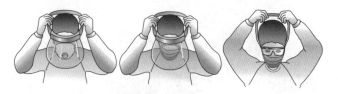

FIGURA 14 Sequência para proteção ocular com óculos e *face shield*.

Utilização do capote ou avental

Como todos os pacientes de COVID-19 estão em isolamento por contato, é obrigatória a utilização de capote/avental para assistência ao paciente. Deve ter gramatura de no mínimo 50 g/m², ser de boa qualidade, atóxico, hidro/hemorrepelente, hipoalérgico, com baixo desprendimento de partículas resistentes. Deve possuir mangas lon-

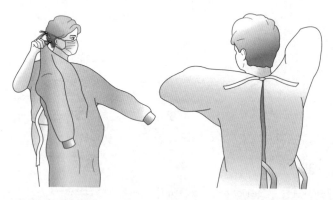

FIGURA 15 Técnica para colocação do capote/avental. Cubra totalmente o tronco do pescoço aos joelhos, os braços até o final dos pulsos e transpasse na parte de trás. Amarre atrás do pescoço e na cintura.

gas, com punhos de malha ou elástico e uma abertura posterior para proteção de contaminação da pele e roupa do profissional.

É importante destacar que na grande maioria das vezes os profissionais se contaminam no momento da retirada do capote/avental e sua técnica realizada com segurança e calma diminui drasticamente o erro. Se por acaso acontecer de se contaminar, deve-se higienizar as mãos rapidamente.

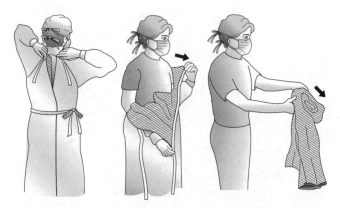

FIGURA 16 Técnica correta para retirada do capote/avental. Desaperte as tiras do capote, tomando cuidado para que as mangas não entrem em contato com seu corpo ao alcançar os laços. Afaste o capote do pescoço e dos ombros, tocando apenas dentro do capote. Vire o capote de dentro para fora. Dobre ou enrole em um pacote e descarte-o em um recipiente de lixo.

Sapatos

Os sapatos utilizados pelos profissionais de saúde devem ser fechados, impermeáveis a líquidos e de fácil limpeza. Evitar sapatos com aberturas na face anterior, que facilitam a contaminação com fluidos.

Touca/gorro

Deve-se utilizar touca/gorro descartável para a assistência aos pacientes internados com COVID-19 e suspeitos, cobrindo cabeça, orelha e parte do pescoço.

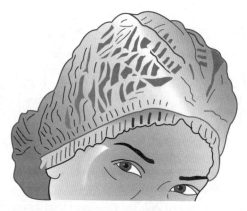

FIGURA 17   Posicionamento correto da touca/gorro.

Outras medidas importantes

Objetos pessoais utilizados dentro dos hospitais podem ser veículos de transmissão da COVID-19. Por isso, deve-se diminuir o número de objetos levados para dentro do hospital e evitar adornos como brincos, relógios, pulseira, anéis, colares, o que já era proibido antes da pandemia.

MOBILIZAÇÃO EM PACIENTES COM COVID-19

A mobilização precoce, ou reabilitação precoce, é uma intervenção terapêutica de domínio da equipe de fisioterapia e com participação da equipe multiprofissional, que visa evitar os efeitos deletérios da imobilidade prolongada durante a internação na UTI.

Diversos fatores, como a evolução tecnológica, científica e da interação multidisciplinar, têm contribuído para o aumento da sobrevida dos pacientes críticos nas últimas décadas, porém também se tem observado um aumento das complicações relacionadas ao imobilismo, com piora funcional, aumento dos custos assistenciais, redução da qualidade de vida e da sobrevida pós-alta da UTI.

A COVID-19 geralmente se associa com alguns fatores que são predisponentes para o desenvolvimento de fraqueza muscular adquirida na UTI (FAU): idade avançada, *diabetes mellitus*, hipertensão arterial sistêmica, obesidade e hipoxemia por períodos prolongados. Além disso, o próprio quadro crítico dessa população leva ao uso frequente de sedativos, bloqueadores neuromusculares, corticoides, antibióticos e ventilação mecânica (VM) prolongada, além de respostas inflamatórias sistêmicas e imobilidade por longos períodos.

A fim de dar melhores condições aos pacientes e evitar complicações mais severas, incluindo os efeitos deletérios do imobilismo, a Organização Mundial de Saúde (OMS) e diversas outras associações recomendam a intervenção precoce com mobilização/reabilitação, assim que clinicamente possível, nos pacientes com COVID-19.

Um estudo de série de casos na China identificou que os pacientes mais graves acometidos pelo SARS-CoV-2 apresentavam mais sinais de lesão muscular como sintoma do que os não graves.

Os diversos impactos conhecidos decorrentes da FAU podem ser minimizados com aplicação adequada, sistematizada e progressiva de programas de reabilitação precoce para pacientes críticos. Dentre os benefícios desta intervenção terapêutica podemos citar: redução da perda de força muscular; manutenção da funcionalidade; redução de complicações como trombose venosa profunda, pneumonia associada à VM e úlceras por pressão; redução do tempo de internação na UTI e do tempo de internação hospitalar, todos evidenciados em uma ampla revisão sistemática sobre o assunto.

Os protocolos recomendados para a aplicação da mobilização precoce na COVID-19 se baseiam em diretrizes já bem estabelecidas de evidências favoráveis à sua aplicação em pacientes críticos na UTI.

Apesar de muitas evidências, dados ainda mostram que a aplicação desses protocolos de reabilitação é baixa, muito relacionada à "cultura do imobilismo" das unidades e equipes. Quando se trata de pacientes ventilados mecanicamente, nos primeiros dias de internação na UTI, porém já com quadro estável e em condições de receber a terapêutica, somente cerca de 2% deles realizam exercícios fora do leito.

A prescrição de exercícios para os pacientes com COVID-19 deve ser pautada em uma adequada avaliação da força muscular e da funcionalidade, buscando identificar as condições do paciente e a individualização dos exercícios para alcançar os melhores desfechos possíveis.

A avaliação da força muscular pode ser aplicada nestes pacientes por meio da escala *Medical Research Council* (MRC) ou pela força de preensão palmar com um aparelho denominado dinamômetro de preensão.

A MRC é uma escala performática em que o paciente é estimulado a realizar a força máxima possível de seis grupos musculares que são responsáveis por movimentos funcionais: abdução de ombro, flexão de cotovelo, extensão de punho, flexão de quadril, extensão de joelho e dorsiflexão. Cada grupo muscular é avaliado segundo a graduação manual de força que varia de 0 (incapaz de realizar contração) até 5 (força normal) (Figura 18).

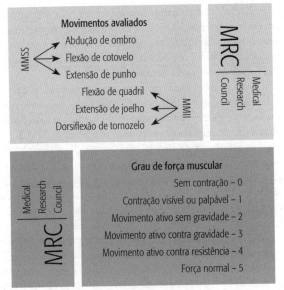

FIGURA 18 Escala de avaliação da força muscular – *Medical Research Council* (MRC).
Fonte: adaptada de De Jonghe et al, 2002.

Como a avaliação é bilateral, a sua pontuação total pode variar de 0 a 60, e seu valor é determinante em diagnósticos:

- MRC < 48 = fraqueza muscular significativa e FAU.
- MRC < 36 = fraqueza muscular severa.

A avaliação por meio do dinamômetro de preensão palmar identifica valores diagnósticos de FAU para homens (≤ 11 kg) e para mulheres (≤ 7 kg).

A avaliação da funcionalidade pode ser feita por inúmeras escalas, porém com poucas aplicáveis e direcionadas para pacientes críticos. Uma escala clinicamente aceitável e utilizada, já com uma versão brasileira publicada, é a FSS-ICU (*Functional Status Score for the ICU* ou Escala de Estado Funcional na UTI).

Essa escala também tem um caráter performático, com necessidade de colaboração e participação do paciente, com avaliação do nível máximo de execução de cinco habilidades funcionais primitivas, derivadas da medida de independência funcional (MIF): rolar no leito, transferência de supino para sentado, equilíbrio sentado, transferência de sentado para de pé e deambulação (Tabela 1). Cada uma das cinco habilidades funcionais é pontuada conforme a capacidade do paciente e o nível de independência, sendo de 0 (incapaz de realizar) até 7 (independência total). Com isso, a pontuação máxima, que indica independência total, é 35 (Tabela 2).

Após a avaliação adequada, os pacientes graves acometidos pelo novo coronavírus devem ser identificados em níveis, de acordo com a consciência, força e funcionalidade, para que os exercícios possam ser prescritos. Desde 2012 a Associação de Medicina Intensiva Brasileira (AMIB), por meio do seu departamento de fisioterapia, preconiza que a abordagem de mobilização precoce seja realizada com exercícios progressivos, partindo de mobilização e ortostatismo pas-

TABELA 1   Habilidades funcionais/tarefas da Escala de Estado Funcional na UTI – FSS-ICU (*Functional Status Score for the ICU*)

1. Rolar
2. Transferência da posição supina para sentada
3. Transferência da posição sentada para posição de pé
4. Sentar na beira da cama
5. Andar

Fonte: adaptada de Zanni et al., 2010 e de Silva et al., 2017.

30 Aspectos gerais sobre abordagem fisioterapêutica no paciente com COVID-19 491

TABELA 2 Pontuação do nível de independência das habilidades funcionais/tarefas da Escala de Estado Funcional na UTI – FSS-ICU (*Functional Status Score for the ICU*)

Escore	Definição
0	Incapaz de tentar ou concluir a tarefa completa em razão de fraqueza
1	Dependência total
2	Assistência máxima (o paciente realiza ≤ 25% do trabalho)
3	Assistência moderada (o paciente realiza 26%-74% do trabalho)
4	Assistência mínima (o paciente realiza ≥ 75% do trabalho)
5	Apenas supervisão
6	Independência modificada
7	Independência total

Fonte: adaptada de Zanni et al., 2010 e de Silva et al., 2017.

sivos até exercícios de resistência, ortostatismo ativo e deambulação, segundo protocolo sugerido (Figura 19).

Para pacientes com COVID-19 o mesmo protocolo ou proposta de intervenção terapêutica deve ser instituído, levando em consideração a atuação da equipe multiprofissional juntamente do paciente. Porém, é de extrema importância que, em primeiro lugar, os profissionais envolvidos no processo estejam utilizando os EPIs adequados, para garantir sua própria segurança e então a assistência adequada ao paciente.

Uma vez com a paramentação ideal, os exercícios devem ser realizados dentro do próprio ambiente da terapia intensiva, evoluindo para o quarto da enfermaria conforme a evolução do paciente, sempre com monitorização constante do fisioterapeuta.

Os equipamentos utilizados devem ser de uso exclusivo, preferencialmente, de cada paciente ou do setor fechado, com a devida higienização e desinfecção correta.

A segurança dos exercícios propostos depende do respeito aos critérios de segurança para a mobilização ativa de pacientes críticos,

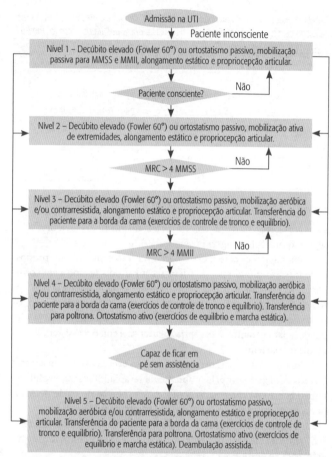

FIGURA 19 Algoritmo proposto pelo Departamento de Fisioterapia da Associação de Medicina Intensiva Brasileira (AMIB) para mobilização precoce do paciente crítico.
Fonte: França et al., 2012.

que passam por estabilidade neurológica (sem agitação excessiva, hipertensão intracraniana ativa, rebaixamento do nível de consciência), cardiovascular (estabilidade hemodinâmica sem uso de drogas vasoativas crescentes, sem bradicardia sintomática), clínica (sem sangramentos ativos, sem lesões medulares não fixadas e não estando em posição prona) e respiratória (troca gasosa estável sem parâmetros ventilatórios ou oxigenoterapia demasiadamente elevada).

Os critérios de segurança aplicados aos pacientes com COVID-19 derivam dos critérios bem estabelecidos para pacientes críticos no geral, sendo recomendados por *experts* e enfatizados pela Associação Brasileira de Fisioterapia Cardiorrespiratória e Fisioterapia em Terapia Intensiva (ASSOBRAFIR) no manejo desta população específica.

É de extrema importância ressaltar que os pacientes em curso da COVID-19 apresentam significativa limitação respiratória, com baixa tolerância aos exercícios, sendo a Escala de Percepção de Esforço (Escala de Borg) uma ótima ferramenta de adequação da intensidade do exercício e evolução da carga.

Outro fator importante a se considerar é o aumento do suporte de oxigênio e/ou suporte ventilatório durante a sessão de reabilitação, a fim de que estes pacientes possam tolerar melhor a proposta terapêutica e alcançar a meta individualizada proposta. Assim evita-se o ciclo nocivo de repouso no leito quando houver baixa tolerância ao exercício por limitação respiratória.

Toda a população de pacientes graves com COVID-19 traz um grande desafio para a reabilitação pós-alta, devido à provável grande incidência de síndrome pós-terapia intensiva nesse grupo, sendo de suma relevância a intervenção assertiva precoce, ainda dentro da UTI, assim que clinicamente possível.

Fisioterapia respiratória aplicada ao paciente crítico: manual prático

CONSIDERAÇÕES FINAIS

É frequente a contaminação de profissionais de saúde dentro dos hospitais, sendo presente principalmente durante a desparamenta-ção. A contaminação acarreta risco de morte para os profissionais e também perda de um integrante importante na linha de frente no combate à pandemia. Evitar a contaminação da equipe é algo indis-pensável e recomendam-se EPIs de qualidade e em quantidade sufi-ciente para o combate contra a COVID-19.

BIBLIOGRAFIA

1. Anekwe DE, Koo KKY, Marchie M, Goldberg P, Jayaraman D, Spahija J. In-terprofessional survey of perceived barriers and facilitators to early mobiliza-tion of critically ill patients in Montreal, Canada. J Intensive Care Med. 2017 January;1.
2. Anvisa. Nota técnica GVIMS/GGTES/ANVISA n. 04/2020. Orientações para serviços de saúde: medidas de prevenção e controle que devem ser adotadas durante a assistência aos casos suspeitos ou confirmados de infecção pelo novo coronavírus (SARS-CoV-2). (Atualizada em 31/03/2020).
3. ASSOBRAFIR. Utilização de equipamentos de proteção individual (EPIs) durante a COVID-19. Recomendações sobre o uso de equipamentos de pro-teção individual (EPIs) no ambiente hospitalar e prevenção de transmissão cruzada na COVID-19. Publicada em 16 de abril de 2020.
4. Associazione Riabilitatori Dell'insufficienza Respiratoria (ARIR); Associazio-ne Italiana Fisioterapisti (A.I.F.I.) Indicazioni per la fisioterapia respiratoria in pazienti com infezione da COVID-19. 2020.
5. Brasil. Ministério da Saúde. Protocolo de manejo clínico para o novo corona-vírus (2019-nCoV). Brasília: Ministério da Saúde; 2020.
6. Brasil. Ministério do Trabalho. NR 6 Equipamentos de proteção individual. Disponível em: http://trabalho.gov.br/seguranca-esaude-no-trabalho/norma-tizacao/normas-regulamentadoras.
7. Conceição TMA, Gonzáles AI, Figueiredo FCXS, Vieira DSR, Bündchen DC. Critérios de segurança para iniciar a mobilização precoce em unidades de terapia intensiva. Revisão sistemática. Rev Bras Ter Intensiva. 2017;29(4):509-19.

8. De Jonghe B, Sharshar T, Lefaucheur JP, Authier FJ, Durand-Zaleski I, Boussarsar M, et al. Paresis acquired in the intensive care unit: a prospective multicenter study. JAMA. 2002;288:2859-67.

9. Donovan AL, Aldrich JM, Gross AK, Barchas DM, Thornton KC, Schell-Chaple HM, et al. Interprofessional care and teamwork in the ICU. Critical Care Medicine. 2018.

10. Fontela PC, Forgiarini Jr LA, Friedman G. Atitudes clínicas e barreiras percebidas para a mobilização precoce de pacientes graves em unidades de terapia intensiva adulto. Rev Bras Ter Intensiva. 2018;30(2):187-94.

11. França EET, Ferrari F, Fernandes P, Cavalcanti R, Duarte A, Martinez BP, et al. Fisioterapia em pacientes críticos adultos: recomendações do Departamento de Fisioterapia da Associação de Medicina Intensiva Brasileira. Revista Brasileira de Terapia Intensiva. 2012;24(1):6-22.

12. Guo Y, Cao Q, Hong Z, et al. The origin, transmission and clinical therapies on coronavirus disease 2019 (COVID-19) outbreak – an update on the status. Military Medical Research. 2020;7:11.

13. Han Q, Lin Q, Jin S, You L. Coronavirus 2019-nCoV: A brief perspective from the front line. Journal of Infection. 2020;80:373-7.

14. Hodgson CL, Stille K, Needham DM, Tipping CJ, Harrold M, Baldwing CE, et al. Expert consensus and recommendations on safety criteria for active mobilization of mechanically ventilated critically ill adults. Critical Care. 2014;18:658.

15. Huang M, Chan KS, Zanni JM, Parry SM, Neto SG, Neto JA, et al. Functional status score for the ICU: An international clinimetric analysis of validity, responsiveness, and minimal important difference. Crit Care Med. 2016;44(12):e1155-e1164.

16. Latronico N, Gosselink R. Abordagem dirigida para o diagnóstico de fraqueza muscular grave na unidade de terapia intensiva. Rev Bras Ter Intensiva. 2015;27(3):199-201.

17. Mao L, Wang M, Chen S, He Q, Chang J, Hong C, et al. Neurological manifestations of hospitalized patients with COVID-19 in Wuhan, China: a retrospective case series study. medRxiv. 2020. doi: https://doi.org/10.1101/2020.02.22.20026500.

18. Martinez BP, Andrade FMD. Estratégias de mobilização e exercícios terapêuticos precoces para pacientes em ventilação mecânica por insuficiência respiratória aguda secundária à COVID-19. Comunicação Social – ASSOBRAFIR. 2020.

19. Neeltje van Doremalen N, Bushmaker T, Dylan MT, et al. Aerosol and surface stability of SARS-CoV-2 as compared with SARS-CoV-1. N Engl J Med. doi: 10.1056/NEJMc2004973. This letter was published on March 17, 2020.

20. Parry SM, Denehy L, Beach LJ, Berney S, Williamson HC, Granger CL. Functional outcomes in ICU – what should we be using? An observational study. Critical Care. 2015;19:127.

21. Pires-Neto RC, Lima NP, Cardim GM, Park M, Denehy L. Early mobilization practice in a single Brazilian intensive care unit. Journal of Critical Care. 2015;30:896-900.

22. She J, Jiang J, Ye L, et al. 2019 novel coronavirus of pneumonia in Wuhan, China: emerging attack and management strategies. Clin Trans Med. 2020;9:19.

23. Silva VZM, Neto JAA, Cipriano Jr G, Pinedo M, Needham DM, Zanni JM, et al. Versão brasileira da Escala de Estado Funcional em UTI: tradução e adaptação transcultural. Rev Bras Ter Intensiva. 2017;29(1):34-8.

24. Singhal T. A review of coronavirus disease-2019 (COVID-19). The Indian Journal of Pediatrics. 2020;87(4):281-6.

25. Thomas P, Baldwin C, Bissett B, Boden I, Gosselink R, Granger CL, et al. Physiotherapy management for COVID-19 in the acute hospital setting: Recommendations to guide clinical practice. Journal of Physiotherapy. 2020;66(2):73-82.

26. Waldmann C, Meyer J, Slack A. Position statement and provisional guidance: recovery and rehabilitation for patients following the pandemic. The Faculty of Intensive Care Medicine – FICM. 2020.

27. Winkelman C. Bed rest in health and critical illness. AACN Adv Crit Care. 2009;20(3):254-66.

28. World Health Organization (WHO). Clinical management of severe acute respiratory infection (SARI) when COVID-19 disease is suspected. 2020.

29. World Health Organization. Advice on the use of masks in the community, during home care and in health care settings in the context of the novel coronavirus (2019-nCoV) outbreak. Interim guidance 29 January 2020 WHO/nCov/IPC_Masks/2020.1. Disponível em: https://www.who.int/emergencies/diseases/novel-coronavirus-2019/technicalguidance.

30. Zang K, Chen B, Wang M, Chen D, Hui L, Guo S, et al. The effect of early mobilization in critically ill patients: A meta-analysis. Nurs Crit Care. 2019;1-8.

31. Zanni JM, Korupolu R, Fan E, Pradhan P, Janjua K, Palmer JB, et al. Rehabilitation therapy and outcomes in acute respiratory failure: an observational pilot project. J Crit Care. 2010;25(2):254-62.

Índice remissivo

A

Acidente vascular encefálico 436
Acidose respiratória 167
Adaptive support ventilation 132
Air-stacking 29
Airway pressure release ventilation 129
Ajuste do tempo inspiratório 312
Almofada nasal 166
Alvos terapêuticos de oxigenoterapia 432
Analgesia 371
Asma brônquica 268
Aspiração 212
Aumento do fluxo expiratório 9
Avaliação cinética funcional 158
Avaliação da condição muscular
  periférica 149
  respiratória 148
Avaliação da força muscular inspiratória 175, 379
Avaliação do fluxo expiratório 378
Avaliação e treinamento muscular inspiratório 173
Avaliação fisioterapêutica na UTI 43
  função cardiovascular 45
  função mental 45
  função neuromioarticular 49
  função respiratória 46
  mobilidade 49

B

Bloqueio neuromuscular 296
Bundle "ABCDE" 143

C

Cânula nasal 97
  de alto fluxo 104, 194
Capacete 167
  para VNI 453
Capnografia 157, 261

Cateter nasal de alto fluxo 222
Ciclo ventilatório 114
Circulação 79
Cirurgia abdominal 374
Cirurgia cardíaca 358
Colapso pulmonar 18
Complicações pulmonares pós-
        -operatórias 8
Compressão torácica 256
Contusão pulmonar 349
COVID-19 447, 468
  ajustes de parâmetros do
        ventilador 460
  aspectos gerais sobre abordagem
        fisioterapêutica 468
  epidemiologia 470
  equipamento de proteção
        individual 471
  fisiopatologia 448
  higiene das mãos 480
  indicações de intubação
        orotraqueal 455
  medidas de proteção para equipe
        multidisciplinar 464
  medidas de resgate para
        hipoxemia 463
  mobilização precoce 487
  posição prona 454
  quadro clínico 448
  suporte à insuficiência
        respiratória 452
  tratamento 450

Cuidados paliativos 169
Cuidados pós-parada
        cardiopulmonar 262
Curva de dissociação da
        hemoglobina 78

D

Desequilíbrio da relação ventilação
        – perfusão 66
Desfibrilação 258
Desmame 363
  da ventilação mecânica 142
  invasiva 316
Diferença alvéolo-arterial de
        oxigênio 84
Disfunção de ventrículo direito 405
Dispneia 169
Distúrbios respiratórios do sono 437
Doença pulmonar obstrutiva
        crônica 167, 301, 435
  mobilização do paciente 317
  suporte terapêutico 304

E

Edema agudo pulmonar
        cardiogênico 168
Edema pulmonar induzido pelo
        desmame 365
Empilhamento aéreo 29
Equilíbrio acidobásico 156
Equipamento de proteção
        individual 471

Índice remissivo 499

Espaço morto 67
Espirometria 376
Estimulação elétrica e magnética
do nervo frênico 178
Estratégias ventilatórias invasivas
277
Exercício de expansão torácica
localizada 24
Exercício diafragmático 23
Exercício intercostal 23
Exercícios respiratórios 22
Expansão pulmonar 17
determinantes fisiológicos 17
Expiração abreviada 25
Extubação 344
acidental 217
endotraqueal 142

F

Falência respiratória De Novo 171
Falha de desmame 366
Fibrilação atrial 366
Filtros trocadores de calor e
umidade 209
Fisioterapia respiratória 1
histórico 1
previsões 5
Flutter 12
Fluxo inspiratório 55
Fração inspirada de oxigênio 54,
312
Fraqueza muscular respiratória 173

Fraturas costais 349
Frenolabial 22
Frequência respiratória 54, 314

G

Gasometria arterial 157

H

Hemodinâmica e metabolismo
cerebral 336
Hiperinsuflação
com ventilador mecânico 14
manual 14
mecânica 36
Hipertensão intracraniana 335
Hipoventilação 65
Hipoxemia 86
causada por hipoventilação 72

I

Incentivador a fluxo 27
Incentivador a volume 27
Incentivador inspiratório 26
Índice de oxigenação 85
Índice de respiração rápida e
superficial (IRRS) 146
Índices espirométricos 376
Índices preditivos do desmame 146
Infecções 404
Inspiração em tempos 24
Inspiração máxima sustentada 26
Inspirômetro de incentivo 11

Instrumentos de avaliação
fisioterapêutica 45
Insuficiência cardíaca 321, 396
Insuficiência respiratória 168, 385
aguda 188
cateter nasal de alto fluxo 194
etiologia e classificação 189
Intercâmbio gasoso alveolar 74
Intubação prolongada 214
Intubação traqueal 204
Isolamento 471

L

Lei de Fick 301
Lesões cardíacas 351
Lesões das vias aéreas 350
Lesões no diafragma 350

M

Manovacuometria 158
Máscara cirúrgica 472
Máscara de Venturi 100
Máscara facial total 166
Máscara híbrida 167
Máscara N95/PFF2 473
Máscara nasal 166
Máscara oronasal 166
Mecânica respiratória 161
Modos ventilatórios
avançados 128
básicos 113
Monitorização ventilatória 156

N

Nariz artificial 210
Neoplasias 405
Neurally adjusted ventilatory assist
137

O

Óxido nítrico inalatório 463
Oxigenação por membrana
extracorpórea 464
Oxigenoterapia 61, 90, 191, 304,
324, 432
desmame 435
educação e engajamento das
equipes assistenciais 438
em situações especiais 435
indicações e prescrição 433
prática habitual 433
riscos da utilização inadequada
437
saturação alvo 434
Oximetria de pulso 157

P

Pacientes imunocomprometidos 168
Parada cardiorrespiratória 254, 437
Parâmetros ventilatórios 53
Pausa inspiratória 55
Peptídeo natriurético tipo B 363
Pico de fluxo expiratório 160
Posição prona 35, 291, 454, 463
Pós-operatório 168

Prescrição de oxigênio 94, 108
Pressão arterial invasiva 261
Pressão balonete 211
Pressão de pico 313
Pressão de suporte ventilatório 124
Pressão expiratória final positiva 56
Pressão expiratória positiva na via aérea 13
Pressão inspiratória máxima 176
Pressão inspiratória nasal durante o fungar 177
Pressão positiva contínua nas vias aéreas (CPAP) 31, 123
Pressão positiva expiratória final (PEEP) 30, 36, 315
Pressão positiva oscilatória 12
Pressão transdiafragmática 177
Pressão transpulmonar 18
Proportional assist ventilation 135
Pulmão de aço 3

R

Reintubação 169
Relação inspiração:expiração 56
Respiração por pressão positiva intermitente 28
Ressuscitação cardiopulmonar 256
Rise time 314

S

SARS-CoV-2 470
Secreção brônquica 8

Shunt pulmonar 69
Síndrome do desconforto respiratório agudo 284
Síndromes coronarianas agudas 436
Sistema de Venturi 100
Smart Care 133
Soluços inspiratórios 24
Suporte respiratório extracorpóreo 294
Suporte ventilatório
   mecânico invasivo 311
   pós-parada cardiopulmonar 263
Sustained Maximal Inspiration 26

T

Terapia de expansão pulmonar 385
   em ventilação espontânea 20
   em ventilação mecânica 33
Terapia de remoção de secreção 387
Terapia expiratória manual passiva 10
Termografia infravermelha 383
Teste cardiopulmonar de exercício 379
Teste de permeabilidade do *cuff* 148
Testes de respiração espontânea 150
Tosse 8, 371
Transplante cardíaco 396
Transplante pulmonar 418
Transporte de oxigênio no sangue 76
Transporte de pacientes críticos 233

Transporte e *clearance* de dióxido
de carbono 85
Transporte intra-hospitalar 233
Traqueostomia 206, 344
Traumatismo cranioencefálico 335
Trauma torácico 347
Treinamento muscular inspiratório
180, 389
no paciente respirando
espontaneamente 184
no paciente ventilado
mecanicamente 183
Troca gasosa 156
Tubo orotraqueal 260

U

Ultrassonografia diafragmática 179
Umidificador 209

V

Ventilação 64, 257
Ventilação assistida neuralmente
ajustada 137
Ventilação com suporte adaptativo
132
Ventilação controlada a pressão 120
Ventilação controlada a volume 117
Ventilação mandatória controlada
e assistida 116
Ventilação mandatória
intermitente
sincronizada 123

Ventilação mecânica 1, 284
histórico 1
indicações 120, 122
invasiva 197, 360
não invasiva 196, 368
previsões 5
Ventilação não invasiva 164, 275,
293, 306, 326, 453
com duplo nível pressórico nas
vias aéreas (binível) 32
desmame 169
facilitadora 152
indicações e recomendações
167
indicadores de sucesso 171
objetivos primários 164
seleção das interfaces 165
seleção dos equipamentos 165
Ventilação oscilatória de alta
frequência 292
Ventilação por liberação de pressões
nas vias aéreas 129
Ventilação proporcional assistida
135
Ventilometria 160, 377
Via aérea artificial 203
cuidados 208
indicação 204
principais tipos 204
Volume assegurado com pressão
de suporte 130
Volume corrente 53, 313